JN050878

プチナース

わかるできる
看護技術
vol.1

根拠からわかる! 実習で実践できる!

基礎看護技術

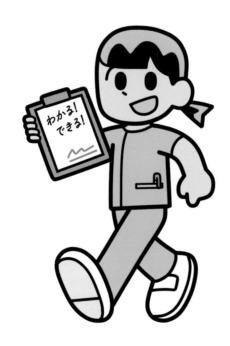

著

中村充浩
東京有明医療大学看護学部・講師

北島泰子
東京有明医療大学看護学部・准教授

照林社

著者紹介

中村充浩

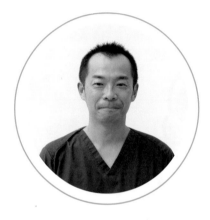

東京有明医療大学看護学部看護学科・講師
長野県看護大学看護学部卒業後、諏訪中央病
院訪問看護ステーション、内科病棟、ICU病
棟に勤務。2009年長野県看護大学を経て、
2010年より東京有明医療大学看護学部。
2006年長野県看護大学大学院博士課程前期
課程修了。修士（看護学）。看護師、保健師、
アマチュア無線技士。好きな食べ物はとり肉
料理全般。

北島泰子

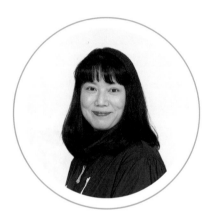

東京有明医療大学看護学部看護学科・准教授
国保松戸市立病院附属看護専門学校卒業後、
臨床経験を経て大学教育に携わる。おもな担
当科目は、成人看護学、フィジカルアセスメ
ント。アマチュア無線技士。

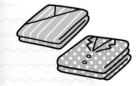

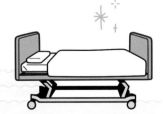

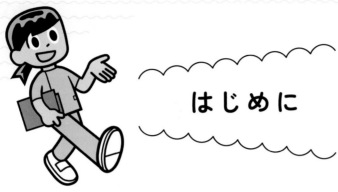

はじめに

　この書籍は、2013年から2021年にプチナースに掲載された看護技術の記事のうち、療養上の世話にかかわるものをまとめました。記事を書くうえで大切にしたのは、写真やイラストを多くして、文字をなるべく少なく、そしてなにより、看護で常に求められる「根拠」をないがしろにせず、可能な限り示すということでした。

　例えば食事では、好き嫌いや食べかたなど、ひと言で食事といっても患者さんが違うとその内容は大きく異なります。食事援助の手順は本書でも1つの方法しか掲載していませんが、本書の特色であるたくさんの根拠とともに手順を学習することで、「その患者さん」に合った、個別性を重視した看護援助を考える力（＝応用力）を身につけることにつながるはずです。

　看護師は、24時間患者さんのそばにいることができる唯一の職種で、他の医療従事者の誰よりも患者さんのことを深く理解することが可能です。その看護師の強みを生かして患者さんから収集した情報を活用し、患者さんの個別性に合わせた看護を提供するために本書の内容を活用していただければ幸いです。

　本書の企画の原点は、教科書に載っていない看護技術があって実習で看護学生さんが困っているという状況を目の当たりにした、2013年4月のことです。「困っている学生さんに役立つ原稿を書くので掲載してほしい」という持ち込み企画を受け入れてくださったのが、当時の照林社プチナース編集部のみなさんでした。その後も、長期にわたる連載を支えていただいた編集部のみなさまに心より感謝します。また、本書作成にあたっては、照林社教育書籍編集部のみなさまにお力添えをいただきました。この場を借りて感謝申し上げます。

　本書が、患者さんによい看護を提供しようと頑張るすべての人に役立ちますように。

2022年11月

中村充浩

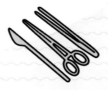

本書の使い方

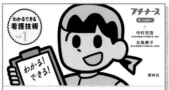

わかるできる看護技術 vol.1

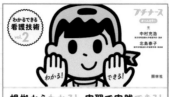

わかるできる看護技術 vol.2

vol.2の目次はP.XIV参照

●わかるできる看護技術シリーズは、「わかる」→「できる」を
キーワードに、看護学生が看護技術をビジュアルで視覚的
に理解できるように、カラー写真・イラスト・図表を中心
に、技術の理解や実践に欠かせない根拠や注意点などを踏
まえて、詳しく解説した書籍シリーズです。

●シリーズvol.1『根拠からわかる！ 実習で実践できる！ 基
礎看護技術』では、「看護師等養成所の運営に関する指導ガ
イドライン」に準拠した基礎看護技術を28種類取り上げて
います（指導ガイドラインと収載内容の対照表はP.XII を

参照ください）。

●看護技術の「コツ」をつかむために、根拠、注意点、確認ポイ
ントなどを詳細に記していますので、演習だけでなく実
習でしっかり実践できるようになっています。また、臨床
場面で出合いやすいポイントも紹介しています。

●写真・イラストを豊富に使い手順を細部まで記しています
ので、知りたい技術の手順だけ確認することも可能です。
ご自身に合った方法で活用してください。

本書の特徴

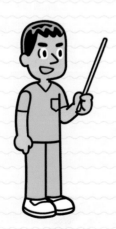

1 看護技術の
「基礎知識」や
「手順」がビジュアルで
わかる

2 技術の理解や
実践に欠かせない
「根拠」や「注意点」が
わかりやすい

3 教科書では
わからない「コツ」が
多く載っているので、
実習でしっかり
実践できる

4 実習で役立つ
「観察ポイント」や
「応用ポイント」を
身につけられる

本書の構成

看護技術を「わかる」➡「できる」にするために、「概要ページ」「基礎知識」「観察ポイント」「基本技術」「応用ポイント」の5つに分けて構成しています。

● 概要ページ

技術の（目的）（注意事項）などの概要を1～2ページにまとめ、見やすく掲載しています。

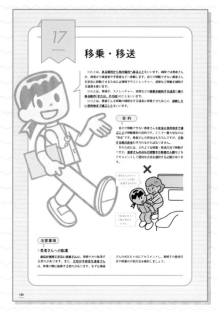

● 基本技術

技術の手順を写真やイラストを使って詳細にまとめています。技術の理解や実践に欠かせない「根拠」「注意」「確認ポイント」などをわかりやすく表示しています。

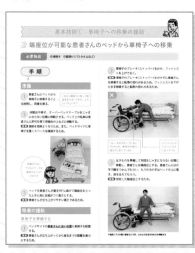

根拠

実習でよく質問される、看護技術の根拠となる内容を示します

注意

その看護技術を行ううえで、安全上注意したい内容を示します

確認ポイント

その看護技術を行ううえでの確認ポイントを示します

● 基礎知識

技術を実践するのに必要な原理や原則、分類や物品の種類などの「基礎知識」をビジュアルにまとめています。

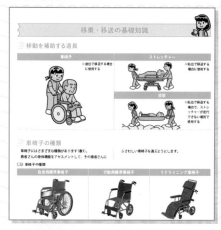

● 観察ポイント

技術の実践前後で注意すべき患者さんの「観察ポイント」を解説しています。

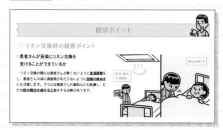

● 応用ポイント

基本を踏まえたうえで、実習や臨床現場で役立つ技術を「応用ポイント」としてまとめています。

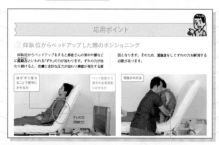

- ●巻末には、本書で扱った看護技術の手順書を掲載しており、確認に便利です。コピーして実習中のメモ帳に貼れば、実施前の物品の確認や手順の確認ができます。
- ●本書で紹介している手技・ケア等は、著者が臨床例をもとに展開しています。実践により得られた方法を普遍化すべく努力しておりますが、万一、本書の記載内容によって不測の事態等が起こった場合、著者、出版社はその責を負いかねますことをご了承ください。
- ●人体や看護技術に関する数値・検査値は、成書を参考に汎用されている数値に基づいています。
- ●検査基準値は測定法によっても異なり、各施設でそれぞれ設定されているものも多くあります。本書を活用する際には、あくまでも参考になる値としてご利用ください。

CONTENTS

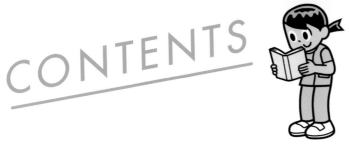

感染予防技術

医療安全対策

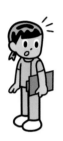

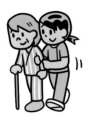

清潔・
衣生活
援助技術

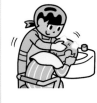

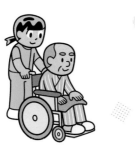
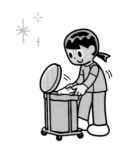

［ カバー・表紙イラスト ］コルシカ
［　　装　丁　　］山崎平太（ヘイタデザイン）
［ 本文デザイン・DTP ］山崎平太（ヘイタデザイン）
［　　本文イラスト　　］コルシカ、今崎和広、村上寛人、日の友太
［　　写　真　　］中込浩一郎、kuma

「指導ガイドライン」と収載内容の対照表

　看護師等養成所の運営に関する指導ガイドラインの別表「看護師教育の技術項目と卒業時の到達度」と本シリーズ（vol.1 基礎看護技術、vol.2 臨床看護技術、vol.3 フィジカル　アセスメント＜2023年刊行予定＞）の収載内容の対象表です。学習・教育内容と収載内容を参照する際にお使いください。

指導ガイドラインの内容			卒業時の到達度®		本シリーズ収載の内容	
項目		技術の種類			収載箇所	
			演習	実習	巻	章名
1. 環境調整技術	1	快適な療養環境の整備	I	I	基礎	06 環境整備
	2	臥床患者のリネン交換	I	II	基礎	07 ベッドメーキング・リネン交換
2. 食事の援助技術	3	食事介助（嚥下障害のある患者を除く）	I	I	基礎	08 食事介助
	4	食事指導	II	II	基礎	09 食事指導
	5	経管栄養法による流動食の注入	I	II	基礎	10 経管栄養法
	6	経鼻胃チューブの挿入	I	III	基礎	
3. 排泄援助技術	7	排泄援助（床上、ポータブルトイレ、オムツ等）	I	II	基礎	11 排泄援助 12 失禁のケア、おむつ交換
	8	膀胱留置カテーテルの管理	I	III	基礎	14 導尿：膀胱留置カテーテルの管理・抜去
	9	導尿又は膀胱留置カテーテルの挿入	II	III	基礎	13 導尿：膀胱留置カテーテルの挿入
	10	浣腸	I	III	基礎	15 浣腸・摘便
	11	摘便	I	III	基礎	15 浣腸・摘便
	12	ストーマ管理	II	III	臨床	05 ストーマケア
4. 活動・休息 援助技術	13	車椅子での移送	I	I	基礎	17 移乗・移送
	14	歩行・移動介助	I	I	基礎	17 移乗・移送 18 歩行介助
	15	移乗介助	I	II	基礎	17 移乗・移送
	16	体位変換・保持	I	II	基礎	16 体位変換
	17	自動・他動運動の援助	I	II	基礎	19 関節可動域訓練
	18	ストレッチャー移送	I	II	基礎	17 移乗・移送
5. 清潔・衣生活 援助技術	19	足浴・手浴	I	I	基礎	21 手浴・足浴
	20	整容	I	I	基礎	26 整容
	21	点滴・ドレーン等を留置していない患者の寝衣交換	I	I	基礎	25 寝衣交換
	22	入浴・シャワー浴の介助	I	II	基礎	27 入浴・シャワー浴
	23	陰部の保清	I	II	基礎	23 陰部洗浄
	24	清拭	I	II	基礎	20 清拭
	25	洗髪	I	II	基礎	22 洗髪
	26	口腔ケア	I	II	基礎	24 口腔ケア
	27	点滴・ドレーン等を留置している患者の寝衣交換	I	II	基礎	25 寝衣交換
	28	新生児の沐浴・清拭	I	III	―	―
6. 呼吸・循環を 整える技術	29	体温調節の援助	I	I	基礎	28 罨法・体温調節
	30	酸素吸入療法の実施	I	II	臨床	01 酸素療法
	31	ネブライザーを用いた気道内加湿	I	II	臨床	03 気道内加湿
	32	口腔内・鼻腔内吸引	II	III	臨床	04 吸引
	33	気管内吸引	II	III	臨床	04 吸引
	34	体位ドレナージ	I	III	臨床	02 排痰援助

指導ガイドラインの内容			卒業時の到達度※		本シリーズ収載の内容	
項目		技術の種類	演習	実習	巻	章名
7. 創傷管理技術	35	褥瘡予防ケア	Ⅱ	Ⅱ	臨床	06 褥瘡のリスク アセスメント、予防
	36	創傷処置（創洗浄、創保護、包帯法）	Ⅱ	Ⅱ	臨床	07 創部の洗浄と保護
	37	ドレーン類の挿入部の処置	Ⅱ	Ⅲ	臨床	09 ドレーン管理の基本 10 胸腔ドレナージの管理 11 脳室ドレナージの管理
8. 与薬の技術	38	経口薬（バッカル錠、内服薬、舌下錠）の投与	Ⅱ	Ⅱ	臨床	13 経口与薬・口腔内与薬 14 吸入
	39	経皮・外用薬の投与	Ⅰ	Ⅱ	臨床	15 経皮与薬
	40	坐薬の投与	Ⅱ	Ⅱ	臨床	16 直腸内与薬
	41	皮下注射	Ⅱ	Ⅲ	臨床	
	42	筋肉内注射	Ⅱ	Ⅲ	臨床	17 注射法の基本 18 皮下注射、筋肉注射 19 静脈内注射
	43	静脈路確保・点滴静脈内注射	Ⅱ	Ⅲ	臨床	
	44	点滴静脈内注射の管理	Ⅱ	Ⅱ	臨床	
	45	薬剤等の管理（毒薬、劇薬、麻薬、血液製剤、抗悪性腫瘍薬を含む）	Ⅱ	Ⅲ	臨床	12 安全な与薬（6Rの確認）
	46	輸血の管理	Ⅱ	Ⅲ	臨床	資料　輸血の管理
9. 救命救急処置技術	47	緊急時の応援要請	Ⅰ	Ⅰ	臨床	23 一次救命処置
	48	一次救命処置（Basic Life Support：BLS）	Ⅰ	Ⅰ	臨床	23 一次救命処置
	49	止血法の実施	Ⅰ	Ⅲ	臨床	08 包帯法
10. 症状・生体機能 管理技術	50	バイタルサインの測定	Ⅰ	Ⅰ		＊vol.3 フィジカルアセスメントに収載予定
	51	身体計測	Ⅰ	Ⅰ	基礎	05 身体測定
	52	フィジカルアセスメント	Ⅰ	Ⅱ		＊vol.3 フィジカルアセスメントに収載予定
	53	検体（尿、血液等）の取扱い	Ⅰ	Ⅱ	臨床	20 臨床検査
	54	簡易血糖測定	Ⅱ	Ⅱ	臨床	22 血糖自己測定
	55	静脈血採血	Ⅱ	Ⅲ	臨床	21 静脈血採血
	56	検査の介助	Ⅰ	Ⅱ	臨床	20 臨床検査
11. 感染予防技術	57	スタンダード・プリコーション（標準予防策）に基づく手洗い	Ⅰ	Ⅰ	基礎	01 感染予防
	58	必要な防護用具（手袋、ゴーグル、ガウン等）の選択・着脱	Ⅰ	Ⅰ	基礎	01 感染予防
	59	使用した器具の感染防止の取扱い	Ⅰ	Ⅱ	基礎	02 医療器材の処理
	60	感染性廃棄物の取扱い	Ⅰ	Ⅰ	基礎	01 感染予防
	61	無菌操作	Ⅰ	Ⅰ	基礎	03 無菌操作
	62	針刺し事故の防止・事故後の対応	Ⅰ	Ⅱ	基礎	04 事故防止
12. 安全管理の技術	63	インシデント・アクシデント発生時の速やかな報告	Ⅰ	Ⅰ	基礎	04 事故防止
	64	患者の誤認防止策の実施	Ⅰ	Ⅰ	基礎	04 事故防止
	65	安全な療養環境の整備（転倒・転落・外傷予防）	Ⅰ	Ⅱ	基礎	06 環境整備 17 移乗・移送 18 歩行介助
	66	放射線の被ばく防止策の実施	Ⅰ	Ⅰ	臨床	20 臨床検査
	67	人体へのリスクの大きい薬剤のばく露予防策の実施	Ⅱ	Ⅱ	臨床	12 安全な与薬（6Rの確認）
	68	医療機器（輸液ポンプ、シリンジポンプ、心電図モニター、酸素ボンベ、人工呼吸器等）の操作・管理	Ⅱ	Ⅲ	臨床	01 酸素療法 20 臨床検査 24 輸液ポンプ・シリンジポンプ 25 人工呼吸器：NPPV
13. 安楽確保の技術	69	安楽な体位の調整	Ⅰ	Ⅱ	基礎	16 体位変換
	70	安楽の促進・苦痛の緩和のためのケア	Ⅰ	Ⅱ	基礎	28 罨法・体温調節
	71	精神的安寧を保つためのケア	Ⅰ	Ⅱ	―	全体に収載

※卒業時の到達レベル
＜演習＞Ⅰ：モデル人形もしくは学生間で単独で実施できる Ⅱ：モデル人形もしくは学生間で指導の下で実施できる
＜実習＞Ⅰ：単独で実施できる Ⅱ：指導の下で実施できる Ⅲ：実施が困難な場合は見学する

vol.2 臨床看護技術の収載内容

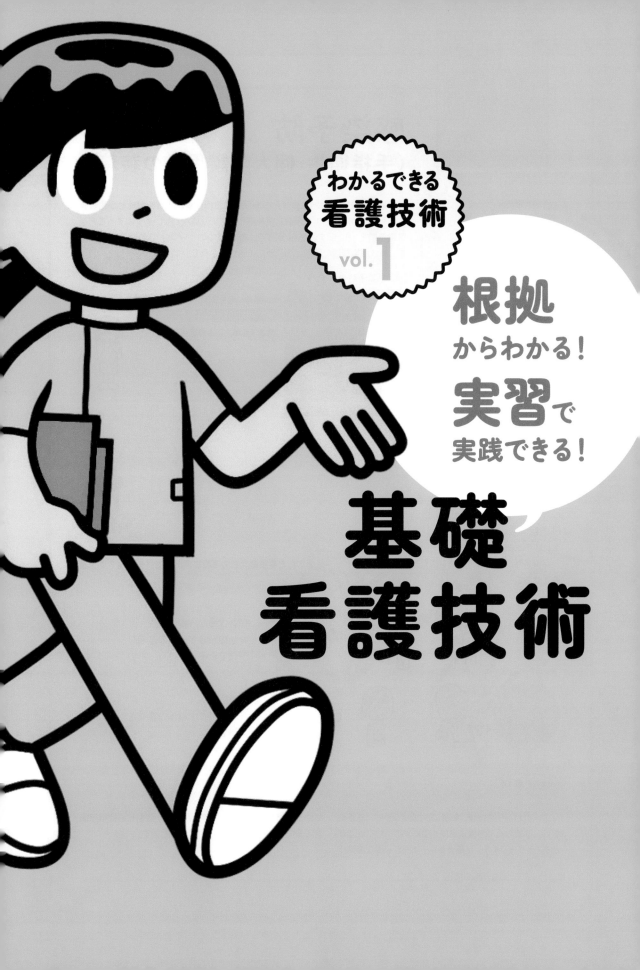

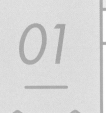

01

感染予防
（手指衛生・個人防護用具の装着）

　感染が成立すると、患者さんや看護師に生命が脅かされる可能性が生じます。そのために、さまざまな対策を講じて感染が成立しないようにすることを感染予防といいます。感染予防では**表1**の3つのポイントでの対策が重要です。特に**感染経路の遮断**は感染予防に有効とされています。

表1 感染予防のポイント

病原体・感染源への対策	●病原体を除去する　●感染源を除去する
感染経路への対策	●感染経路の遮断 （標準予防策・感染経路別予防策）
感受性宿主への対策	●抵抗力をつける

感染予防では
感染経路の遮断が
有効と
されています

目的

　感染予防の目的は、**感染を成立させないこと、そして患者さんと看護師などの医療従事者の生命へのリスクを減少させる**ことです。

感染予防を
行った場合

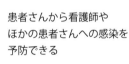
患者さんから看護師や
ほかの患者さんへの感染を
予防できる

感染予防を
行わなかった
場合

看護師や
ほかの患者さんへの感染を
予防できない

注意事項

　感染経路別予防策（**P.5参照**）の対象となっている感染症は、診断のための検査結果が出るまでに数日以上かかることがあります。感染経路別予防策が必要な感染症が疑われる場合には、診断が確定する前から標準予防策に加えて感染経路別予防策を講じます。

感染予防の基礎知識

感染

感染とは、**微生物が生体内に侵入、定着、増殖し、生体に何らかの病的変化を及ぼすこと**をいいます[1]。たくさんの患者さんが集まる医療施設にはさまざまな微生物（**表2**）が存在するため、医療施設は感染が起こりやすい環境といえるでしょう。

感染により引き起こされる疾患を感染症といい、感染症を引き起こす微生物を病原体（病原微生物）といいます。

表2 感染を起こす原因となる代表的な微生物

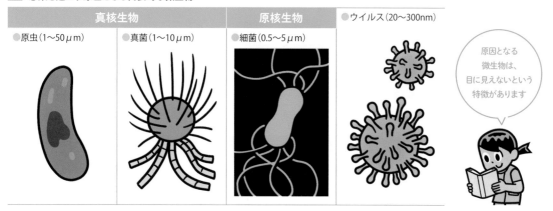

真核生物		原核生物
●原虫(1〜50μm)	●真菌(1〜10μm)	●細菌(0.5〜5μm)

●ウイルス(20〜300nm)

原因となる微生物は、目に見えないという特徴があります

感染の要素

感染は、**図1**で示す**感染の6要素がすべてそろうと成立します**。感染は、患者さんだけでなく看護師などの医療従事者にも起こるという特徴があります。

図1 感染の6要素

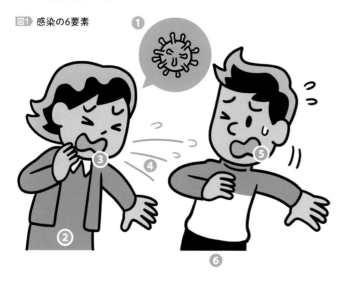

❶病原体
人に感染して病気を引き起こす微生物（原虫・真菌・細菌・ウイルス）
❷感染源
病原体が生活している場所（患者さん、医療従事者、医療機器や環境）
❸排出門戸
病原体が感染源から出ていく部位や場所（出口）
❹感染経路
病原体が侵入門戸にたどり着くまでの通り道
❺侵入門戸
病原体が感受性宿主に入り込む部位や場所（入口）
❻感受性宿主
侵入した病原体によって感染を起こすリスクのある人（患者さん、医療従事者）

スタンダードプリコーション（標準予防策）[2]

スタンダードプリコーションは標準予防策とも呼ばれる**感染予防のための具体策**です。下記の2つの原則に基づいており、さまざまな対策（**P.4表3**）が含まれています。

●感染の有無にかかわらず、**すべての患者**に適用される
●**血液、汗を除くすべての体液、分泌物、排泄物、傷のある皮膚、粘膜**には病原体が存在している可能性があるとして取り扱う

表3 スタンダードプリコーション（標準予防策）の内容[3]と概要

手指衛生　▶P.10参照	適切なタイミングと方法で手指衛生を行う
個人防護用具　▶P.15参照	感染性物質に曝露する可能性がある場合には、個人防護用具（PPE）を装着する
呼吸器衛生/咳エチケット　▶P.9参照	呼吸器衛生/咳エチケットの原則に従う
患者配置	患者間で感染が拡大するリスクがある場合には、個室管理とする
医療器材や環境の取り扱い ▶医療器材の洗浄・消毒・滅菌：P.22参照 ▶無菌操作：P.26参照 ▶環境整備：P.50参照 ▶感染性廃棄物の取り扱い：P.4参照	医療器材は適切に取り扱い、洗浄や消毒を行う。また、患者周囲の環境も適切に清掃と消毒を行う。廃棄物は適切に取り扱う
リネン類の取り扱い　▶P.60参照	リネン類は感染が拡大しないように適切に取り扱う
安全な注射手技など　▶注射法：vol.2臨床看護技術P.114参照	安全な注射手技を実施し、腰椎穿刺ではサージカルマスクを着用する
鋭利なものの取り扱い ▶針刺し事故の予防策：vol.2臨床看護技術P.115参照	針など鋭利なものの適切な取り扱いを含め、医療従事者の安全を確保する

ワンポイント❶ 感染性廃棄物の取り扱い[5]

感染性廃棄物とは、**人が感染したり感染するおそれのある病原体が含まれている廃棄物、また、病原体が付着したり付着しているおそれのある廃棄物**をいいます。ゴミに付着した病原体が、医療施設内だけでなく医療施設外にも不用意に広がってしまわないように取り扱う必要があります。

❶感染性廃棄物の判断基準

次のいずれかに該当する場合は感染性廃棄物と判断する。

●形状

・血液、血清、血漿および体液（精液含む）
・臓器、組織、皮膚など
・病原微生物に関連した試験や検査に用いられたもの
・血液等が付着した鋭利なもの（破損したガラス片なども含む）

●排出場所

・感染症病床、結核病床、手術室、緊急外来室、集中治療室、検査室などで治療や検査等に使用されたあと、排出されたもの

●感染症の種類による分類

・感染症法の一類、二類、三類感染症、新型インフルエンザ等感染症、指定感染症および新感染症の治療、検査等に使用されたあと、排出されたもの
・感染症法の四類および五類感染症の治療、検査等のあと、排出された医療器材等

❷感染性廃棄物の分別

非感染性のゴミと区別するために感染性廃棄物の廃棄容器には**バイオハザードマーク**が表示されている。また、廃棄物の性状に応じて3つに色分けされている。

表4 廃棄物の分類とバイオハザードマーク

バイオハザードマークの色	赤色	だいだい色	黄色
特徴	液状又は泥状のもの	固形状のもの	鋭利なもの
例	●血液　●体液　●排液 など	●血液が付着したガーゼ など	●注射針　●メス ●開封したアンプルなど
梱包	密閉容器	丈夫なプラスチック袋を二重にして使用するか、堅牢な容器	耐貫通性のある丈夫な容器

❸感染性廃棄物取り扱いの留意点

● 正しく分別する

廃棄物の性状によって廃棄物容器の素材や構造が異なるため、正しく分別する。

● 廃棄物の移し換えはしない

廃棄物の飛散や針刺し事故などのリスクがあるため、廃棄物の移し換えはしない。

● 廃棄物容器が満杯になる前にふたをする

廃棄物容器が満杯になるとふたが閉まらなくなってしまい、移し替えをしなければいけなくなるため、満杯になる前にふたをして新しい容器を準備する。

感染経路別予防策とは[6,7]

強い感染力をもつ病原体の場合、スタンダードプリコーション（標準予防策）だけでは感染を予防することができません。そのような場合、スタンダードプリコーションに加えて感染経路別予防策を実施します（**図2**）。感染経路別予防策は、**病原体の感染経路別に対策の内容が異なります**（**表5**）。

図2 スタンダードプリコーション（標準予防策）と感染経路別予防策

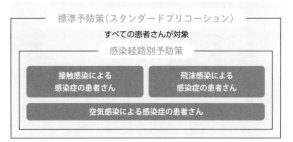

標準予防策（スタンダードプリコーション）
すべての患者さんが対象
感染経路別予防策

| 接触感染による感染症の患者さん | 飛沫感染による感染症の患者さん |

| 空気感染による感染症の患者さん |

表5 感染経路別予防策[8]

	接触感染	飛沫感染	空気感染
感染経路	●病原体が手や器具を介して感染する	●病原体が5μmを超える飛沫となり粘膜に付着して感染する ●飛沫は5μmより大きく、飛沫核を水分が囲っている ●飛沫は落下速度が速く（30〜80cm/秒）、飛距離は1m程度	●病原体が5μm以下の飛沫核となり空気中を浮遊して吸入されて感染する ●飛沫核は落下速度が遅く（0.06〜1.5cm/秒）、空気中を浮遊して移動する
病原体の例	●多剤耐性菌（MRSA、VRE、MDRP、ESBLなど） ●クロストリディオイデス（クロストリジウム）・ディフィシル ●腸管出血性大腸菌O-157 ●赤痢菌 ●ロタウィルス　など	●ジフテリア菌（喉頭） ●肺炎マイコプラズマ ●百日咳菌　●溶連菌 ●アデノウイルス ●インフルエンザウイルス ●ムンプスウイルス（流行性耳下腺炎） ●風疹ウイルス　など	●結核菌 ●麻疹ウイルス ●水痘・帯状疱疹ウイルス　など
患者の隔離	●個室へ隔離、または、集団隔離	●個室へ隔離、または、集団隔離 ●多床室ではベッドの間隔を1m以上としカーテンで仕切る	●空気感染隔離室（AIIR*）に隔離する
患者の病室外への移動	●患者の病室外への移動は最小限にする ●病室外に出る場合は十分に手指衛生を行い、排菌部位は被覆する	●患者の病室外への移動は最小限にする ●病室外に出る場合は患者にサージカルマスクを着用させる	●患者の病室外への移動は最小限にする ●病室外に出る場合は患者にサージカルマスクを着用させる
個人防護用具	●手袋とガウンを着用する	●サージカルマスクを着用する	●N95マスクを着用する
患者の使用器具	●血圧計や体温計などの物品はその患者専用とする ●患者が高頻度に触れる部分（ドアノブやスイッチ類、ベッド柵、オーバーベッドテーブルなど）は1日1回以上消毒する	●標準予防策に準じる	●標準予防策に準じる

図中：飛沫核／水分／5μmより大きい／飛沫核／5μm以下

*【AIIR】airborne infection isolation room：室内が陰圧となって病原体を含む室内の空気が室外に流出しない構造となっている個室。室内の空気は室外に直接排出されるかHEPAフィルターで濾過され、1時間に6〜12回換気される。

手指衛生の種類

手指衛生には、医療従事者が日常的に行う衛生的手洗いと、手術前に実施する手術時手洗いがあります（**表6**）。

表6 手指衛生の分類と特徴

衛生的手洗い		手術時手洗い
●医療従事者が日常的に実施する手指衛生		●医療従事者が手術前に実施する手指衛生
●目に見える汚れがある場合 ●アルコールが無効な病原体への曝露が疑われる、または、曝露した場合 <流水と石けんによる手洗い> 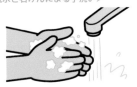	●目に見える汚れがない場合 <速乾性擦式アルコール手指消毒薬による手指消毒> 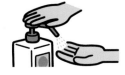	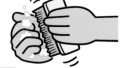
メリット ●流水を使用するため、汚れを落とすことができる	メリット ●流水と石けんによる手洗いに比べて時間がかからない ●簡単に持ち運びができるため、場所を選ばずに衛生的手洗いができる	メリット ●衛生的手洗いでは除去できない常在菌を著しく減少させることができる
デメリット ●手洗い場等の設備がある場所でないと衛生的手洗いはできない ●速乾性擦式アルコール手指消毒薬による手指衛生に比べて時間がかかる	デメリット ●流水を使用しないため、汚れは落とすことができない ●数回続けて使用するとオリ※が生じる	デメリット ●専用の器具が設置された手洗い場がないと手術時手洗いはできない ●流水と石けんによる手洗いより時間がかかる

※手指消毒と乾燥を繰り返すと生じるかす。細菌繁殖の温床となる

衛生的手洗いのタイミング[12]

衛生的手洗いは、**表7**の5つのタイミングで実施します。

表7 衛生的手洗いのタイミング

●患者さんに接触する前
●清潔操作と無菌操作の前
●患者さんの体液に曝露したあと、曝露した可能性があるとき
●患者さんに接触したあと
●患者さんの周辺の物品に触れたあと

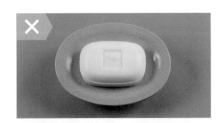

石けんの種類

衛生的手洗いでは、固形石けん（**右図**）は使用しません。固形石けんは1回使い切りではなく多数の人が使用するので、**細菌汚染のリスクが高い**ためです。

衛生的手洗いで使用する石けんは希釈（きしゃく）などの調製が必要なく、容器を再利用しない**ディスポーザブルの製品**が選択されます（**表8**）[13]。

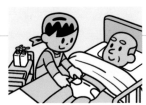

表8 衛生的手洗いで用いられる石けんの種類

液体タイプ		泡タイプ	
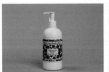	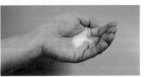	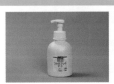	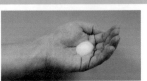

製品提供：サラヤ株式会社

速乾性擦式アルコール手指消毒薬の種類

速乾性擦式アルコール手指消毒薬には、性状によって**表9**のような種類があります。

また、速乾性擦式アルコール手指消毒薬には**持ち運びができる**という特徴があります。**表10**のような物品を使うことで速乾性擦式アルコール手指消毒薬を常時携帯し、場所を選ばずにいつでも衛生的手洗いが行えます。

速乾性擦式アルコール手指消毒薬は使用期限も確認しましょう

表9 速乾性擦式アルコール手指消毒薬の種類

ローション・液体タイプ	ジェルタイプ	泡タイプ
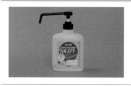	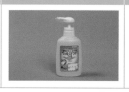	

製品提供：サラヤ株式会社

表10 持ち運びができる速乾性擦式アルコール手指消毒薬の一例

コードリール型	ポシェット型
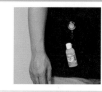 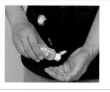	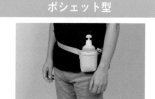

製品提供：サラヤ株式会社

衛生的手洗いにおける手荒れ予防

衛生的手洗いを繰り返すと、**皮膚表面の皮脂が必要以上に除去されてしまう**ため、手指に肌荒れやひび割れなどの**手荒れ**が生じることがあります。これらの皮膚損傷によって皮膚の細菌叢（さいきんそう）が変化し、**病原体の温床になってしまう**こともあります。また、手荒れによる痛みから**手指衛生を躊躇（ちゅうちょ）してしまう**ことも考えられます。

そこで、ハンドローションやクリームを使用したスキンケア等によって手荒れを予防することも重要です（**表11**）。

表11 手荒れ予防のポイント

- 保湿成分配合の速乾性擦式アルコール手指消毒薬を使用する
- 温水は皮膚の油分を奪ってしまうため、水を使用する
- ハンドローションやクリームを使用する
- ペーパータオルを使用する際には強くこすりすぎない

個人防護用具の装着の基礎知識

個人防護用具とは

個人防護用具（PPE：personal protective equipment）とは標準予防策や感染経路別予防策で用いられる器具のことで、さまざまな**病原体から皮膚や粘膜（目、鼻、口、気道）、着衣等を保護する**ために用いられます（**図3**）。感染を拡大しないためには、個人防護用具を**正しいタイミング**と正しい**着脱方法**で使用する必要があります（**表12**）。

表12 個人防護用具使用上の注意点

- 状況に応じて単独で、または複数を組み合わせて使用する
- 使い捨ての製品（ディスポーザブル）を使用する
- 繰り返し使用しない（シングルユース）
- 必要時すぐに使用できる場所（病室の入り口等）に準備しておく[9]
- 正しいタイミングで着脱する
- 正しい方法で着脱する

図3 個人防護用具と目的

ゴーグル・フェイスシールド
- 病原体が看護師の目や顔に付着するのを防ぐ

手袋
- 病原体が看護師の手に付着するのを防ぐ
- 看護師の手の病原体が患者さんに付着するのを防ぐ

エプロン・ガウン
- 病原体が看護師の皮膚や衣服に付着することを防ぐ
- 看護師の衣服や皮膚の病原体が患者さんに付着するのを防ぐ

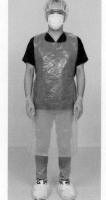

キャップ
- 病原体が看護師の頭髪に付着するのを防ぐ
- 看護師の毛髪等が落ちるのを防ぐ

マスク
- 病原体が看護師の口や鼻に入るのを防ぐ
- 看護師の口や鼻から病原体が飛散するのを防ぐ（咳エチケット：咳による飛び散りを防止する）

シューズカバー
- 病原体が靴に付着するのを防ぐ

個人防護用具を装着するタイミング

　個人防護用具は**看護師が病原体に汚染される前**に装着します。そのため、事前に汚染物質と汚染範囲を考慮してふさわしい個人防護用具を選択します。

個人防護用具の種類

　ここではいくつか種類のある手袋、マスク、エプロン・ガウンについて解説します。

> ディスポーザブル製品はケアごとに、患者さんごとに交換しましょう

● 手袋

　手袋には素材によって**表13**のような種類と特徴があります。

表13 ▶ 手袋の種類と特徴

	プラスチックグローブ	ニトリルグローブ	ラテックスグローブ	ポリエチレングローブ
	●医療機関で一般的に使用されている	●引っ張り強度、突き刺し強度、耐薬品性に優れる	●伸縮性、柔軟性があるためフィット感に優れる	●価格が安い
強度	△	◎	○	×
柔軟性	△	○	◎	×
耐薬品性	○	◎	△	◎
経済性	○	×	△	◎

● マスク

　マスクには**表14**のような種類と特徴があります。空気感染の感染経路別予防策ではN95マスクを使用します。

　マスクを装着するとマスクで顔が隠れてしまい**表情が見えにくくなる**だけでなく、**声も聞こえにくくなります**。マスク装着中は「ゆっくり話す」「声のボリュームを上げる」などを心がけて、**コミュニケーションに支障が出ないようにしましょう**。

表14 ▶ マスクの種類と特徴

サージカルマスク	N95マスク
特徴 ●ウイルス飛沫捕集効率（VFE）※、バクテリア飛沫捕集効率（BFE）※、微粒子捕集効率（PFE）※が、すべて95%以上のマスク **メリット** ●安価 ●患者さんが装着することもできる **デメリット** ●マスクの気密性は保証されていないので、マスクと皮膚の間に隙間ができてしまう 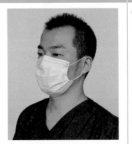	**特徴** ●感染経路別予防策（空気感染）で使用される ●気密性を確保していることを確認するために、着用するごとにシールチェックを、年に一度はフィットテストを行う（**表15**） **メリット** ●サージカルマスクでは防ぐことのできない空気感染の病原体を吸入しない構造になっている **デメリット** ●高価 ●マスクが確実に顔に密着していないと十分な感染予防の効果が得られない 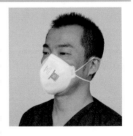

※【ウイルス飛沫捕集効率】VFE：Viral Filtration Efficientcy、バクテリアオファージ（0.1μm〜5.0μm）が除去された率
※【バクテリア飛沫捕集効率】BFE：Bacterial Filtration Efficiency、細菌を含む粒子（3μm）が除去された率
※【微粒子捕集効率】PFE：Particle Filtration Efficiency、試験粒子（0.1μm）の微粒子が除去された率

表15 シールチェックとフィットテスト

シールチェック	フィットテスト
● 毎回着用時に実施する ● マスクが顔に密着し、気密性が保たれていることを確認する **根拠** マスクが皮膚にぴったりフィットしていないと、マスクと皮膚の間から病原体を含んだ空気を吸い込んでしまうため。 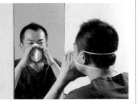	● はじめてN95マスクを装着するとき、または、年に1回は施設単位で行う ● マスクが顔に密着し気密性が保たれていることを確認するだけでなく、マスクのサイズが合っているかを確認する **根拠** マスクのサイズが合っていないと、マスクと皮膚の間から病原体を含んだ空気を吸い込んでしまうため。 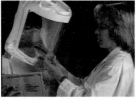 写真提供：スリーエム ジャパン株式会社
手順 ❶ マスクのゴム紐を調整し、マスクが顔に密着するようにする。 ❷ マスクの周囲を手で押さえ込むようにし、顔にフィットさせる。 ❸ 吸気と呼気を繰り返し、吸気の時にマスクがへこみ、呼気のときにマスクと皮膚の間から空気が漏れていないことを鏡を見ながら確認する。	**手順** ❶ マスクを装着した状態でシールチェック（左）を行う。 ❷ フィットテスト用の器具を使用し、器具内に薬剤を散布する。 ❸ 薬剤の刺激（においや味）を感じないことを確認する。

● エプロン・ガウン

エプロンやガウンには**表16**のような種類や特徴があります。使用する状況等によって選択しましょう。

表16 エプロン・ガウンの種類と特徴

エプロン	ガウン
● 袖がない ● 不織布製やプラスチック製などがある 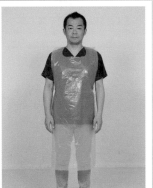	● 袖がある ● 不織布製やプラスチック製などがある 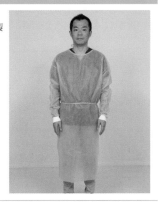

 ワンポイント❷ **呼吸器衛生／咳エチケット**[4]

呼吸器感染症の徴候や症状のある人だけでなく、**呼吸器感染症に感染した可能性がある人も対象とした標準予防策**の1つです。

❶ポスター等での注意喚起

医療施設の入り口などに、咳やくしゃみによる病原体飛散を防ぐ方法のポスターを掲示し、**すべての来院者（患者や家族・面会者など）に注意喚起する**。

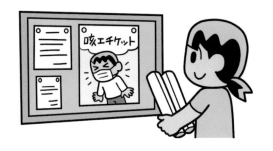

❷呼吸器衛生／咳エチケット

呼吸器感染の症状があるすべての人を対象に、病原体飛散を防ぐ下記の対策を講じる。

- 咳やくしゃみをするときには**ティッシュで口と鼻を覆う**
- 使用後のティッシュは**すぐにゴミ箱に捨てる**
- 痰などの分泌物に触れた場合は**手指衛生**を行う
- 上記に関する資料や掲示を待合室などに掲示し、情報提供する
- 手を触れずに使えるゴミ箱を準備する
- 手指衛生に必要な物品を使いやすい場所に設置する

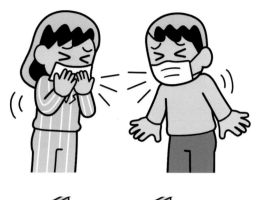

❸呼吸器感染症状のある人の マスク着用と隔離

- 咳をしている場合は**マスクを着用してもらう**
- 待合室では**咳をしている人と他の人を約90cm以上離す**

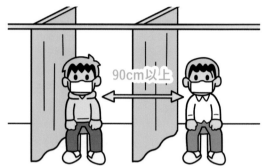

90cm以上

❹医療従事者の対策

呼吸器感染の症状がある患者と近距離で接する医療従事者は、感染経路別予防策のうち飛沫感染の感染症でな | いことが判明するまで、標準予防策に加えて飛沫感染の感染経路別予防策を講じる。

基本技術①：手指衛生

衛生的手洗い：速乾性擦式アルコール手指消毒薬による手指衛生

| 必要物品 | ❶速乾性擦式アルコール手指消毒薬 |

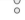 **手 順**

① 速乾性擦式アルコール手指消毒薬の説明書を読み、**適切な量**を手に取る。
根拠 薬剤の濃度等によって適正量があるため[5]。

注意 このとき薬剤が周りの器具や床にこぼれないように注意する。
根拠 床にこぼれた場合、**転倒のリスク**が生じる。器具等にこぼれた場合は**故障や汚染の原因となる**ため。

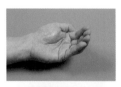

✕

器具等にかかった場合は、汚染や故障の原因となってしまう

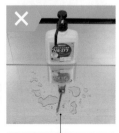

② **右の指先**を、軽く握り込んだ**左の手掌**でこする。左の指先も同様に右の手掌でこする。
根拠 爪と指先を消毒するため。

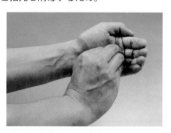

③ 手掌をすり合わせてすり込む。
根拠 手掌を消毒するため。

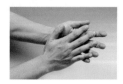

④ **右の手掌**と**左の手背**を合わせて、指を交互に組み、指の間にすり込むように前後に動かす。**左の手掌**と**右の手背**も同様にすり込むように動かす。
（根拠）手背と指の間を消毒するため。

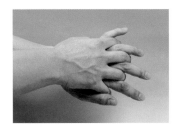

⑤ 手掌を合わせて指を交互に組み、指の間にすり込むように前後に動かす。
（根拠）指の間を消毒するため。

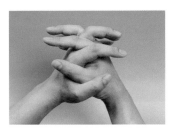

⑥ **右の母指**を**左の手掌**で包み込み、ねじるように動かす。**左の母指**も同様に**右の手掌**で包み込んでねじるように動かす。
（根拠）母指を消毒するため。

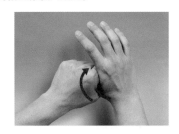

⑦ **右手**で**左の手首**を握り、すり込む。**左手**も同様に**右の手首**を握ってすり込む。
（根拠）手首を消毒するため。

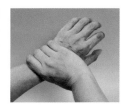

⑧ 手掌をすり合わせて乾くまでよくすり込む。
（根拠）濡れたままだと手指の薬剤が器具等に付着してしまうため。

衛生的手洗い：流水と石けんによる手洗い

必要物品	❶液体または泡タイプの石けん　❷ペーパータオル※

※繰り返し使用するハンカチやタオルは、**病原体が存在するリスクが高い**ため衛生的手洗いには使用しない

確認ポイント

流水と石けんによる手洗いでは、汚れが落ちにくく**洗い残しができやすい部分**があります（**表16**）。これらの部位はとくに入念に手洗いを行って、洗い残しのないようにしましょう。

表16 洗い残しの多い部位の例（白く光っている部分が洗い残し）

手掌（しゅしょう）	手背
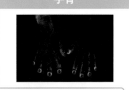	

一般的に洗い残しが多い箇所は「爪」「指先」「指の間」「母指」「手首」

手順

① 水を流出させる。

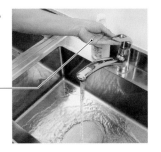

これから手指衛生を行うため、この段階では直接蛇口にふれてよい

② **流水**で手指表面の汚れを洗い流す。
（根拠）手指表面の汚れを洗い流すことでこの後の洗浄効果を高めることができるため。**手指表面を濡らす**ことで石けんが泡立ちやすくなり洗浄効果が高まるため。

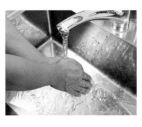

③ 石けんの説明書を読み、適切な量の石けんを手に取る。

根拠 石けんによって適正量が異なるため。

④ 手掌をこすり合わせ、よく泡立てる。

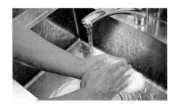

⑤ **右の手掌**と**左の手背**を合わせて、指を交互に組み、**手背・手掌と指の間**を揉み洗う。同様に、**左の手掌**と**右の手背**も揉み洗う。

根拠 手背と指の間を洗浄するため。

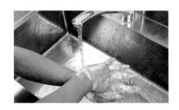

⑥ 手掌を合わせて指を交互に組み、指の間を揉み洗う。

根拠 指の間を洗浄するため。

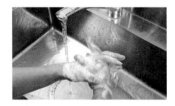

⑦ **右の母指**を**左の手掌**で包みこみ、ねじるように揉み洗う。同様に**左の母指**も揉み洗う。

根拠 母指を洗浄するため。

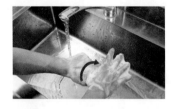

⑧ **右の指先**を軽く握り込んだ**左の手掌**で揉み洗う。同様に**左の指先**も揉み洗う。

根拠 指先を洗浄するため。

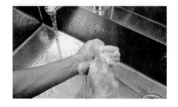

⑨ **右手**で**左の手首**を握り、揉み洗う。同様に**右の手首**も揉み洗う。

根拠 手首を洗浄するため。

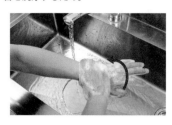

⑩ **流水**で石けん成分がなくなるまで洗い流す。

根拠 石けん成分が残っているとかゆみや病原体繁殖の原因となるため。

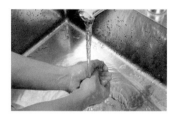

⑪ 肘で蛇口を閉める。

根拠 蛇口には病原体が付着しているリスクがあるため、洗浄した手指では触れないようにする。

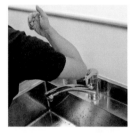
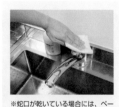

※蛇口が乾いている場合には、ペーパータオルを使用して閉めてもよい

⑫ ペーパータオルで手指の水分を拭き取り乾燥させる。

根拠 手指が濡れたままでは、病原体繁殖の原因となるため。

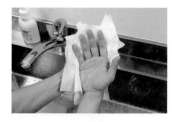

応用ポイント① ：手指衛生

手術時手洗い

手術の前に、皮膚の常在菌を可能な限り減少させることを目的として行われる手洗いを「手術時手洗い」といいます。皮膚の常在菌は、ふだんは無害ですが、手術操作によって患者さんの体内に入った場合には感染を引き起こす危険があるため、器械出し看護師（直接介助看護師）の手術時手洗いは必須です。

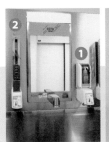
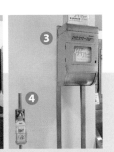

必要物品

❶手指用殺菌消毒薬　❷滅菌ブラシ
❸ディスポーザブル滅菌タオル　❹速乾性擦式アルコール手指消毒薬

＊ここでは、流水と手指用殺菌消毒液を用いるスクラビング法と速乾性擦式アルコール手指消毒薬を用いるラビング法を併用した方法を紹介する

手 順

スクラビング法

流水で洗う

① センサに手をかざして水を出す。

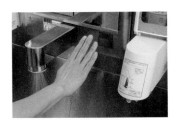

② 水は手洗いが終わるまで出しっぱなしにしておく。

（根拠）吐水口が汚染されないようにするため。

③ **両手指の先から、上腕の肘関節から肩側10cm上まで**を流水で洗う。

（根拠）流水で汚れを洗い流すことでこの後の洗浄効果を高めることができるため。また、表面を濡らすことで消毒薬が泡立ちやすくなり洗浄効果が高まるため。

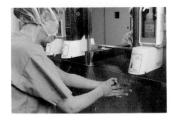

滅菌ブラシで洗う

④ センサに手をかざして**滅菌ブラシ**を取り出す。

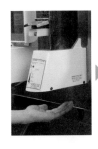
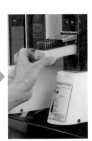

⑤ 滅菌ブラシに適切な量の**手指用殺菌消毒薬**を取り、**左手の爪下**、**爪周囲**をブラッシングする。同じブラシで右手の爪下、爪周囲を同じようにブラッシングする。

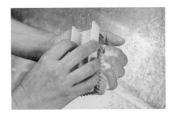

手指を殺菌消毒薬で洗う（1度目）

⑥ 滅菌ブラシを手洗い場の中に落とし、次に手指用殺菌消毒薬を手掌にとり、**両方の手掌、手背、前腕、上腕の肘関節から肩側10cm上まで**でまんべんなく泡立てながら薬剤を伸ばす。

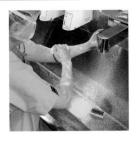

⑦ 左手の手掌、手背、指間、各指を1本ずつていねいに揉み洗いする。右手も同様に揉み洗いする。

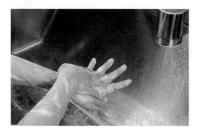

⑧ 左の手関節、前腕、上腕の肘関節から肩側10cm上までをていねいに揉み洗いする。右も同様に揉み洗いする。

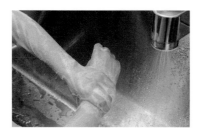

流水ですすぐ

⑨ 指先を**肘より高くして**流水ですすぐ。

根拠 洗浄していない肘周辺から、不潔な水分が指先に流れ落ちないようにするため。

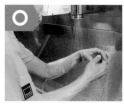
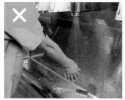

手指を殺菌消毒薬で洗う（2度目）

⑩ 手指用殺菌消毒薬を手掌にとり、**両方の手掌、手背、前腕、肘関節**までにまんべんなく泡立てながら薬剤を伸ばす。

根拠 常在菌をより効果的に除去するため、2度目の洗浄を行う。

⑪ **左手の手掌、手背、指間、各指**を1本ずつていねいに揉み洗いする。**右手**も同様に揉み洗いする。

⑫ **左の手関節、前腕、肘関節**までをていねいに揉み洗いする。**右**も同様に揉み洗いする。

流水ですすぐ

⑬ **指先を肘より高くして**流水ですすぐ。

根拠 揉み洗いをしていない肘関節より上から、不潔な水分が指先に流れ落ちないようにするため。

滅菌タオルで拭く

⑭ センサに手をかざして**ディスポーザブル滅菌タオル**を**2枚**引き出し、**両手に丸め込むようにして**持つ。

根拠 両手を拭くために2枚のタオルを使用する。タオルが不潔な場所に不用意に触れるのを防ぐため、タオルは手の中に丸め込むようにする。

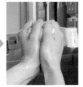

⑮ **指先を肘より高くしたまま**2枚のディスポーザブル滅菌タオルを揉むようにして両手を拭き、**1枚を引き出し左手首にかけ、もう1枚を右手の中に丸め込んで持ったまま**、その右手で左手首に掛けたタオルの両端をつかんで手首から肘に向かってタオルを移動させながら水分を拭きとる。

根拠 揉み洗いしていない肘関節より上から、不潔な水分が指先に流れ落ちないようにするため、指先は肘より高くしたままにする。

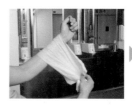
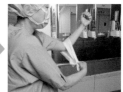

⑯ 拭き終わったディスポーザブル滅菌タオルを捨て、右手の中に丸め込んで持っていたもう1枚のタオルを引き出し**右手首にかけ**、左手と同様に付着している水を拭き取る。

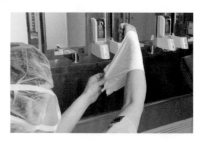

⑰ 手洗いが終了した手は、**肘より下げない**ように注意する。

根拠 不潔な部分に触れるリスクを最小限にするため。

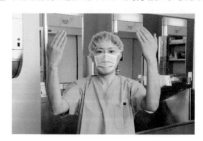

ラビング法

スクラビング法が終了した後にラビング法を行う。

根拠 スクラビング法でも微生物が残っている可能性がある。そこで、さらに確実に消毒するためラビング法を行う。

① **左手掌**に速乾性擦式アルコール手指消毒薬を適量手にとる。

ポイント 清潔な手が汚染されないように、手がどこにも接触しないような器具を用いて消毒薬を手にとる。

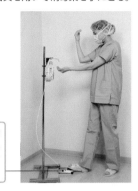

踏むと速乾性擦式アルコール手指消毒薬が出てくる

② 左手掌に液体をため、**右手の爪**を速乾性擦式アルコール手指消毒薬に浸し、左の手掌でこする。

根拠 爪と指の間を消毒するため。

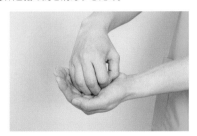

③ 左手の**手掌**、**手背**、**指間**、**母指**、**手首**の順に念入りに速乾性擦式アルコール手指消毒薬をすり込む。

根拠 左手の手掌、手背、指間、母指、手首を消毒するため。

④ **右手掌**に速乾性擦式アルコール手指消毒薬を適量手にとる。

⑤ 右手掌に速乾性擦式アルコール手指消毒薬をためるようにし、**左手の爪**を浸し、右の手掌でこする。

根拠 爪と指の間を消毒するため。

⑥ 右手の**手掌**、**手背**、**指間**、**母指**、**手首**の順に念入りに速乾性擦式アルコール手指消毒薬をすり込む。

根拠 右手の手掌、手背、指間、母指、手首を消毒するため。

⑦ 速乾性擦式アルコール手指消毒薬が乾いた手は、**肘より下に下げず**、不潔なものに触れないように注意する。

根拠 肘を伸ばして腕を下げていると不潔な部分に触れる機会が増えるため。

手術時手洗いでは、手指に付着している常在菌を極力減らすことが求められるため、手技は慎重に進めましょう

基本技術②：個人防護用具の装着

手袋の着脱

必要物品 ❶手袋（プラスチックグローブ）※ ❷速乾性擦式アルコール手指消毒薬

※手袋は、あらかじめ自分の手の大きさに合ったものを選択しておく

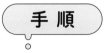
手 順

着用

① 爪は短く切っておく。

根拠 爪が伸びていると手袋を破損させるおそれがあるため。

② 速乾性擦式アルコール手指消毒薬で手指衛生を行う。

根拠 手袋に手指の病原体を付着させないため。

確認ポイント

手袋は箱から取り出してすぐに着用する。

根拠 手袋をいったんポケット等に入れると、手袋自体が汚染されてしまうため。

③ 手袋の手首の端の部分
をつかむ。

根拠 手袋表面の汚染される
部分を最小限にするため。

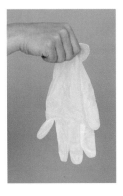

④ 手袋の親指の位置を確認し、親指の位置が合うよう
に手を入れる。

根拠 手袋と手の向きが合わないと適切に装着できないため。

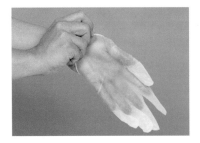

⑤ 反対の手も同様に装着する。

⑥ 両手を組むようにして
指先をフィットさせ
る。

根拠 指を組むことで指の付
け根までしっかりと手袋が装
着できるため。

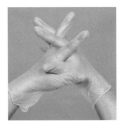

確認ポイント

手袋を装着したままで速乾性擦式アルコール手指消毒薬
による手指衛生は行わない。

根拠 速乾性擦式アルコール手指消毒薬は皮膚表面への
消毒用で手袋の消毒用ではないため。また、アルコール
が付着することで手袋が破損する原因となるため。

外しかた

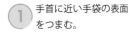

① 手首に近い手袋の表面
をつまむ。

根拠 手袋の表面は汚染され
ているため、手袋を装着した
手で手袋に触れるようにす
る。

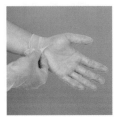

---

② つまんだ部分をそのまま指先のほうに静かに引っ張
る。

根拠 勢いよく引っ張ると、手袋表面に付着した汚染物質
が飛び散るおそれがあるため。

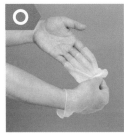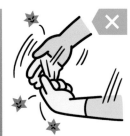

③ 手袋が裏返しになるように静かに引っ張って外す。

根拠 手袋表面を内側にすることで汚染物質を拡散しない
ようにするため。

④ 外した手袋は、手袋をしているほうの手の中に丸め
込むようにする。

根拠 このあと外す手袋と一緒に廃棄できるようにするた
め。

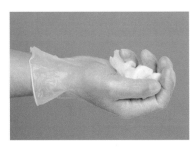

⑤ 手袋をしていない指を手袋と皮膚の間に差し入れ
る。

根拠 皮膚と手袋の間に指を入れることで、汚染物質に触
れずに外すことができるため。

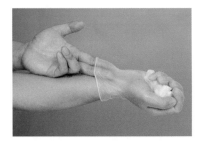

⑥ ⑤で入れた指を、手袋
をしている指先側に引
っ張り、手袋を裏返しながら
外す。

根拠 汚染された箇所を手袋
の内側にして汚染物質を拡散
しないようにするため。

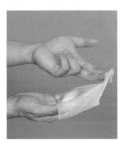

⑦ 外した手袋を適切な方法で廃棄する。

⑧ 速乾性擦式アルコール手指消毒薬で手指衛生を行う。

根拠 手袋にピンホール（微小な穴）がある可能性があり、汚染物質が手指に付着している可能性があるため。

マスク（サージカルマスク・N95マスク）の着脱

必要物品 ❶マスク（サージカルマスク・N95マスク） ❷速乾性擦式アルコール手指消毒薬

手 順

着用

① 速乾性擦式アルコール手指消毒薬で手指衛生を行う。

根拠 マスクに手指の病原体を付着させないため。

② マスクの上下と裏表を確認する。

根拠 上下や表裏を間違えて装着すると正しく感染予防ができないため。

例

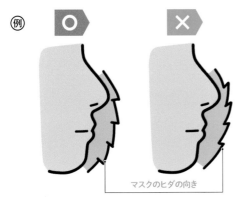

マスクのヒダの向き

③ ゴム紐を耳または頭部にかける。

サージカルマスクの場合

④ ノーズピースを鼻根部にあてて、鼻根部の形に沿って折り曲げる。

根拠 ノーズピースを鼻根部の形に合わせて引っかけることで、マスクがずれずに鼻をしっかり覆うことができるため。

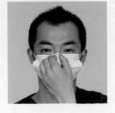

⑤ マスクの上端を押さえながらマスクのひだを伸ばし、鼻と顎をしっかり覆う。

根拠 ひだを伸ばすことで鼻と口の両方をしっかりと覆うことができるため。

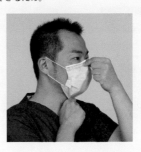

N95マスクの場合

④ ゴム紐を調整し、マスクを顔面にフィットさせる。

根拠 ゴム紐でマスクをフィットさせることでマスクと顔面の密着性を高めることができるため。

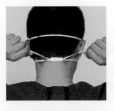

⑤ シールチェックを行う（**P.9参照**）。

根拠 マスクと皮膚の間から空気の出入りがないことを確認するため。

外しかた

① ゴム紐をつまむ。

根拠 ゴム紐以外は汚染されているため、ゴム紐をつまむようにする。

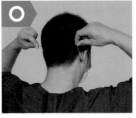

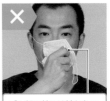

ゴム紐以外には触れない

②　マスクを外す。

③　外したマスクはゴム紐以外に触れないようにしてすぐに適切な方法で廃棄する。
【根拠】ゴム紐以外は汚染物質が付着している可能性があるため。

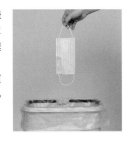

確認ポイント

外したあとすぐに廃棄せずに、腕に通したり、顎にかけたり、ポケットに入れたりしない。
【根拠】一度使用したマスクは汚染物質が付着している可能性があるため。

④　速乾性擦式アルコール手指消毒薬で手指衛生を行う。
【根拠】汚染物質が手指に付着している可能性があるため。

エプロン・ガウンの着脱

必要物品　❶エプロン・ガウン　❷速乾性擦式アルコール手指消毒薬

手順

着用

①　速乾性擦式アルコール手指消毒薬で手指衛生を行う。
【根拠】エプロン・ガウンに手指の病原体を付着させないため。

②　包装からエプロン・ガウンを取り出し、周囲の器具や床に触れないように注意しながら広げる。
【根拠】エプロン・ガウンが周囲の器具や床に触れて汚染されるのを防ぐため。

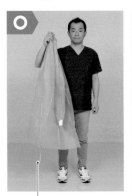
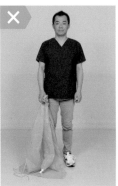

紐も床に触れないようにする

床に触れて汚染されたエプロンやガウンを着ると、看護師自身が感染源になってしまいます

エプロンの場合

③　首を通す。

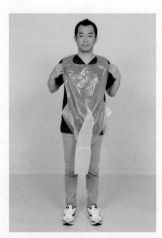

④　体の後ろで腰紐を結ぶ。

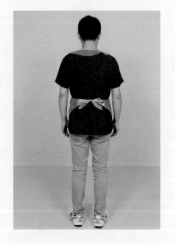

⑤ すそをしっかりと広げる。

根拠 しっかりと広げることで汚染物質が身体や衣服に付着するのを防ぐことができるため。

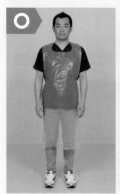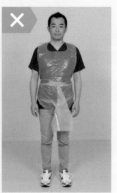

ガウンの場合

③ 袖を通す。

④ 背面がしっかりとガウンで覆われるように身頃を合わせる。

根拠 背部を覆うことで背部汚染のリスクを最小にできるため。

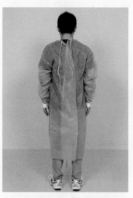

⑤ 首紐、腰紐を結ぶ。

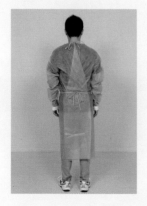

外しかた

エプロンの場合

① 首紐を引きちぎる。

根拠 首紐をそのまま首から外すのに比べて、汚染物質が身体に付着するリスクを小さくできるため。

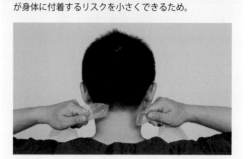

② エプロンの上半分を前に垂らすようにする。

根拠 汚染されているエプロンの表面を外側にしないようにすることで汚染物質の拡散を防ぐことができるため。

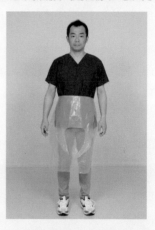

③ エプロンの表面に触れないようにエプロンのすそを内側から持ってすくい上げるようにし、丸め込む。

根拠 エプロンの表面を内側に丸め込むようにすることで汚染物質の拡散を防ぐことができるため。

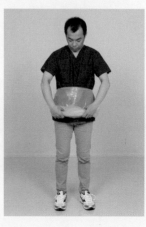

④ 丸め込んだ部分を引っ張るようにして腰紐を引きちぎる。

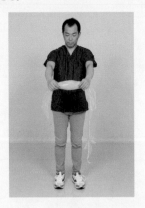

ガウンの場合

① 首紐を引きちぎる。

根拠 首紐をそのまま首から外すのに比べて、汚染物質が身体に付着するリスクを小さくできるため。

② 指先をガウンの袖口と皮膚の間に入れる。

根拠 ガウン表面には汚染物質が付着している可能性があるため。

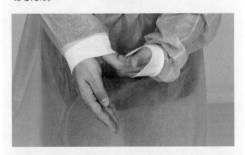

③ 袖を手首から半分程度まで引き抜く。

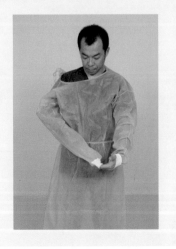

④ ガウンの内側から反対のガウンの袖口に近い表面をつかみ、袖を引き抜く。

根拠 ガウン表面の汚染物質が皮膚に付着しないようにするため。

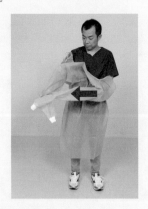

⑤ 袖が抜けたほうの手をガウンの内側に入れ、もう片方の腕も引き抜く。

根拠 ガウン表面の汚染物質が皮膚に付着しないようにするため。

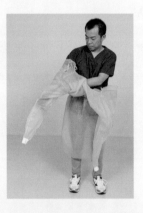

⑥ 腕の部分を持ちながらガウンの上半分を前に垂らすようにする。

根拠 汚染されているガウンの表面を外側にしないようにすることで汚染物質の拡散を防ぐことができるため。

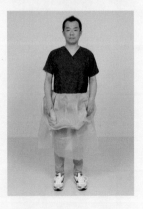

⑦ 腰紐を引きちぎる。

(8) 腰紐を持ってガウン表面が内側になるように丸め込む。

根拠 ガウンの表面を内側に丸め込むようにすることで汚染物質の拡散を防ぐことができるため。

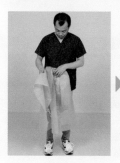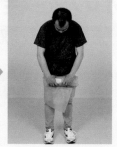

エプロン・ガウンを外したあと

(1) 外したエプロン・ガウンは適切な方法で廃棄する。

(2) 速乾性擦式アルコール手指消毒薬で手指衛生を行う。

根拠 汚染物質が手指に付着している可能性があるため。

エプロンやガウンを外す際には、表面の汚染物質が看護師の衣服に付着しないようにしましょう

応用ポイント②：複数の個人防護用具の着脱

複数の個人防護用具の着脱[11]

複数の個人防護用具を併用して使用する場合、下記の順番を原則とします。

●着用の順番

・衛生的手洗い→シューズカバー→手指衛生→エプロン・ガウン→マスク→ゴーグル・フェイスシールド→キャップ→手袋の順番で着用する。

根拠 患者さんに直接触れる手袋は可能な限り清潔な状態を保ちたいため、最後に着用する。ゴーグルのあとにマスクを装着するとゴーグルがじゃまになる、また、マスクやゴーグルのあとにエプロンを装着するとマスクやゴーグルがじゃまになるため。

・ガウンの袖は手袋で覆うようにする。

根拠 病原体が袖口から身体に付着するのを防ぐため。

●外す順番（図4）

・手袋→手指衛生→キャップ→ゴーグル・フェイスシールド→エプロン・ガウン→マスク→手指衛生→シューズカバー→手指衛生の順で外す。

根拠 手袋は最も汚染していると考えられるため、最初に外す。マスクは病室内で外してしまうと病原体を吸い込んでしまう可能性があるため、病室外で外す。

・個人防護用具が汚染されている場合には汚染が強い順に外し、手指衛生を追加する。

根拠 汚染が強いものを先に外すことで病原体に汚染されるリスクが減少するため。また、手に病原体が付着する可能性があるため。

図4 複数の個人防護用具を外す順番

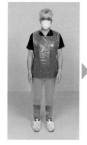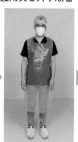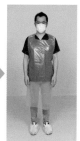
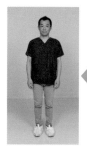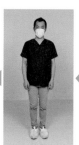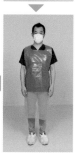

〈引用文献〉
1. 和澤攻，他 編：看護大事典，第2版．医学書院，東京，2010：629．
2. 2007 Guideline for Isolation Precautions：Preventing Transmission of Infectious Agents in Healthcare Settings. https://www.cdc.gov/infectioncontrol/guidelines/isolation/index.html (2022/10/3アクセス)
3. https://www.cdc.gov/infectioncontrol/basics/standard-precautions.html (2022/10/3アクセス)
4. https://www.cdc.gov/flu/professionals/infectioncontrol/resphygiene.html(2022/10/3アクセス)
5. 環境省：廃棄物処理法に基づく感染性廃棄物処理マニュアル http://www.env.go.jp/recycle/waste/sp_contr/post_36.html (2022/10/3アクセス)
6. 和澤攻，他 編：看護大事典，第2版．医学書院，東京，2010：631，810，1735，2479．
7. 任和子，他 編：基礎看護学[3]基礎看護技術Ⅱ，第17版．医学書院，東京，2017：436-439．
8. NTT東日本関東病院 看護部：完全版 ビジュアル臨床看護技術ガイド．照林社，東京，2015：13-21．
9. 森澤雄司：1 標準予防策の考え方．森澤雄司 編：The 標準予防策．ヴァンメディカル，東京，2018：8-14．
10. ASTM F2100-19：Standard Specification for Performance of Materials Used in Medical Face Masks. ASTM International, West Conshohocken, 2019：PA.
11. 矢野邦夫：CDCガイドラインに学ぶ感染対策．南江堂，2011：10-11．
12. WHO：WHO guidelines on hand hygiene in health care. 2009：101-102. https://www.who.int/publications/i/item/9789241597906 (2022/10/3アクセス)
13. サラヤ株式会社：学術羅針盤 1．手洗い剤（石けん）の細菌汚染について．https://med.saraya.com/gakujutsu/rashinban/001.html
14. CDC：Guideline for Hand Hygiene in Health-Care Settings. 2002. https://www.cdc.gov/handhygiene/providers/guideline.html(2022/10/3アクセス)
〈参考文献〉
1. CDC：Standard Precautions for All Patient Care. https://www.cdc.gov/infectioncontrol/basics/standard-precautions.html (2022/10/3アクセス)

02

医療器材の処理
（使用した医療器材の取り扱い）

　患者さんに使用する医療器材は、使用前に適切な処理が必要です。適切な処理が済んでいないと、**医療器材が感染経路となって感染が成立してしまい、患者さんに生命のリスクを生じさせる**ことになります。

　医療器材の処理とは、患者さんに使用する医療器材が感染経路とならないように、適切に処理をすることです。医療器材の処理は、スタンダードプリコーション（標準予防策）に含まれる感染予防対策の1つです[1]。

　医療器材の処理方法には、洗浄、消毒、滅菌の3つがあります（**表1**）。

表1　洗浄、消毒、滅菌

処理前	洗浄	消毒	滅菌
		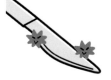	
●処理前は、病原体を含む血液や消毒薬などが器材表面に付着している	●目に見えるあらゆる汚れを除去すること	●芽胞を除くすべての病原体を殺滅すること、または、芽胞を除く多くの病原体を減らすこと	●すべての微生物を殺滅すること、またはすべての微生物を除去すること

低い ←――――――――――― 洗浄度 ―――――――――――→ 高い

（　目　的　）

　医療器材の処理（洗浄、消毒、滅菌）の目的は、**患者さんが医療器材を介して感染するリスクを最小限にする**ことです。

（　注意事項　）

　使用した医療器材には病原体が付着しているため、他の患者さんや医療従事者、周囲の環境が病原体に汚染されないように注意して取り扱う必要があります。使用後の医療器材をどこでどのように扱うかは施設ごとのルールに従いましょう。

　医療器材には繰り返し再生可能なものとシングルユース（1回限りの使い捨て）のものがあります。処理方法は添付文書に記載されています。患者さんへの安全を保障できないので、**シングルユースの医療器材を洗浄や消毒、滅菌して再使用してはいけません**。

医療器材の処理の基礎知識

洗浄

洗浄とは、**目に見えるあらゆる汚れを除去すること**です。洗浄には3つの方法（**表2**）があります。

表2 洗浄の種類

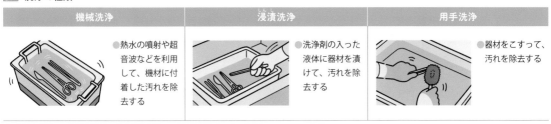

機械洗浄	浸漬洗浄	用手洗浄
●熱水の噴射や超音波などを利用して、機材に付着した汚れを除去する	●洗浄剤の入った液体に器材を漬けて、汚れを除去する	●器材をこすって、汚れを除去する

消毒

消毒とは芽胞を除くすべての病原体を殺滅すること、または、芽胞を除く多くの病原体を減らすことです。芽胞とは、ある種の限られた細菌が過酷な環境下で生き延びるために自分を守ろうとしてつくる構造物のことをいいます[2]。芽胞は熱や乾燥、消毒などに対して極めて抵抗性が高いという特徴があります。

消毒には、紫外線や熱水などを用いる物理的消毒法と、消毒薬を用いる化学的消毒法があります。化学的消毒法では、使用する消毒薬の説明書をよく読み、使用できる素材や濃度、使用方法などは規程に従いましょう。また、消毒薬によっては医療従事者が消毒薬に曝露しないように注意する必要があります。

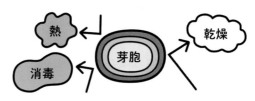

● 消毒薬の分類

消毒薬は、微生物に対する効果によって3つに分類されます（**表3**）。医療器材の分類（**P.24表5**）に沿って、適切な消毒薬を選択する必要があります。

表3 消毒薬の分類と効果

低水準消毒	中水準消毒	高水準消毒
●クロルヘキシジングルコン酸塩（ヒビテン） ●ベンザルコニウム塩化物（オスバン） ●アルキルジアミノエチルグリシン塩酸塩（ハイジール）	●次亜塩素酸ナトリウム（ハイター） ●エチルアルコール（消毒用エタノール）	●グルタラール（ステリハイド） ●フタラール（ディスオーパ） ●過酢酸（アセサイドMA）
○一般細菌 ×結核菌 ×芽胞 △真菌 △ウイルス	○一般細菌 ○結核菌 ×芽胞 ○真菌 ○ウイルス	○一般細菌 ○結核菌 △芽胞 ○真菌 ○ウイルス

※1（ ）内は商品名

滅菌

滅菌とは、**すべての微生物を殺滅すること、またはすべての微生物を除去すること**です。医療施設で行われる滅菌法には**表4**があります。医療器材の製造現場では、放射線（ガンマ線や電子線など）による滅菌も利用されています。

表4 主な滅菌法と適応素材

高圧蒸気滅菌・オートクレーブ滅菌（AC滅菌）	過酸化水素ガスプラズマ滅菌	酸化エチレンガス滅菌（EOG滅菌）
●高熱の蒸気と高圧を用いる ●熱や蒸気で変性しない、金属や布、ガラス製品などが対象	●真空下で過酸化水素を噴霧し、マイクロ波などのエネルギーを加えて滅菌を行う ●真空に耐えられないものやプラズマを吸着してしまうもの（布など）は適さない	●有毒な酸化エチレンガスを用いる ●低温で処理されるため、耐熱性のない器材や、複雑な構造の器材に適している

処理方法の選択

洗浄、消毒、滅菌は、その医療器材をどこに使用するかに応じて、**表5**のように処理方法を選択します。

表5 医療器材の分類と処理方法（スポルディングの分類）

分類と器材の例	ノンクリティカル器具	セミクリティカル器具		クリティカル器具
	傷のない正常な皮膚に触れるが、粘膜には触れない器材	粘膜や正常でない皮膚に触れる器材		血管など、通常無菌の部位に触れる器材
	便器、血圧計のカフ、松葉杖、ベッドレール、食器、ベッドサイドテーブルなど	口腔用・直腸用体温計、バイトブロックなど	人工呼吸器、麻酔器、軟性内視鏡、喉頭鏡ブレード、膀胱鏡など	手術用器材、血管内カテーテル、尿道カテーテル、人工関節などのインプラントなど
処理方法	洗浄 消毒(低水準消毒)	消毒(中水準消毒)	消毒(高水準消毒)	滅菌

処理の流れ

セミクリティカル器具やクリティカル器具では、**器材表面に汚れが残っていると消毒や滅菌の有効性が著しく低下して**しまうため、消毒や滅菌の前処理として**洗浄を必ず行います**（**表6・7**）。

表6 医療器具の処理の流れ

- ノンクリティカル器具　●洗浄➡すすぎ➡<u>低水準消毒</u>➡すすぎ➡乾燥・保管　または●洗浄➡すすぎ➡乾燥・保管
- セミクリティカル器具　●洗浄➡すすぎ➡<u>高水準消毒</u>➡すすぎ➡乾燥・保管　または●洗浄➡すすぎ➡<u>中水準消毒</u>➡すすぎ➡乾燥・保管
- クリティカル器具　●洗浄➡すすぎ➡乾燥➡<u>滅菌</u>➡保管

表7 洗浄の重要性

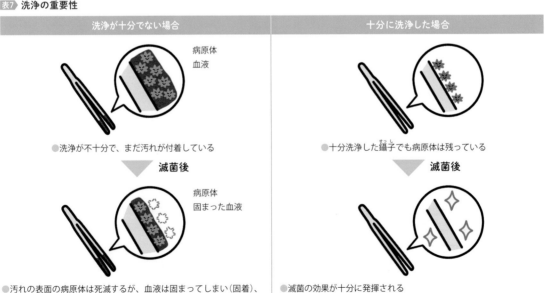

洗浄が十分でない場合	十分に洗浄した場合
病原体 血液	
●洗浄が不十分で、まだ汚れが付着している	●十分洗浄した鑷子でも病原体は残っている
滅菌後	滅菌後
病原体 固まった血液	
●汚れの表面の病原体は死滅するが、血液は固まってしまい(固着)、血液内部の病原体は残ったまま ●医療器材の洗浄が不十分な場合、その後の消毒や滅菌の効果が十分でなくなる	●滅菌の効果が十分に発揮される ●医療器材の洗浄が十分な場合、その後の消毒や滅菌の効果が十分発揮される

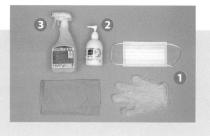

基本技術

使用した医療器材の取り扱い

必要物品

❶個人防護用具（手袋、マスク、ディスポーザブルエプロン・ガウン）
❷速乾性擦式アルコール手指消毒薬
❸予備洗浄スプレー

手 順

① 衛生的手洗いを行う。

根拠 看護師の手指の病原体を減少させて、これから使用する個人防護用具に病原体が付着するリスクを減少させるため。

② 個人防護用具を着用する。
根拠 医療器材に付着した病原体に看護師が曝露しないようにするため。

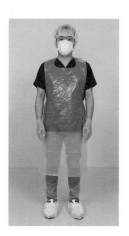

③ 使用した医療器材を、廃棄するものと再利用のために処理するものに分類する。

④ 廃棄するものは、感染性廃棄物の分別（**P.4参照**）に従って廃棄する。

⑤ 再利用のために処理するものは、施設等で決められた場所に持っていく。
根拠 処理前の医療器材には病原体が付着しており、不用意に病原体が拡散しないように、各施設で保管場所が定められているため。

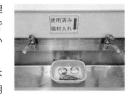

⑥ 医療器材に予備洗浄用スプレーをまんべんなく振りかける。筒状の器材では内部にも吹きかける。
根拠 付着した血液などの固着を防ぎ汚れが落ちやすくなり、このあと中央材料室等で行う洗浄が容易になるため。

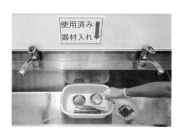

確認ポイント

一次洗浄はしない。
根拠 一次洗浄をすると、看護師が病原体に曝露したり、病原体を不用意に拡散する原因となるため、洗浄は中央材料室などの環境の整った専門部署で集中的に行うことが推奨されている[3]。

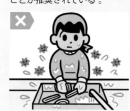

●しぶきを飛散させて、病原体を拡散しないようにする

⑦ 容器にふたをする。
根拠 器材の乾燥を防ぐため。器材が乾燥してしまうと、汚れが固着してしまい洗浄が困難になるため。

⑧ 個人防護用具を外し、衛生的手洗いを行う。
根拠 手指に病原体が付着している可能性があるため。

＜引用文献＞
1．William A. Rutala, et al. ：Guideline for Disinfection and Sterilization in Healthcare Facilities, 2008(Update: May 2019)
　　https://www.cdc.gov/infectioncontrol/pdf/guidelines/disinfection-guidelines-H.pdf(2022/7/22アクセス)
2．和田攻，ほか：看護大事典第2版．医学書院，東京，2010：546．
3．平成26年12月19日 厚生労働省医政局地域医療計画課長通知「医療機関における院内感染対策について」
　　https://www.mhlw.go.jp/content/10800000/000845013.pdf(2022/7/22アクセス)

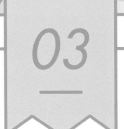

無菌操作

無菌操作とは、滅菌された器具や衛生材料を無菌状態に保ったまま行う手技や操作のことで、手術や創部の消毒等の処置などで広く実施されています。無菌操作は、体内など**もともと無菌状態の組織や血管に手術や処置をする場合**に用います（**図1**）。

図1 無菌操作が必要な場面の例

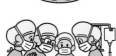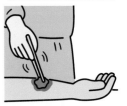

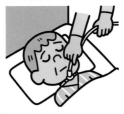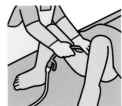

目 的

無菌操作の目的は、手術や処置などで患者さんの**体内に病原体が侵入するのを防ぐこと**です。

無菌操作なしに手術や処置などを行って患者さんの体内に病原体が侵入すると、病原体・感染源・排出門戸・感染経路・侵入門戸・感受性宿主の「**感染の6要素**」（**P.3参照**）がすべてそろう可能性が大きくなり、感染が起こると患者さんに生命のリスクが生じます。

注意事項

無菌操作では、医療器具に**病原体が付着していない状態**を「清潔」、**病原体が付着している状態**を「汚染」と区別します[2]。

清潔か汚染かの区別を間違ってしまうと、患者さんを感染させるリスクとなります。病原体は目に見えないので、**どこが清潔でどこが汚染されているのかを看護師自身が的確に区別する**ことが重要です。

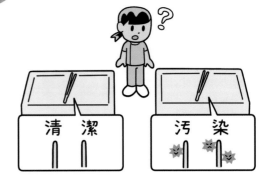

無菌操作の基礎知識

無菌、滅菌物、滅菌パック、滅菌包とは

無菌とは、**細菌などの微生物がまったく存在しない状態を**いいます[3]。無菌操作では、病原体が付着している器具を手術や処置等で使用すると、患者さんの体内に病原体を侵入させてしまうため**無菌状態**の器具を使用します（**表1**）。

私たちの身の回りにある器具には病原体となり得るさまざまな微生物が存在しています。このような器具を無菌状態にするために滅菌という処理を行い（**P.23参照**）、**すべての微生物を死滅させるか除去**します。

滅菌処理を行って無菌になった器具を滅菌物といいます。通常、滅菌物はそれ自体に病原体が付着しないように滅菌パックで包装されています。滅菌パックは紙製とプラスチック製のものがあり、滅菌方法によって選択されます。無菌操作で使用される物品には、複数の滅菌物をトレーに入れて覆布やドレープでくるんだうえで滅菌パックに封入されているものもあります。この、覆布やドレープでくるんだものを滅菌包といいます。

表1 未滅菌のものと、滅菌されたもの（例）

滅菌されていない器具	滅菌されている器具
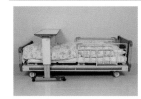	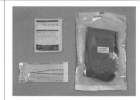
●ベッド ●オーバーベッドテーブル	●滅菌手袋 ●滅菌パックに封入されている器具（鑷子、導尿セットなど） ●滅菌包
●プラスチックグローブ ●ディスポーザブルエプロン ●マスク	

滅菌物の保管上の注意

滅菌パック内の滅菌物が汚染されないように、保管する際には注意が必要です（**表2**）。

表2 滅菌パックの保管上の注意点

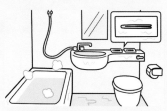

●湿気の少ない場所に保管する

根拠 紙製の滅菌パックでは湿気が包装を通過して滅菌物が汚染されてしまうため。プラスチック製の滅菌パックでは包装自体に湿気が付着して開封時に滅菌物が汚染されるリスクが高くなるため

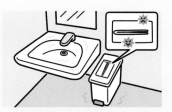

●滅菌パックが水分や汚染物質に曝露しない場所に保管する

根拠 紙製の滅菌パックでは水分や汚染物質が包装を通過して滅菌物が汚染されてしまうため。プラスチック製の滅菌パックでは包装自体に水分や汚染物質が付着して開封時に滅菌物が汚染されるリスクが高くなるため

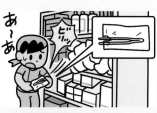

●滅菌パックが破れたり破損しない環境で保管する（棚の中に詰め込みすぎない、重ねすぎないようにする）

根拠 滅菌パックが破損すると滅菌物が汚染されてしまうため

滅菌物使用前の確認ポイント

滅菌物を使用する前に、内容物が**滅菌されているか、滅菌の効果が維持されているか**を**表3**のポイントで確認します。

表3 滅菌物使用前の確認ポイント

❶ 滅菌済みである	❷ 滅菌の効果が維持されている	❸ 滅菌物が汚染されていない
●滅菌されているかを、インジケーターや記載内容で確認する **根拠** 滅菌処理によって色が変わるインジケーターの場合、変色していないと滅菌されていないため。確実に滅菌されていることを確認するため ▶インジケーターの場合 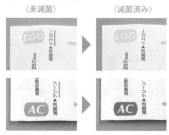 〈未滅菌〉　　〈滅菌済み〉 ▶文字による表示の場合 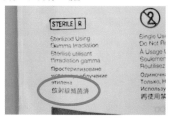	●滅菌の有効期限内であるかを、使用期限の年月日で確認する **根拠** 滅菌物には使用期限があり、期限を過ぎてしまうと無菌である保証がないため ▶使用期限が印字されている 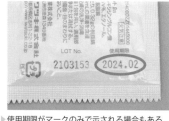 ▶使用期限がマークのみで示される場合もある 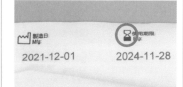	●内部の無菌状態が保たれているかを、滅菌パックに破損がないか、滅菌パックに水濡れがないかで確認する **根拠** 滅菌パックが破損していると内部は無菌ではないため。紙製の滅菌パックの場合、水分が染み込んで滅菌物が汚染されてしまうため。プラスチック製の滅菌パックの場合、包装自体に水分や汚染物質が付着して開封した際に滅菌物が汚染されるリスクが高くなるため ▶包装が破れている 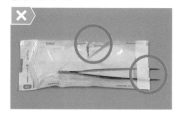 ▶包装が速乾性擦式アルコール手指消毒薬で濡れている 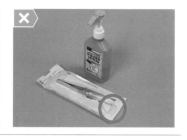

※画像はイメージです。

滅菌物を開封する際の注意点

開封する際には、滅菌物が汚染されないように注意が必要です（**表4**）。

表4 滅菌物を開封する際の注意点

滅菌物が水分や汚染物質に曝露しない場所で開封する	衛生的手洗いを行う
根拠 開封後、滅菌物に水分やほこり等が付着すると汚染されてしまうため 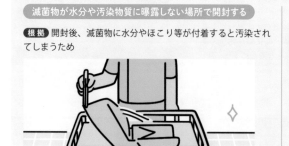	**根拠** 滅菌物に触れる手指の病原体を可能な限り減少させるため **注意** 濡れた手で滅菌パックに触れてしまうと、滅菌パックが紙製の場合水分がしみこんで内容物が汚染されてしまう、またプラスチック製の滅菌パックの場合包装自体に水分や汚染物質が付着して開封した際に滅菌物が汚染されるリスクが高くなるため、衛生的手洗いを行ったあとは、十分に手指を乾燥させる 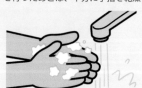

無菌操作の基本技術

滅菌物の開封

❶滅菌パック（鑷子入り）　❷速乾性擦式アルコール手指消毒薬
❸ビニール袋（ゴミ袋）

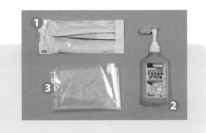

手順

開封の準備

開封の準備をする

（1）滅菌物が**水分や汚染物質に曝露しない場所**を選択する。

（根拠）開封後、水分やほこり等が付着すると、滅菌物が汚染されてしまうため。

（2）衛生的手洗いを行う。

（根拠）滅菌物に触れる手指の病原体を可能な限り減少させるため。

（注意）濡れた手で滅菌パックに触れてしまうと、滅菌パックが紙製の場合、**水分がしみこんで滅菌物が汚染**されてしまう。また、プラスチック製の滅菌パックの場合包装自体に水分や汚染物質が付着して**開封した際に滅菌物が汚染される**リスクが高くなるため、衛生的手洗いを行ったあとは、**十分に手指を乾燥**させる。

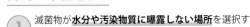

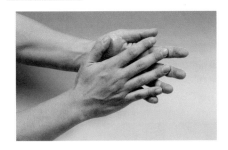

（3）**内容物が滅菌されているか、滅菌の効果が維持されているか、汚染されていないか**を確認する。

確認ポイント

（P.28「滅菌物使用前の確認ポイント」参照）

● 内容物が滅菌されているかどうかを、**インジケーター**や**記載内容**で確認する。

（根拠）内容物が確実に滅菌されていることを確認するため。

● 滅菌の有効期限内であるかを、**使用期限の年月日**で確認する。

（根拠）滅菌物には使用期限があり、期限を過ぎてしまうと無菌である保証がないため。

● 内部の無菌状態が保たれているかを、滅菌パックに**破損**がないか、滅菌パックに**水濡れ**がないかで確認する。

（根拠）滅菌パックが破損していると無菌ではないため。紙製の滅菌パックの場合、水分が染み込んで滅菌物が汚染されてしまうため。プラスチック製の滅菌パックの場合、包装自体に水分や汚染物質が付着して開封した際に滅菌物が汚染されるリスクが高くなるため。

「確認ポイント」
3点を必ず
確認しましょう

滅菌パックの開封

滅菌パックを開封する

（1）開封口を確認し、開封口の両端が接着されている場合、接着部分を剥がす。

（根拠）開封しやすくなるため。

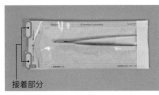

接着部分

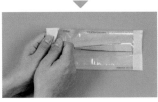

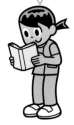

表示等で
開封する側
（開封口）を確認
しましょう

（2）**開封口を上**にして両手で持つ。

（根拠）滅菌物が落下して汚染しないようにするため。

③ 開封口を外側にめくるように、鑷子が**半分くらい露出する**まで開く。

（根拠）露出が不十分だと鑷子を取り出す際に鑷子が不潔な包装紙に触れやすくなってしまうため。鑷子を露出しすぎると落下してしまうため。

このとき、つかんでいる**包装紙を手から離さないように**する。

（根拠）包装紙の端を離してしまうと、離した部分が滅菌物に触れてしまい汚染してしまうため。一度手でつかんだ部分は汚染されており、汚染された部分が鑷子に触れてしまうため。

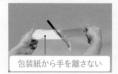 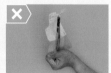

包装紙から手を離さない

鑷子を取り出す

④ 開いた包装紙を滅菌パックの**下方で、片手で把持**する。

（根拠）開いた包装紙が滅菌物に触れないようにするため。

---

⑤ 包装紙に触れないように、鑷子の**上部3分の1**を把持する。

（根拠）包装紙に指が触れると包装紙が汚染され、汚染された部分に鑷子が触れると鑷子が汚染されてしまうため。

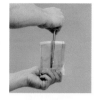

⑥ 鑷子の先端を**閉じた状態**にして包装紙に触れないように、鑷子を取り出す。

（根拠）鑷子の先端が開いていると引き抜く際に汚染された部分の包装紙に触れてしまい、鑷子が汚染するリスクが高くなるため。

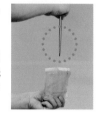

先端は常に下向きにする。

（根拠）消毒液等が指に触れ、再度先端に戻ってしまうと、先端が汚染されてしまうため。

⑦ 滅菌パックを廃棄する。

滅菌包の開封

❶滅菌パック（滅菌包入り）　❷滅菌パック（鑷子入り）
❸速乾性擦式アルコール手指消毒薬　❹ビニール袋（ゴミ袋）

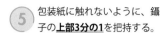

手順

●P.29の 開封の準備 と同様に準備を行う。

滅菌パックを開封する

① 開封口を確認し、開封口の両端が接着されている場合、接着部分を剥がす。

（根拠）開封しやすくなるため。

接着部分

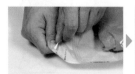 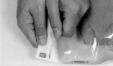

② **開封口を上**にして両手で持つ。

（根拠）滅菌包が落下して汚染しないようにするため。

---

③ 開封口を外側にめくるように、滅菌包が**半分くらい露出する**まで開く。

（根拠）露出が不十分だと滅菌包を取り出す際に不潔な包装紙に触れやすくなってしまうため。滅菌包を露出しすぎると落下してしまうため。

このとき、つかんでいる**包装紙を手から離さないように**する。

（根拠）包装紙の端を離してしまうと離した部分が滅菌包に触れてしまい汚染してしまうため。一度手でつかんだ部分は汚染されており、汚染された部分が滅菌包に触れてしまうため。

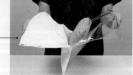

包装紙から手を離さない

滅菌包を取り出す

④ 開いた包装紙を滅菌パックの**下方で、片手で把持**する。

根拠 開いた包装紙が滅菌包に触れないようにするため。

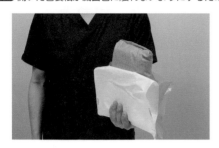

⑤ 滅菌包に**触れる面積を最小**にしながら取り出す。

根拠 触れる面積を最小にすることで滅菌包の汚染を最小にすることができるため。

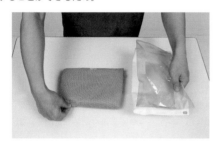

⑥ 滅菌パックを廃棄する。

覆布（ドレープ）を広げる

⑦ 覆布（ドレープ）の差し込み部分を手で把持して引き出し、広げる。

根拠 覆布（ドレープ）の差し込み部分は覆布（ドレープ）の外側に位置しているため。

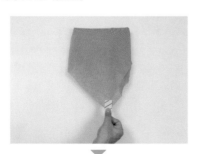

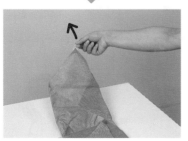

⑧ 広げた覆布（ドレープ）の内側に触れないように、また、**覆布の上空に身体が覆い被さることのない**ようにする。

根拠 覆布（ドレープ）の内側は清潔なので手が触れると病原体が付着してしまうため。覆布（ドレープ）を広げた内側上空に身体が覆い被さると、身体から病原体が覆布（ドレープ）の内側に落下する可能性があるため。

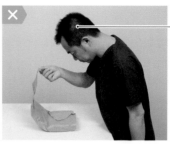

覆布（ドレープ）上空に覆い被さってしまっている

⑨ 滅菌された鑷子を開封する（**P.29〜30「滅菌パックの開封」**参照）。

⑩ 鑷子で覆布（ドレープ）の角を把持し、左右、手前の順に広げる。

根拠 覆布（ドレープ）の1枚目の角の内側に位置する左右と手前の角は清潔なので、滅菌された鑷子を用いて広げる。

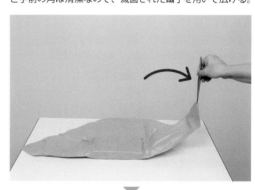

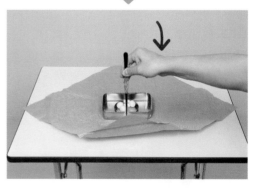

覆布の上空に身体が位置しないように注意しましょう

滅菌手袋の着脱

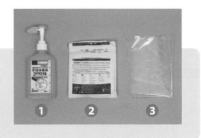

❶速乾性擦式アルコール手指消毒薬　❷滅菌手袋　❸ビニール袋（ゴミ袋）

　清潔な状態でより細かい作業が求められるときには、滅菌手袋を装着した手で無菌操作を行います。ここでは、滅菌手袋の装着と外しかたを解説します。

●事前に滅菌手袋のサイズを選択する（**表5参照**）。

根拠 手袋のサイズが合わない場合、手にフィットしないことによって**手指の動きが制限されてしまう**ため。

表5 **手袋サイズの選択基準**[4]

サイズ		手のひらの幅（mm）
5	5	67±4
5.5	5 1/2	72±4
6	6	77±5
6.5	6 1/2	83±5
7	7	89±5
7.5	7 1/2	95±5
8	8	102±6
8.5	8 1/2	108±6
9	9	114±6
9.5	9 1/2	121±6

手　順

滅菌手袋の装着（右利きの場合）

●**P.29**の 開封の準備 と同様に準備を行う。

滅菌手袋を開封する

① 開封口を確認し、開封口の両端が接着されている場合、接着部分を剥がす。

根拠 開封しやすくなるため。

② **開封口を上**にして両手で持つ。

根拠 滅菌物が落下して汚染しないようにするため。

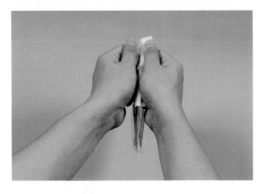

③ 開封口を外側にめくるように、**台紙が半分くらい露出**するまで開く。

根拠 露出が不十分だと台紙を取り出す際に台紙が不潔な包装紙に触れやすくなってしまうため。台紙を露出しすぎると落下してしまうため。

確認ポイント

このとき、つかんでいる包装紙を手から離さないようにする。

根拠 包装紙の端を離してしまうと、離した部分が台紙に触れてしまい汚染してしまうため。一度手でつかんだ部分は汚染されており、汚染された部分が台紙に触れてしまうため。

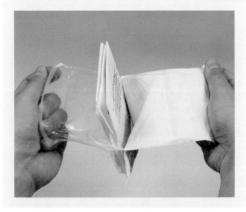

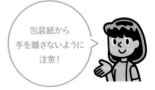

包装紙から
手を離さないように
注意！

滅菌手袋を取り出す

④ 開いた包装紙を滅菌パックの**下方で、片手で把持**する。

根拠 開いた包装紙が台紙に触れないようにするため。

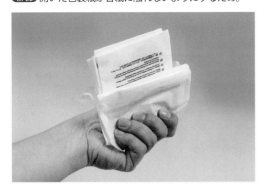

⑤ 台紙に**触れる面積を最小**にしながら取り出す。

根拠 触れる面積を最小にすることで台紙の汚染を最小にすることができるため。

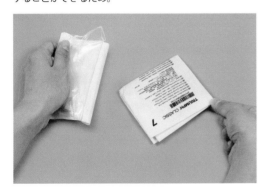

⑥ 滅菌パックを廃棄する。

台紙を広げる

⑦ なるべく**台紙の端**のほうをつかみ、台紙を広げる。台紙のイラストを確認し、上下左右を合わせる。

根拠 触れる面積を最小にすることで台紙の汚染を最小にすることができるため。この後の手順で手袋を装着しやすくするため。

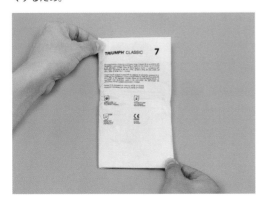

⑧ 台紙の折り返し部分のなるべく端を把持し、開く。このとき、開いた台紙が折りたたまれて元に戻ってしまわないようにしっかりと広げる。

根拠 滅菌物の無菌状態を維持するために素手で触れる範囲をなるべく最小にするため。また、滅菌手袋の無菌状態を維持するために、一度広げた台紙が再び滅菌手袋に触れないようにするため。

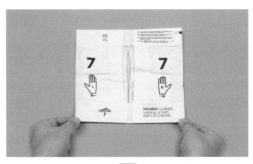

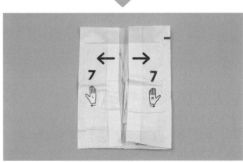

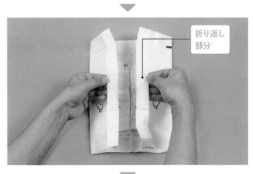

折り返し部分

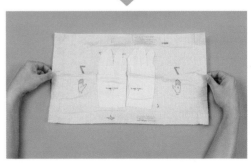

素手で触れる面積は最小にしましょう

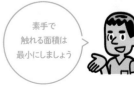

左の手袋を装着する

⑨ 右手で左の手袋の折り返しの外側部分をつかみ、持ち上げる。

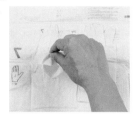

⑩ **一歩後方に下がり**、左手にはめる。このとき、折り返し部分はそのままにしておく。

(根拠) 開封しておいてある滅菌手袋の上空で装着すると**滅菌物を汚染する恐れ**があるため、一歩離れたところで手袋を装着する。

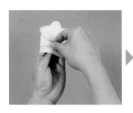 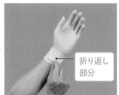

折り返し
部分

右の手袋を装着する

⑪ 手袋をはめた左手の指先を右の手袋の**折り返しの間**に差し込み、すくい上げるように持ち上げる。

(根拠) 右の手袋を装着する際に皮膚に触れることになる折り返し部分の外側に滅菌手袋を装着した左手で触れないようにするため、折り返しの間に指を差し込む。

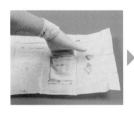 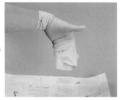

折り返す部分を伸ばす

⑫ 右の手袋を右手にはめ、左手が右手袋の内側や前腕に触れないようにそのまま折り返し部分を伸ばす。

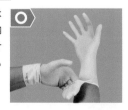

左手の親指で右の手首の内側に触れてしまっている

左手の親指が右の前腕に触れてしまっている

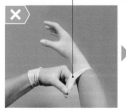 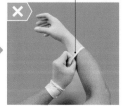

---

⑬ 左の手袋の折り返しの間に右手の指先を入れ、折り返し部分を伸ばす。

(根拠) 左の手袋を装着する際に皮膚に触れることになる折り返し部分の外側に滅菌手袋を装着した右手で触れないようにするため、折り返しの間に指を差し込む。

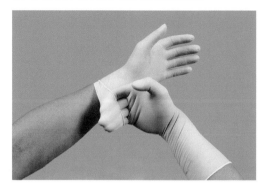

指先をフィットさせる

⑭ 両手を組み、手袋のたるみや指先の余りなどを解消する。

(根拠) 指先がフィットしていないと細かい操作ができないため。

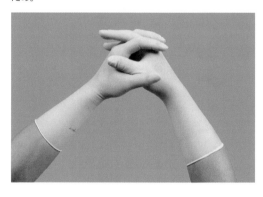

⑮ 手袋着用後は、周囲への接触で不潔にならないように手をつねに**視野内**に保つ。

(根拠) 視野内に手を入れることで確実に滅菌状態が保たれていることを担保できるため。

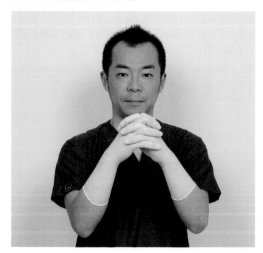

外しかた

左手の手袋を外す

① 右手で**左の手袋の付け根外面**をつまみ上げる。

根拠 汚染され病原体が付着した手袋で皮膚に触れると感染のおそれがあるため、手袋表面をつまみ上げる。

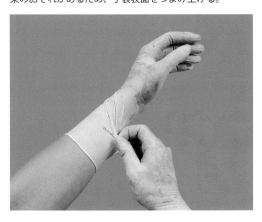

② そのまま左の手袋を**裏返すように**手袋を外す。

根拠 裏返すように外すことで左の手袋表面に付着した**病原体を手袋内側に留め**拡散させないため。

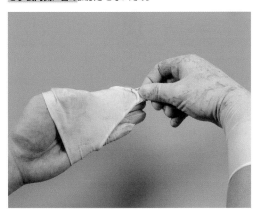

③ 外した左の手袋を右手で握り込む。

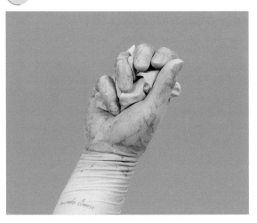

右手の手袋を外す

④ 左手を**右の手袋と皮膚の間**に入れる。

根拠 手指に右の手袋表面の病原体が付着しないようにするため、手袋と皮膚の間に指を入れる。

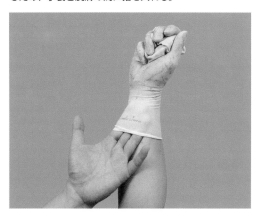

⑤ **左手が右の手袋の表面に触れない**ように注意しながら右の手袋を裏返すように外す。

根拠 裏返すように外すことで、右の手袋表面に付着した病原体を手袋内側に留め拡散させないため。

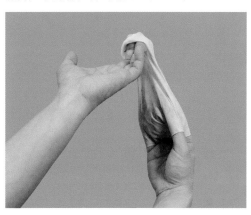

⑥ 外した手袋を廃棄する。

⑦ 衛生的手洗いをする。

根拠 滅菌手袋には**ピンホール**(小さな穴)が空いている可能性がゼロではなく、手指に病原体が付着している可能性があるため。

〈引用文献〉
1. 和田攻, 他 編: 看護大事典 第2版. 医学書院, 東京, 2010: 2782.
2. 任和子, 他: 基礎看護学[3] 基礎看護技術Ⅱ 第17版. 医学書院, 東京, 2017: 444.
3. 和田攻, 他 編: 看護大事典 第2版. 医学書院, 東京, 2010: 2781.
4. JIS規格: T9107-2018.

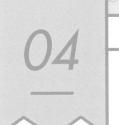

04

事故防止
（インシデント・アクシデント発生時の対応、患者誤認防止）

注：本項では臨地実習における安全や具体策について扱っていますが、学校や実習施設のルールやマニュアル等がある場合にはそちらを優先してください。

　結果として患者さんに傷害を及ぼすことはなくても、**ヒヤリとしたりハッとしたりするようなできごと**をインシデントといい、ヒヤリハットやニアミスと呼ばれることもあります。**患者さんに傷害を負わせてしまったできごと**をアクシデントといいます[1]。

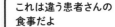

これは違う患者さんの食事だよ

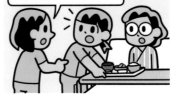

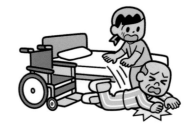

目　的

　インシデント発生時の対応の目的は、次に**同じようなできごとが起こったときにアクシデントにならないようにする**ことです。また、アクシデント発生時の対応の目的は、**患者さんや医療従事者への被害を最小にする**ことです。

注意事項

　インシデントやアクシデントを起こしてしまった場合、患者さんに申し訳ない気持ちになるのは当然ながら、自分は悪いことをした、怒られてしまう、実習の成績が悪くなるなどと考えて、できごとを隠しておこう、誰にも報告しないでおこうと考えることもあるでしょう。
　しかし、起こってしまったインシデントやアクシデントは次に事故を起こさないための有用な情報の宝庫で、あなただけでなく、他の実習生や実習施設、学校などの役に立つ材料になるのです。インシデントレポートやアクシデントレポートは**犯人捜しや罪を償わせるためのツールではない**ことを理解しておきましょう。

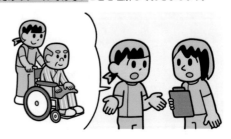

アクシデントレポート、インシデントレポート

アクシデントやインシデントの情報収集のための報告書を**アクシデントレポート、インシデントレポート**といいます。これらの書類からアクシデントやインシデントを詳細に分析すれば、次に起こる可能性のあるアクシデントやインシデントを防ぐ対策に役立てることができます。

表1 インシデント・アクシデントレポート

発生日時	20＿＿年＿＿月＿＿日＿＿時＿＿分
曜日	1.月 2.火 3.水 4.木 5.金 6.土 7.日・祭日 発生日時不明
発見日時	20＿＿年＿＿月＿＿日＿＿時＿＿分
対処日時	20＿＿年＿＿月＿＿日＿＿時＿＿分
発生場所	□病棟 1.ステーション 2.病室 3.処置室 4.浴室 5.手術室 6.分娩室 7.ICU 8.CCU 9.NICU 10.診察室 11.待合室 □外来 12.玄関ホール 13.検査室 14.機能訓練室 15.内視鏡センター 16.放射線撮影室 17.核医学検査室 □救急 18.放射線治療室 19.透析室 20.薬剤部 21.輸血部 22.栄養部 23.トイレ 24.廊下 25.階段 26.エレベーター □その他 27.院内売店 28.その他の場所（　　　　　） 29.院外（　　　　　） 30.不明
患者情報	患者氏名［カタカナ］＿＿＿＿＿ 患者ID＿＿＿＿＿ 主病名＿＿＿＿＿ 患者性別 男□ 女□ 患者年齢＿＿歳 生年月日＿＿年＿＿月＿＿日 入院日＿＿年＿＿月＿＿日 診療科＿＿＿科 来院区分 1.外来 2.入院 3.その他（　　　） 主治医・担当医＿＿＿＿＿ 心身状態（いくつかある場合は上位4つまでを記入してください） 1.意識障害 2.視覚障害 3.聴覚障害 4.構音障害 5.精神障害 6.認知症・健忘 7.上肢障害 8.下肢障害 9.歩行障害 10.床上安静 11.睡眠中 12.せん妄・不穏 13.薬剤の影響下 14.麻酔中・麻酔前後 15.発熱中 16.血圧異常 17.貧血 18.不明 19.障害なし 20.その他（　　　　　）
第1発見者	1.当事者本人 2.同職種者 3.他職種者 4.患者本人 5.家族・付き添い 6.他患者 7.その他
報告者・当事者	報告者は当事者ですか、非当事者ですか　□当事者 □非当事者 該当する職種 1.医師 2.助産師 3.看護師 4.准看護師 5.看護助手 6.保育士 7.薬剤師 8.臨床検査技師 9.放射線技師 10.臨床工学技士 11.理学療法士 12.作業療法士 13.言語聴覚士 14.ソーシャルワーカー 15.医療技術助手 16.視能訓練士 17.栄養士 18.調理師・調理員 19.事務員 20.その他（　　　　　） 21.患者家族 22.不明 該当する雇用形態 1.常勤 2.非常勤・臨時 3.委託職員 4.派遣職員 5.実習・研修生 6.研修医 7.大学院生 8.ボランティア 9.パートタイマー 10.アルバイト 11.その他（　　　　　） 当事者年齢＿＿歳 性別 男□ 女□ 経験年数＿＿年＿＿月 配属年＿＿年＿＿月

発生状況：下記に詳細を記述のうえ、チェックシートの該当する項目すべての欄に○を入れてください。

発生時の報告処置	医師の診察 有□ 無□ 1.単純X-P 2.CT 3.MRI 4.処置無し 5.処置有り 患者・家族への説明 有□ 無□ 誰が（　　　　　）いつ＿＿年＿＿月＿＿日 要約（何について）　場面の種類＿＿＿＿＿ 　　（何が起きたか）　エラーの内容＿＿＿＿＿
その後の経過	
障害レベル	□レベル0：間違いが未然に防げ、患者に実施されなかった。 □レベル1：間違いが実施されたが、影響がなかった。 □レベル2：間違いが実施され、何らかの影響を与えた可能性があり、観察継続、または検査が必要になった。 □レベル3：患者に障害が発生し、治療や処置、入院日数の増加、または精神面のケアが必要になった。 □レベル4：事故による障害が長期にわたり影響する。 □レベル5：事故が死因となった。 □レベル9：その他。
特記事項	
重要度	（対策室で記入） 1□ 2□ 3□ 4□ 5□ 9□

厚生労働省「全般コード化情報」より作成
陣田泰子監：看護ケアのトラブル防止ガイド. 照林社, 東京, 2007：246より改変して引用

医療における安全の重要性

医療における安全の目的は、**患者さんの安全と安心をまもり、看護を含む医療の質を向上**させることです。

私たちは患者さんに看護や医療を提供しますが、その過程では、患者さんに対してなんらかの危害が生じるリスクがゼロではありません。リスクが現実のものとなり事故が起きると、患者さんの身体面だけでなく心理・社会面にも深刻なダメージが生じ、最悪の場合は死に至ることもあります。だからこそ看護師や医療従事者は**安全を最優先に考えて行動する**だけでなく、**看護や医療を安全に提供**できるよう常に努力することが求められています。

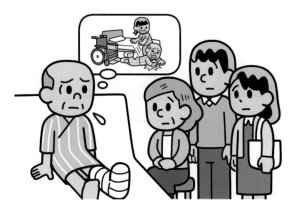

看護学生と安全

臨地実習では、看護師の資格を持たない看護学生であっても患者さんに看護ケアを提供できます。これは、「看護師が行う看護行為と同程度の安全性が確保される範囲内であれば違法性はない[2]」とされているためです。**看護学生であっても、看護師と同様に安全を確保するための知識や技術が求められている**のです。

● 臨地実習における安全

当然ですが、患者さんは「看護学生だからある程度事故が起きても仕方がない」とは考えていません。患者さんにとって、看護学生と看護師に違いはないのです。その期待に応えるため、看護学生も相当の努力をして、患者さんへのリスクを最小にしなければなりません。以下に安全な臨地実習のために看護学生に必要なポイントを示します。

● ルールの目的を知り、ルールを守る

臨地実習ではさまざまなルールがあります。ルールを守るのは当然ですが、なぜそのルールがあるのか、その目的を合わせて理解すると、ルールに沿った思考や行動をとりやすくなります。

● 事前学習を十分に行う

安全を確保するために、知識や技術は必要不可欠です。知らない言葉や略語を調べて理解するのは当然ですが、患者さんに安全な看護を提供できるレベルに達するまで練習を繰り返しましょう。

● 教員と臨床指導者に、必ず、報告、連絡、相談を行う

看護学生であるあなたは、患者さんから「コップに水を入れてきて」と頼まれました。コップに水を入れるのは看護学生でもできますが、教員や臨床指導者の許可なく行ってはいけません。治療のために水分制限をしている患者さんかもしれませんし、水を飲むと予定された治療ができなくなるかもしれません。

どんな小さなことでも**自分で勝手に判断せず、教員と臨床指導者に報告、連絡、相談をして指示を仰ぎましょう。**

医療安全の基本技術

医療安全のための対策にはさまざまなものがあり、本書でも各手順に含まれています（例：6Rの確認など）。ここでは患者誤認防止策として、患者さんの名前を確認する方法とインシデント・アクシデント発生時の看護学生としての対応を示します。

患者誤認の防止

患者さんを間違えてしまうことを患者誤認といいます。看護や医療は患者さんの生命にかかわる行為であるからこそ、患者誤認は決してあってはならないものです。

普段の生活では人を間違えることはまずありませんが、**病院では同姓の患者さんや初対面の患者さんと接することも多い**ため、確実に確認することが重要です。

患者さんの名前の確認

(1) 患者さんの本人確認では、**患者さんにフルネームで名乗ってもらう。**

根拠 病院には同姓の患者も多く姓のみでは患者誤認を防ぐことができないため、フルネーム（姓名）を名乗ってもらう。

看護師から先に名前を呼んでしまうと、自分の氏名でなくても患者さんは「はい」と返事をしてしまうことがあるため、患者さんに姓名を名乗ってもらう。

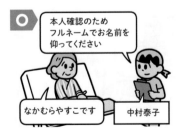

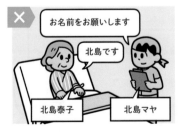

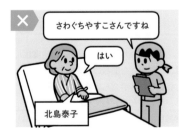

認知症や難聴、意識レベルの低下等により患者さんが名乗れない場合

①　患者さんのリストバンドを確認し、正しい患者であることを確認する。その際、指さし呼称を実施するとさらに誤認防止につながる。

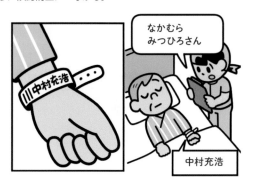

中村充浩

なかむら
みつひろさん

確認ポイント

指さし呼称とは、確認する対象を指でさし、同時に、確認する内容を声に出して行う確認方法です。何もしない場合と比較して、エラーを6分の1に減らすことができるといわれています[3]。

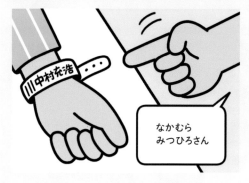

なかむら
みつひろさん

インシデント・アクシデント発生時の対応

インシデントやアクシデントはいつ起こるか予測することができません。インシデントやアクシデントが起こった際にすぐ対処できるように、**学校や実習施設で定められているマニュアルやルールを確認**し、事前にしっかり理解しておくことが重要です。

また、患者さんにケアを提供する際には、生じる可能性のある有害事象と対処方法も併せて事前学習しておきましょう。

手順

人を呼ぶ

①　看護学生ができることは限られており、学生だけでは十分な対応はできません。インシデントやアクシデント発生時にはすぐに看護師を呼びます。周囲に看護師が見当たらない場合には、大声で看護師を呼び、助けを求めます。看護師が到着したら、状況を報告し対応を依頼します。

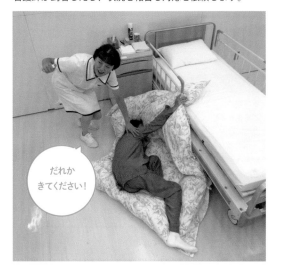

だれか
きてください！

情報を記録する

②　インシデントやアクシデントが起きた際には、時間とできごとを時系列で記録します。

報告する

③　教員や臨床指導者、病棟師長などに報告します。また、インシデント・アクシデントレポートを作成します。今後自分がどのように対応・行動すべきかについても指示を仰ぎます。

共有する

④　インシデントやアクシデントの情報は、次にインシデントやアクシデントを起こさないための材料の宝庫です。インシデント・アクシデントレポートにまとめた内容を実習カンファレンス等で共有し、再発防止に役立てましょう。

<引用文献>
1. 和田攻，ほか：看護大事典第2版. 医学書院，東京，2010：292.
2. 厚生労働省「看護基礎教育における技術教育のあり方に関する検討会報告書」
https://www.mhlw.go.jp/shingi/2003/03/s0317-4.html，(2022/4/18閲覧)
3. 芳賀繁ら:「指差呼称」のエラー防止効果の室内実験による検証. 産業・組織心理学研究
1996，9(2)：107-114

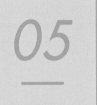

05

身体計測

身体計測とは、身長や体重など**人体のさまざまな部位を適切な計測器具を用いて計測する**ことをいいます。

ここでは成人から老年期の患者さんの身長、体重、腹囲、皮下脂肪厚の計測方法とアセスメントについて解説します[1]。

> 何のために
> 計測するのか、
> 目的を理解したうえで
> 測定しましょう

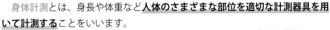

目 的

身長、体重、腹囲、皮下脂肪厚の計測の目的は**表1**のとおりです[2]。

 表1 身長、体重、腹囲、皮下脂肪厚計測の目的

形態的健康状態の評価	栄養状態の評価	治療方針の決定や治療効果の評価	
●測定値をもとに、太っている・やせている、大きい・小さいなどを評価するため	●必要エネルギーと摂取エネルギーのバランスが適切かを評価するため	●薬剤の使用量を決定するため	●人工透析中の患者さんの体重や、腹水貯留の患者さんの腹囲を計測し、治療効果を判定するため

注意事項

●正確に計測するための注意点

身長や体重はさまざまな要因で変動し、不正確になることがあります。正確に計測するために、**表2**のような注意が必要です。

●事故防止

計測中だけでなく計測場所までの移動でも**転倒・転落**の危険があります。転倒・転落を起こさないように注意しましょう。

  表2 身長、体重を正確に計測するためのポイント

身長	体重
●姿勢によって値が大きく変化するため、計測時は正しい姿勢を維持できるようにする	●食事摂取や排泄の有無によって変動するため、食事前や排泄後など、一定の条件で計測する ●測定値は衣服にも影響を受けるため、同じ寝衣で計測するなどの工夫を行う

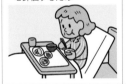
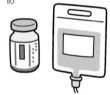

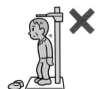
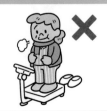

身体計測の基礎知識

計測器具の種類と部位名称

● 身長計

身長計の主な部位を右に示します。自動化されているものなどもありますが、基本構造は同じです。

● 体重計

体重計には**表3**のような種類があります。患者さんの**ADL**※**などの状態によって使い分け**ましょう。

※【ADL】activities of daily living：日常生活動作

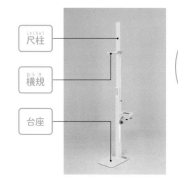

- 尺柱
- 横規
- 台座

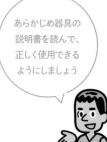

あらかじめ器具の説明書を読んで、正しく使用できるようにしましょう

表3 体重計の種類

フラットタイプ	手すりつき体重計	車椅子対応型
●自立して立位を保持できる患者さんに用いられる	●手すりがあれば立位を保持できる患者さんに用いられる	●車椅子に乗車したまま、車椅子ごと体重を計測できる

ストレッチャー型	車椅子型	ベッド型
●ストレッチャー自体が体重計になっており、臥床した状態で計測できる	●車椅子自体が体重計になっており、座った状態で計測できる	●ベッド自体が体重計になっており、臥床した状態で計測できる

画像提供：株式会社エー・アンド・デイ

● 皮下脂肪厚計（アディポメーター）

皮下脂肪厚計は、皮下脂肪厚を計測する際に用いる機器です。下のように用います。挟む強さを一定にするため、「PRESS」マークの矢印が一致するようにします。

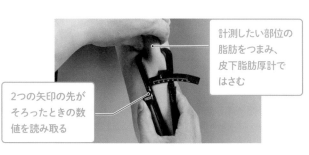

計測したい部位の脂肪をつまみ、皮下脂肪厚計ではさむ

2つの矢印の先がそろったときの数値を読み取る

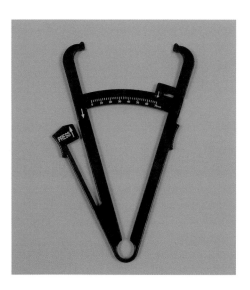

身長、体重、腹囲、皮下脂肪厚計測のタイミング

身長、体重、腹囲、皮下脂肪厚計測のタイミングは**表4**のとおりです。

表4 身長、体重、腹囲、皮下脂肪厚計測のタイミング

身長	体重
●入院時のみ 根拠 成人や老年期の患者さんは入院中に身長が大きく変化することは考えにくいため 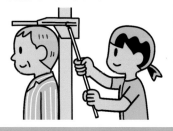	●入院時 根拠 身長の値とともにBMI等を計算し、入院前の栄養状態を評価するため ●毎日決まった時間（朝食前の排泄後） 根拠 飲食量や体内に貯留した水分量の増減を観察するため。体重は日内変動があるため ●人工透析の前とあと （人工透析を受けている患者さんの場合） 根拠 人工透析中の患者さんは、透析直後の体重変化で治療効果を判定するため 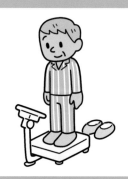
腹囲	皮下脂肪厚
●毎日決まった時間（腹水貯留の患者さんの場合） 根拠 腹水の増減を観察するため 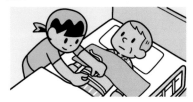	●（必要時）入院時のみ 根拠 成人や老年期の患者さんは入院中に皮下脂肪厚が大きく変化することは考えにくいため 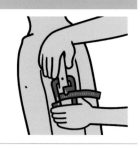

身長、体重、腹囲、皮下脂肪厚計測のアセスメント

身長、体重、腹囲、皮下脂肪厚では2つのアセスメントの視点があります。1つは**計測時点でのアセスメント**、もう1つは**計測時点までの長い時間でのアセスメント**です（**図1**）。

1回の測定値だけで「異常だ！　問題がある！」とアセスメントすると、患者さんに起こっている「変化」を見逃してしまうため、注意が必要です。現時点での測定値だけでなく、過去の測定値も情報収集をして、変化や過程をアセスメントしましょう。

図1 身長、体重、腹囲、皮下脂肪厚の2つのアセスメントの視点

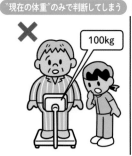
"現在の体重"のみで判断してしまう

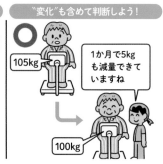
"変化"も含めて判断しよう！

身長・体重のアセスメント

●BMI

標準的な体型の場合、身長が大きい人の体重は重く、身長の低い人の体重は軽いため、体重の値だけで太っているかやせているかを判定することはできません。そこで用いられるのがBMI（body mass index：体格指数）で、**肥満の判定に用いられる指標**です。

身長と体重をもとに、**表5**の計算式で求められます。
BMIの基準は**表6**のとおりです。

●体重の変化

体重の変化のうち、体重減少は**体重減少率（%LBW：loss of body weight）を算出することで注意すべき体重減少なのかどうか**を判定することができます。

計算式と基準は**表7**、**表8**のとおりです。

表5 BMIの計算式

計算式	$BMI = \dfrac{体重[kg]}{(身長[m])^2} = 体重[kg] \div 身長[m] \div 身長[m]$
計算の例	身長が166cm、体重が66.5kgの人の場合 $BMI = \dfrac{66.5}{1.66 \times 1.66} = 66.5 \div 1.66 \div 1.66 \fallingdotseq 24.1$

表6 BMIの基準[3]

低体重（やせ）		18.5未満
普通体重		18.5以上25未満
肥満（1度）		25以上30未満
肥満（2度）		30以上35未満
高度肥満	肥満（3度）	35以上40未満
	肥満（4度）	40以上

表7 体重減少率の計算式

計算式	$体重減少率[\%]\,(\%LBW) = \dfrac{過去の体重[kg] - 現在の体重[kg]}{過去の体重[kg]} \times 100$
計算の例	1か月前の体重が75kg、現在の体重が65kgの人の場合 $体重減少率[\%]\,(\%LBW) = \dfrac{75-65}{75} \times 100 \fallingdotseq 13\%$

表8 体重減少率の基準[4]

期間	有意な体重減少	重度な体重減少
1週間	1～2%	＞2%
1か月	5%	＞7.5%
3か月	7.5%	＞10%

腹囲のアセスメント

腹囲は継続的に計測し、その**変化をアセスメント**します。1回の測定値ばかりに注目するのではなく、数日または数週間の変化を観察し、変化が**周期的なもの**なのか、**突発的なも**のなのか、**増減の原因は何か**をアセスメントしましょう。腹囲の急激な変化は腹水によるものと考えられます。体重の変化や、腹水貯留の要因の検索を行いましょう。

皮下脂肪厚のアセスメント

身体に取り込まれた食物はエネルギーとして体内で活用されますが、活用されなかったものは脂肪として貯蔵されます。

皮下脂肪厚は全身の脂肪量をある程度反映する（**表9**）ため、**エネルギー摂取の過不足**を評価するために用います。

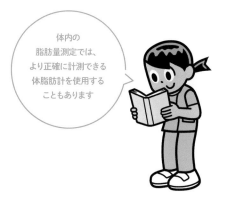

体内の脂肪量測定では、より正確に計測できる体脂肪計を使用することもあります

表9 皮下脂肪厚の平均値[5]

(mm)

年齢	上腕三頭筋		肩甲骨下部	
	男性	女性	男性	女性
18～24	10.98	15.39	11.64	13.72
25～29	12.51	14.75	14.37	13.48
30～34	13.83	14.50	16.63	14.70
35～39	12.77	16.14	16.35	16.21
40～44	11.74	16.73	16.16	17.33
45～49	11.68	16.59	14.91	16.69
50～54	12.04	15.46	15.62	15.11
55～59	10.04	16.76	13.60	16.17
60～64	10.06	15.79	13.07	16.09
65～69	10.64	19.70	18.26	23.23
70～74	10.75	17.08	16.48	19.57
75～79	10.21	14.43	15.81	16.22
80～84	10.31	12.98	14.57	15.09
85～	9.44	11.69	11.83	11.92

観察ポイント

値が前回と大幅に異なるとき

前回と測定値が大幅に違う場合は状態が短期間に大きく変化したと考えられますが、ほかにも原因がある場合があります。**表10**を再確認し、計測し直すことも必要です。

表10 測定値が大きく異なる場合のチェックポイント

● 計測器具が壊れていないか　● 計測器具を正しい方法で使用しているか
● 計測部位、計測時間、排泄の有無、食事の有無など、計測条件が前回と今回とで変わっていないか
● 再計測においても測定値が大きく異なる場合は、患者さんの状態が短期間に大きく変化した可能性があるため、ただちに医師に報告し指示を受ける

身長の計測

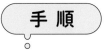

必要物品 ❶身長計 ❷速乾性擦式アルコール手指消毒薬

手 順

準備

① デジタルの場合は数字が0であることを確認する。尺柱や横規が傾いていないかなど身長計を点検し、床に**水平に設置**する（身長計の部位名は**P.41参照**）。

根拠 正確に計測するため。

② 衛生的手洗いを行う。

根拠 手指の病原体を減少させるため。

③ これから身長を計測することを説明し同意を得る。

身長の計測

① 履きもの、靴下を脱ぎ、**裸足**で身長計に上がってもらう。

根拠 靴下の厚みによる測定値の変動をなくすため。

② かかとをそろえ、足先を**30〜40度**に開いて立ってもらう。

根拠 **立位が安定**し、自然と膝が伸びて正確な計測につながるため。

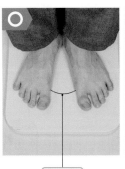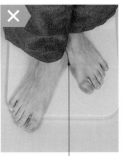

30〜40度 ┃ かかとがそろっていない

頭髪の厚みにも注意が必要です。いつも同じ条件で測定しましょう

③ 尺柱に踵部、殿部、背部、後頭部をつけ、**両膝を伸展**させる。両足底も台座につける。

根拠 正確に計測するため。

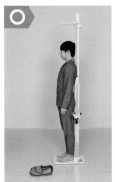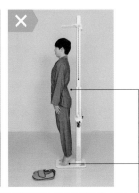

尺柱に身体がついておらず、つま先立ちをしている

④ 頭頂部の頭髪を平らにする、または中央で分けるようにする。

根拠 頭髪の厚みによる変動を最小にするため。

⑤ 軽く顎を引き、肩の力を抜いて両腕を自然に伸ばして軽く体幹につけてもらう。

根拠 顎を突き出したり引きすぎたり、全身に力が入っていると数値に誤差が出るため。

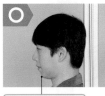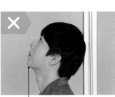

軽く顎を引いている ┃ 顎を突き出している

⑥ 横規を、頭頂部から浮いたり頭頂部に押しつけたりしないように静かにおろし、**頭頂部に当てる**。

根拠 正確な計測をするため。

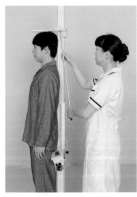

⑦ 測定値を読み取る。

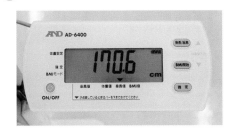

⑧ 横規を上げ、計測が終了したことを伝える。

⑨ 靴下、履きものを履いてもらう。

注意 身長計から降りるときに転倒することもあるので、履きものを履き終わるまで目を離さないようにする。

⑩ 衛生的手洗いを行う。

根拠 手指の病原体を減少させるため。

⑪ 測定値を記録する。

目盛り式の身長計の場合

横規の目盛りを目の高さと水平になる位置で読み取る。

根拠 看護師の目線が水平になる位置でないと、正確な測定値でなくなるため。

注意 目盛りの数値は小数点第1位まで読み取り、記録にはcmの単位で表記する。

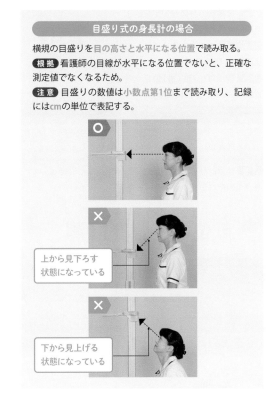

上から見下ろす状態になっている

下から見上げる状態になっている

⋙ 体重の計測

必要物品	❶体重計　❷速乾性擦式アルコール手指消毒薬

手順

準備

① 表示が0であることを確認し、床に**水平に設置**する。

根拠 正確に計測するため。

アナログ式の体重計の場合

指針が0であることを確認する。

② 衛生的手洗いを行う。

根拠 手指の病原体を減少させるため。

③ これから体重を計測することを説明し同意を得る。

体重の計測

① できるだけ衣服を脱いでもらい、**裸足**で体重計に上がってもらう。

根拠 毎回の計測条件を同じにするため。衣服の重さによる測定値の変動を最小にするため。

注意 計測時間を決め、食事や排泄の有無などの条件を一定にする。体重計測後、着ていた衣服の重さを計測し、最初の体重から差し引くことでより正確な値を得ることができる。

② **体重計の中心部**にゆっくりと上がってもらい、姿勢を正して立位をとってもらう。

根拠 転倒を防ぐため。

注意 患者さんがどこかに触れてしまうと値が不正確となるため、どこにも触れないようにする。1人で立位を取ることに不安がある患者さんには、計測直前まで看護師が介助する（場合によっては、フラットタイプ以外の体重計を検討する）。

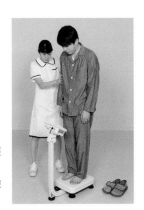

③ 体重計の数値が安定したら数値を読み取る。

根拠 数値が安定するまでは正確な値ではないため。

注意 数値は**小数点第1位**まで読み取り、記録には**kg**の単位で表記する。

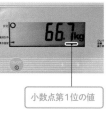

小数点第1位の値

④ 計測が終了したことを伝え、降りてもらう。

注意 体重計から降りるときに転倒することもあるので、履きものを履き終わるまで目を離さないようにする。

⑤ 衣服を整える。

⑥ 衛生的手洗いを行う。

根拠 手指の病原体を減少させるため。

⑦ 測定値を記録する。

臥位での腹囲計測

必要物品

❶メジャー ❷バスタオル ❸速乾性擦式アルコール手指消毒薬

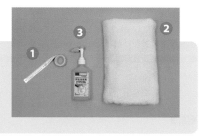

手 順

準備

① これから腹囲を計測することを説明し同意を得る。

② 椅子やオーバーベッドテーブルをじゃまにならない位置に移動させる。

根拠 援助を効率よく行うため。

③ ベッドサイドに必要物品を準備する。

④ 室温は**22〜26℃**とする。窓を閉め、ブラインドやカーテン、病室のドアを閉める。

根拠 患者さんが腹部を露出したときに寒さを感じないようにするため。羞恥心に配慮するため。

⑤ ベッドの高さを援助しやすい高さに調整する。

根拠 ベッドが低すぎると看護師が中腰の姿勢となり腰を痛めてしまうため。

⑥ 看護師が立つ側のベッド柵を外す。

根拠 援助を効率よく行うため。

⑦ 衛生的手洗いを行う。

根拠 手指の病原体を減少させるため。

腹囲の計測

① 患者さんを**仰臥位**とし、腹部が露出するよう布団を下げ、寝衣をずらして計測位置を露出し、計測部以外の上半身はバスタオルで覆う。

根拠 保温と羞恥心に配慮し露出を最低限にするため。

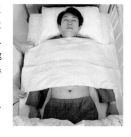

② 仰臥位のまま**膝を伸展させた姿勢**を取ってもらい、計測位置を確認する。

根拠 膝を屈曲させると腹筋が緩み、正確な値を計測できなくなるため。

注意 腹囲は計測位置によって値が異なるため、**毎回同じ場所**で計測できるように「臍」「臍上■横指」「臍下■横指」というように**計測位置を固定**し、記録しておく。

＊ここでは、わかりやすいように布団を外している

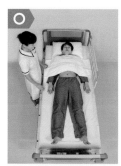

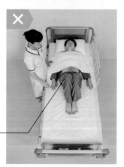

膝が屈曲している

③ 患者さんに腹部を軽く挙上してもらいメジャーを腹部背面にまわし、計測位置（ここでは臍の位置）にメジャーをあてる。さらに、身体の**長軸に対してメジャーが垂直**となるようにし、患者さんの体表面にメジャーを密着させる。

根拠 メジャーが体表面から浮いていたり誤った位置だと正確に測定できないため。

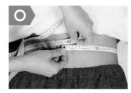
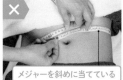

メジャーを斜めに当てている

立位で計測する場合

② 患者さんが両足に均等に体重をかけ、両腕を自然に下げ、腹部に力が入っていないことを確認し、腹部周囲を露出する。
根拠 腹部に力が入っていると正確な値が計測できないため。

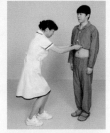

③ 患者さんの正面に立ち、臍の高さにメジャーが当たるように腹部にメジャーをまわす。

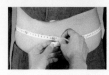

④ 患者さんにゆっくりと呼吸をしてもらい、**呼気が終わったと同時**にメジャーの目盛りを読み取る。
根拠 吸気や呼気の途中であると毎回の計測条件を同じにすることができないため。
注意 数値は**小数点第1位**まで読み取り、**cm**で記録する。

⑤ 患者さんに少し腹部を挙上してもらいメジャーを取り除く。
根拠 腹部を挙上しないままメジャーを引き抜くと、**皮膚損傷**が起こることがあるため。

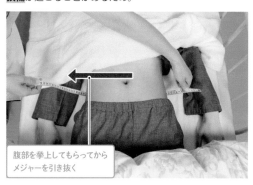

腹部を挙上してもらってからメジャーを引き抜く

⑥ 寝衣を整え、バスタオルを外し、布団をかける。

⑦ ベッド柵、ベッドの高さを元に戻す。

⑧ 衛生的手洗いを行う。
根拠 手指の病原体を減少させるため。

⑨ 計測が終了したことを伝え、エアコン、カーテン、窓、椅子やオーバーベッドテーブル等を元に戻す。

⑩ ナースコールが確実に使用できる位置にあり、患者さんも理解しているかどうかを確認する。
根拠 ナースコールは患者さんがすぐに使用できるように準備しておく必要があるため。

⑪ 腹囲の数値、計測中に観察したことを記録する。

皮下脂肪厚の計測

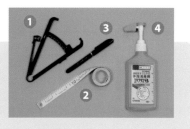

必要物品

❶皮下脂肪厚計　❷メジャー　❸水性ペン　❹速乾性擦式アルコール手指消毒薬

手順

準備

① これから上腕三頭筋と肩甲骨下部の皮下脂肪厚を計測することを説明し同意を得る。

② 室温は**22〜26℃**とする。窓を閉め、ブラインドやカーテン、病室のドアを閉める。
根拠 患者さんが腹部を露出したときに寒さを感じないようにするため。羞恥心に配慮するため。

③ 衛生的手洗いを行う。
根拠 手指の病原体を減少させるため。

④ 上腕三頭筋と肩甲骨下部を露出する。

⑤ 看護師は患者さんの背後に立つ。

（根拠）効率よく計測するため。

上腕三頭筋皮下脂肪厚の計測

① 計測する側の手を腰に当ててもらい、**肩峰と肘頭の位置を特定**する。

② メジャーで肩峰から肘頭までの距離を計測し、**肩峰と肘頭を結んだ線の中点**に水性ペンで印をつける。

（根拠）計測位置を正確に特定するため。

（注意）あらかじめ患者さんに水性ペンで印をつける許可を得ておく。

③ 印をつけた位置より**1cm**離れた皮膚の皮下組織と脂肪を軽くつまみ、さらに皮下脂肪を**筋肉組織から離すように**引き上げ、印をつけた部分を皮下脂肪厚計ではさみ**約3秒後**に目盛りを読む。

（注意）皮下脂肪厚計は**上腕表面に対して水平**に当てる。

（根拠）皮下組織の厚さを計測するため、筋肉組織から引き離すようにする。浮腫があるとはじめは測定値が大きくなる。水分を圧排するため、3秒時間をおく。

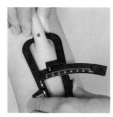

肩甲骨下部皮下脂肪厚の計測

① 脊柱と45度をなす直線が肩甲骨下端と接する位置を特定する。

（根拠）計測位置を正確に特定するため。

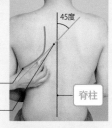

肩甲骨下端
脊柱と45度をなす直線
45度
脊柱

② 計測部位の皮膚の皮下組織と脂肪を軽くつまんで引き上げ、皮下脂肪厚計ではさみ約3秒後に目盛りを読む。

（注意）皮下脂肪厚計は皮膚表面に対して水平に当てる。

（根拠）正確に計測するため。

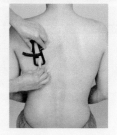

④ 同様に、もう一度計測する。

（根拠）より正確に計測するため。

⑤ 衛生的手洗いを行う。

（根拠）手指の病原体を減少させるため。

⑥ 値を記録する。

（注意）値の差が**4mm以内であれば2回の平均値をmmで記録**する。

応用ポイント

臥位での身長計測

＊ここではメジャーを用いる方法と膝高法による計測を取り上げる

● **メジャーを用いた計測**

安静度や病状、筋力低下などにより**立位がとれない場合**には、臥位で身長を計測します。

必要物品	❶メジャー　❷乾性擦式アルコール手指消毒薬

手 順

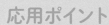

① 衛生的手洗いを行う。

（根拠）手指の病原体を減少させるため。

② 枕を外し、患者さんを仰臥位として、脊柱が左右に傾くことがないよう姿勢をまっすぐに整える。

③ 後頭部、背部、殿部、踵部がベッドに接していること、股関節、膝関節がしっかりと伸展していることを確認する。

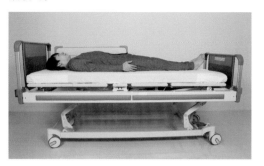

④ 頭頂部からかかとまでの距離をメジャーで計測する。

＊メジャーが見やすいよう、柵を外している

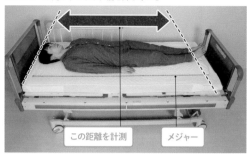

この距離を計測　　メジャー

⑤ 衛生的手洗いを行う。

根拠 手指の病原体を減少させるため。

症状・生体機能管理技術

05 身体計測

● 膝高法による計測

拘縮などがあり**体幹を伸ばせない場合**には、膝高法による計測を行います。

| 必要物品 | ❶メジャー　❷速乾性擦式アルコール手指消毒薬 |

手 順

① 衛生的手洗いを行う。

根拠 手指の病原体を減少させるため。

② 計測する側の膝関節を**90度**に曲げる。

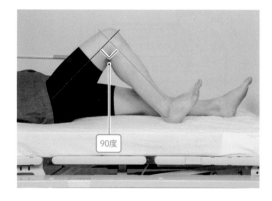

90度

③ 膝蓋部大腿前面から踵部までの長さを計測する。

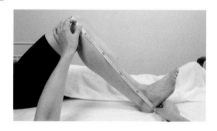

④ 衛生的手洗いを行う。

根拠 手指の病原体を減少させるため。

⑤ 測定値を**表11**の計算式にあてはめ、身長を推定する。

表11 推定身長の計算式[6]

男性の場合　64.02+（測定値[cm]×2.12）−（年齢×0.07）
女性の場合　77.88+（測定値[cm]×1.77）−（年齢×0.10）

〈引用文献〉
1. 和田攻, 他 編：看護大事典, 第2版. 医学書院, 東京, 2010：1582.
2. 東京大学医学部附属病院看護部 監修, 横山美樹 フィジカルアセスメント監修：身体の計測（身長・体重・腹囲）. ナーシング・スキル日本版. エルゼビアジャパン, 東京.
https://www.elsevier.com/ja-jp/solutions/nursing-skills（2019/9/20アクセス）
3. 日本肥満学会：肥満症診療ガイドライン2016. ライフサイエンス出版, 東京, 2016.
4. 茂野香おる：基礎看護技術〈1〉基礎看護学〈2〉. 医学書院, 東京, 2015：116.
5. 日本栄養アセスメント研究会：身体計測基準値検討委員会：日本人の身体計測基準値（Japanese anthropometric reference data：JARD2001）. 2011.
6. 望月弘彦：総論 身体計測の方法. 日本静脈経腸栄養学会雑誌 2017；32（3）：1137-1141.

06

環境整備

入院中の患者さんが一番長く過ごす場所が病室です。病室は患者さんの**治療や療養の場**であるとともに、**生活の場**でもあります。自分の家では自由に過ごすことができますが、病室では治療や療養のためのさまざまな制約があり、家とは構造も大きく異なります。これらの制約のなかでも**快適でより日常生活に近い環境が保てる**ように、また、**疾患からの回復がより促進する**ように、安全で快適な療養環境を整えることを「病室の環境調整」といいます。

目 的

病室の環境調整の目的は、「**患者さんの健康回復という目標を実現する**ために、患者さんにとって**安全で快適に療養生活を送ることのできる環境を整える**」ことです。そのためには、**表1**のポイントすべてを満たすことが求められます。

表1 病室の環境調整のポイント

- 患者さんが過ごしやすい環境に整える
- 感染予防を含め、治療や療養を安全に受けることができる環境に整える
- 患者さんの苦痛が最小限になるような環境に整える
- すべての患者さんにとって、上記3つが最大化できるように調整する

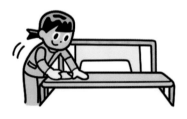

注意事項

多床室（**P.52参照**）の場合、1人の患者さんだけに注目して環境調整を行ってしまうと、ほかの患者さんの不利益になる場合もあるため、**その部屋の全員のニーズ**が可能な限り満たされるように調整します。

環境の変化によって患者さんが不安を感じたり、思わぬ事故を誘発する場合があります。環境調整によっ

て環境に変化を加えた際にはその内容を**必ず患者さんに伝えます**。

患者さんのニーズを満たすことは重要ですが、病院には起床時間や就寝時間、面会時間や食事時間などのルールがあるため、そのルールの範囲内でしか環境調整はできません。

環境整備の基礎知識

環境調整と環境整備の違い[1]

環境整備とは環境調整のために必要な技術の1つで、環境調整とは患者さんの環境を整えるためのさまざまなケアをまとめた呼びかたです。病床の環境調整をするための具体的な方法には**環境整備やベッドメーキング、リネン交換など**が含まれます。

図1 環境調整と環境整備の関係

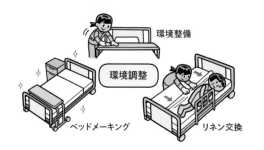

環境整備

環境調整

ベッドメーキング

リネン交換

環境と患者さんの関係

よい住環境が住んでいる人の生活の質を向上させるのと同じように、よい病室環境は**患者さんの生活の質を向上**させます。病室は生活するだけでなく治療や療養の場でもあり、よい病室環境は**治療や療養の質をも向上**させることができます。

図2 病室環境の影響

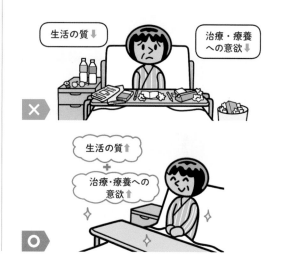

生活の質⬇

治療・療養
への意欲⬇

✕

生活の質⬆
＋
治療・療養への
意欲⬆

○

環境調整の視点

図3 環境調整の視点

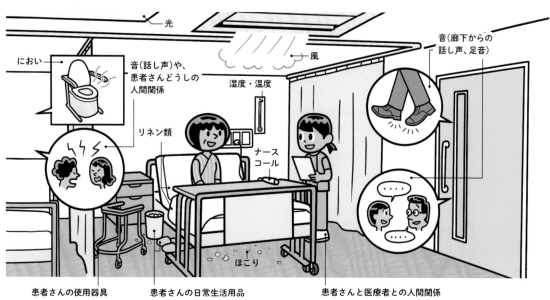

光

風

音（廊下からの
話し声、足音）

におい

音（話し声）や、
患者さんどうしの
人間関係

湿度・温度

リネン類

ナース
コール

ほこり

患者さんの使用器具

患者さんの日常生活用品

患者さんと医療者との人間関係

個室と多床室

患者さんの病室環境には、部屋の中にベッドが1台あり患者さんが1人で過ごす「個室」と、複数のベッドがある「多床室」があります。

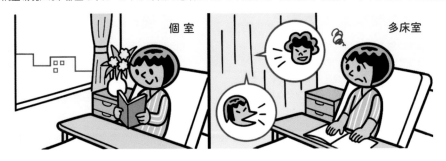

表2 個室と多床室のメリットとデメリット

	個室	多床室
メリット	●ほかの患者さんがいないため、自分の使いやすいように環境を変更でき、より家に近い環境で過ごすことができる ●部屋を1人で使用するので、ほかの患者さんに気兼ねなく過ごすことができる ●部屋を1人で使用するので、プライバシーが保たれる ●ほかの患者さんがいないので静か	●差額ベッド代が個室よりも低額なことが多い ●ほかの患者さんと接点をもつ機会が増える
デメリット	●差額ベッド代が多床室よりも高額なことが多い ●個室内ではほかの患者さんとの接点がなくなるので、コミュニケーションをとる機会が少なくなる	●ほかの患者さんとの共同生活なので気をつかう ●ベッドの間がカーテンだけで仕切られているので、プライバシーが保たれにくい ●音やにおいが周りに広がったり自分のスペースに届くことがあり不快

※差額ベッド代とは差額室料のことで、患者さんに請求される病室の費用のこと（健康保険の適用外）。病院や施設にもよりますが、差額ベッド代は多床室よりも個室のほうが高い傾向があります。

快適な病床の環境調整の視点

表3の視点で病室を観察して環境を調整します。人が「**快適**」と感じる感覚には**個人差**があります。表3はあくまで目安ですので、患者さんにそのつど確認してその患者さんに快適な条件を把握しましょう。

表3 病室の環境調整の視点

温度・湿度・風	●夏季：24±2℃、湿度45〜65% ●冬季：20±2℃、湿度40〜60% ●室温が保たれていても清拭などでは気化熱により皮膚表面が冷却されるため寒さを感じる ●窓から入ってくる風やエアコンの風などが直接当たると寒く感じる
音	●ドアの開閉音、輸液ポンプのアラーム音、話し声、足音、テレビやラジオの音、パソコンの操作音、イヤホンからの音漏れ、いびき、咳、排泄音 ●ナースステーションや廊下が近い場合は、部屋の外からの話し声やナースコールの呼び出し音 ●酸素療法で加湿している場合の水泡音 ●人工呼吸器の作動音 ●低圧持続吸引器やフットポンプの作動音 ●病院のような療養施設がある地域では、環境基準として昼間（6時から22時）は**50**デシベル以下、夜間（22時から翌朝6時まで）は**40**デシベル以下と定められている
明るさ	●覚醒時は明るく、就寝時は暗い ●消灯後のベッドランプ、フットライト、テレビやスマートフォンなどの光 ●病院の照明基準は、病室・浴室洗面室ともに100〜200ルクス、廊下は100ルクスとされている（日本工業規格）
におい	●食事、排泄、疾患や創部からのにおい
清潔さ	●共同で使用している場所（通路やトイレ等）の汚れ ●スタンダードプリコーションや感染経路別予防策に則った感染予防対策
広さ	●患者1人当たりの病室の床面積は原則6.4m²以上（医療法施行規則第3章第16条3、4） ●ベッド間隔は、1.2〜1.5m確保されていることが望ましい

観察ポイント

●「汚れの原因」を見逃さない

ただ汚れているところをきれいにするだけではケアとはいえません。環境調整は患者さんのプライベートな生活空間をくまなく観察できる貴重な機会ですので、「汚れ」をよく観察し、なぜ汚れているのかの**原因を探って**次の援助につなげましょう。

● 患者さんの普段の生活行動

疾患や治療によって行動に制限がある場合は、とくに患者さんの行動をよく観察し、患者さんの安全を脅かす**危険が潜んでいないか**、健康回復に役立つ環境調整ができないかなどの視点で観察しましょう。

異常時の対応

環境調整や環境整備によって患者さんのものを破損してしまった場合には、**まず患者さんに謝罪し、破損したもので患者さんがけがなどをしないように**します。その後、すぐに**病棟師長等に連絡**して対処します。貴重品や破損しやすいものがオーバーベッドテーブルなどの上に置いてある場合には、**あらかじめ安全な場所に移動しておく**などの対処をしておきましょう。

環境整備の基本技術

いつ環境整備を行うか

環境整備には決まった実施時間や回数はありませんので、患者さんの状況に合わせて計画を立てます。多床室の場合には、ほかの患者さんへの影響も考慮しましょう。

表4 患者さんの状況や状態に合わせた環境整備のタイミングの例

①ベッド上で食事を摂取している場合	②移動に介助が必要な患者さんの場合
●食事前にオーバーベッドテーブル周辺を環境整備して、午前または午後の空いている時間にその他の環境整備を実施	●患者さんが検査に行っている間にシーツ交換とともに環境整備を実施

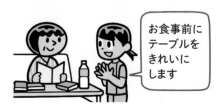

お食事前にテーブルをきれいにします

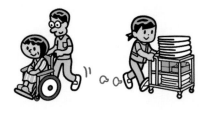

③ベッド周辺で排泄している場合	④患者さんの自立を促進する場合
●排泄終了後に実施	●患者さんの自立を促すためにも看護師と一緒に実施するか、患者さん自身で実施してもらう

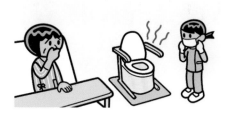

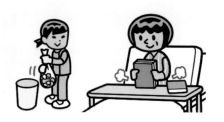

環境整備の方法

必要物品

❶ 速乾性擦式アルコール手指消毒薬
❷ ディスポーザブル手袋　❸ 粘着ローラー
❹ アルコールタオル　　　 ❺ ビニール袋（ゴミ袋）

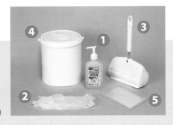
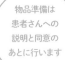
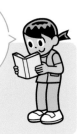

物品準備は
患者さんへの
説明と同意の
あとに行います

手　順

① 患者さんに環境整備を行うことを説明し、
同意を得る。

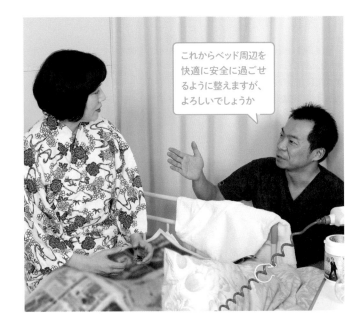

これからベッド周辺を
快適に安全に過ごせ
るように整えますが、
よろしいでしょうか

手指衛生を行う

② 衛生的手洗いを行い、ディスポーザブル手
袋を装着する。
根拠 手指の病原体を減少させるため。汚染物質
が手指に付着することを防ぐため。

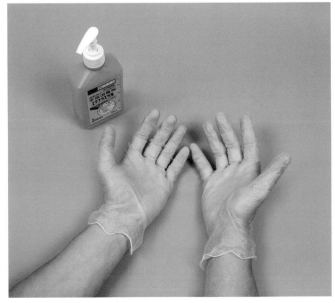

③ ほこりが立つことが予測される場合には窓を開けて
換気を行いながらケアを行う。

物品を整理する

④ ベッドや床頭台、オーバーベッドテーブル上に置いて
ある物品や床に置いてある物品を整理整頓する。

すぐに使用しない
ものは引き出し等に
片づけます

整理前

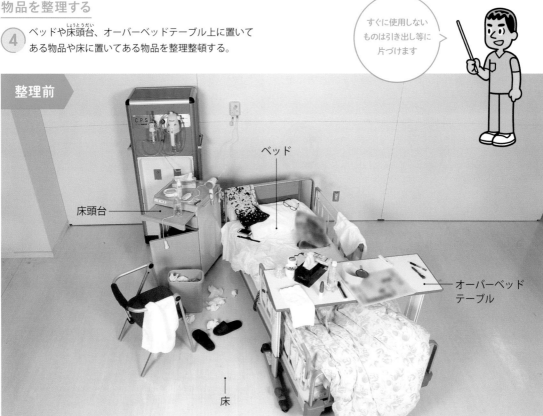

ベッド

床頭台

オーバーベッド
テーブル

床

整理後

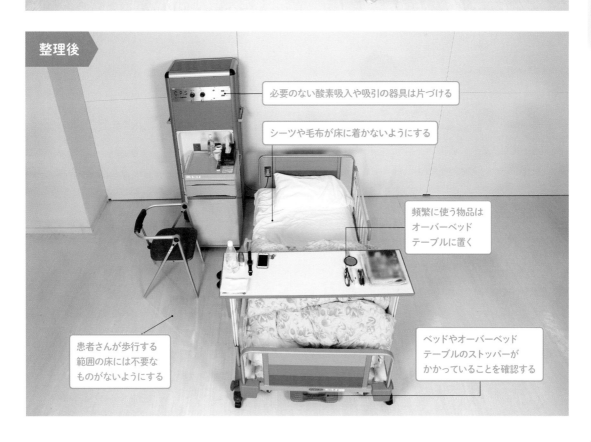

必要のない酸素吸入や吸引の器具は片づける

シーツや毛布が床に着かないようにする

頻繁に使う物品は
オーバーベッド
テーブルに置く

患者さんが歩行する
範囲の床には不要な
ものがないようにする

ベッドやオーバーベッド
テーブルのストッパーが
かかっていることを確認する

ベッドを整える

⑤ 粘着ローラーを用いてシーツに付着した髪の毛や落屑など
を取り除く。粘着ローラーは**頭側から足側に**移動させる。

根拠 足付近のゴミが付着した粘着ローラーを患者さんの顔が
あたるシーツ部分に触れないように、頭側から足側に移動させ
るようにする。

粘着ローラーの
剥離紙は、粘着力が
弱くなったときや、
援助が終わったときに
新しくします

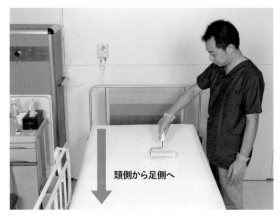

頭側から足側へ

⑥ シーツにしわがある場合にはシーツを敷き直す。

根拠 シーツのしわは臥床時に患者さんの不快や褥瘡の原因になる。

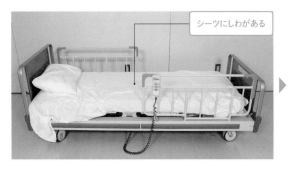

シーツにしわがある

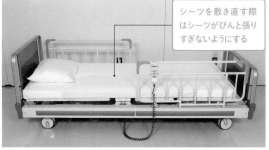

シーツを敷き直す際
はシーツがぴんと張り
すぎないようにする

⑦ アルコールタオルで、ベッド柵やオーバーベッドテーブ
ル、床頭台などを拭く。

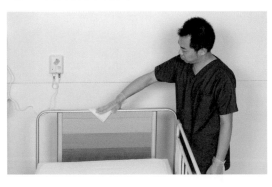

図6 特に拭く必要のある場所と拭く方向

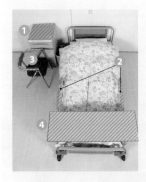

高頻度で患者さんが触れる
面（高頻度接触面：左図赤
斜線の部分）を中心にほこ
りのたまりやすいところを
拭く。拭く方向は、高さの
高いところから低いところ
に向かって、ほこりを立て
ないように静かに拭く
❶床頭台
❷ベッド柵
❸椅子の手すり
❹オーバーベッドテーブル

⑧ ベッドやオーバーベッドテーブルなどを適切な位置に配
置し、不用意に動いてはいけない器具は**ロックがかかっ
ているか**を確認する。

根拠 患者さんが移動する際に手をついた拍子に動いてしま
い、転倒などの事故を起こさないため。

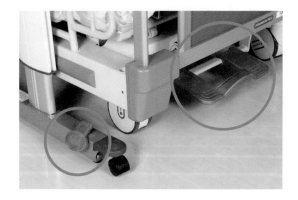

患者さんにとって快適な環境に調整する

9 「**表3 病室の環境調整の視点**」（**P.52参照**）を参考に、患者さんが不快に感じている要因を見つけ、快適な環境に調整する。

根拠 人が快適と感じるポイントには個人差があり、患者さんの視点で環境をアセスメントする必要があるため。

10 ナースコールは患者さんが確実に使用できる位置にあり、患者さんも理解しているかどうかを確認する。

根拠 ナースコールは患者さんがすぐに使用できるように準備しておく必要があるため。

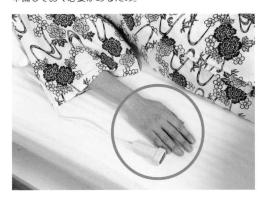

11 ディスポーザブル手袋を外しビニール袋（ゴミ袋）に捨て、衛生的手洗いを行う。

根拠 手指の病原体を減少させるため。

環境整備の注意点

●環境整備はスタンダードプリコーションに則って行う

環境整備はスタンダードプリコーション（標準予防策）に則って実施します。感染経路別予防策が必要な場合には、必要物品を追加して環境整備を実施します。

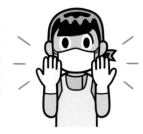

●自立を促すために患者さん自身に行ってもらうことも重要

環境整備を患者さん自身に実施してもらうことで、自立の促進につながります。

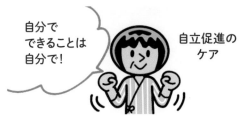

自分でできることは自分で！

自立促進のケア

12 患者さんにベッドやベッド周りの環境で不快な点などがないかを確認する。

根拠 環境整備では患者さんのニーズへの配慮も必要なため。

13 窓を開けた場合には窓を閉め、援助が終わったことを患者さんに告げる。

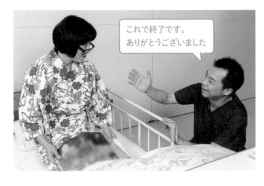

これで終了です。ありがとうございました

シーツは汚れなどを確認して、必要に応じてリネン交換を行いましょう（P.60「07 ベッドメーキング・リネン交換」参照）

●患者さんの不在時に実施する場合には必ず事前に了承を得る

患者さんの不在時に環境整備を行う場合には、事前に了承を得ておきましょう。特に貴重品がある場合には家族に持ち帰ってもらうか金庫などに保管してもらい、紛失しないように注意します。

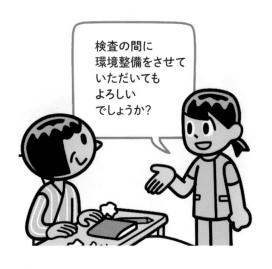

検査の間に環境整備をさせていただいてもよろしいでしょうか？

点滴中の患者さんの場合

ベッドで点滴治療を受けている患者さんの環境整備では、点滴治療を患者さんが安全に受けられるように配慮することが重要です。一方で、点滴治療によって患者さんの生活が阻害されないように、**治療と療養生活の双方を両立できるような環境をつくる**ことも重要です。

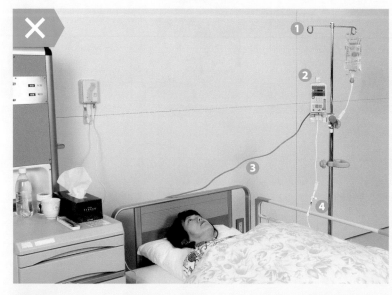

❶**点滴台が患者さんの乗り降りするベッド側と反対側に置いてある**
なぜダメ? 患者さんがベッドから降りて歩行する際に点滴ルートが引っ張られてしまい、事故抜去の危険があるため

❷**点滴台の輸液ポンプの位置が高い**
なぜダメ? 点滴台が不安定になり、点滴台が倒れる危険があるため

❸**輸液ポンプの電源コードが短い**
なぜダメ? 何らかの原因により電源コードが抜けてしまう危険があるため

❹**点滴ルートの長さが短い**
なぜダメ? 患者さんがベッドから降りて歩行する際に点滴ルートが引っ張られやすくなり、事故抜去の危険があるため

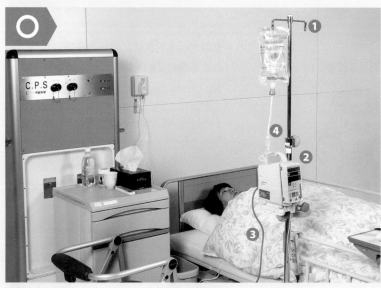

❶**点滴台が患者さんの乗り降りするベッド側に置いてある**
❷**点滴台の輸液ポンプの高さが適切**
❸**輸液ポンプの電源コードの長さが十分**
❹**点滴ルートの長さが十分**

酸素療法中の患者さんの場合

酸素療法では患者さんが絶え間なく酸素を吸入できることが重要ですが、酸素チューブによって**患者さんの行動が必要以上に制限されることのないように**、また、酸素チューブに

よって**患者さんが転倒したりしないように**環境を整えることが重要です。

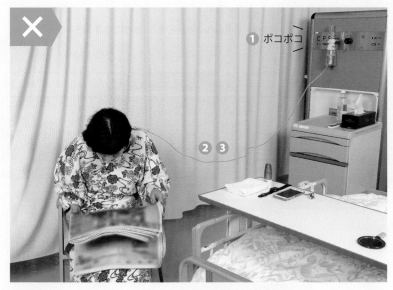

① ポコポコ

❶**不要な蒸留水がボトル内にあり、ポコポコ音がしている**
なぜダメ? 不要な蒸留水による水泡音は騒音になるため
❷**酸素チューブが汚れている**
なぜダメ? チューブは常に鼻に装着しており、感染の危険があるため
❸**酸素チューブの長さが短い（または長すぎる）**
なぜダメ? 短いと患者さんの行動が制限されたり、チューブが鼻から外れる原因となるため。長いと患者さんが歩行する際に足に絡まり転倒する危険があるため

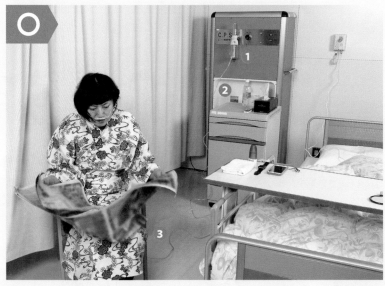

❶**ボトル内に不要な蒸留水が入っていない**
❷**酸素チューブが汚れていない**
❸**酸素チューブの長さが適切**

＜引用・参考文献＞　1　川門孝泰：【ケア技術のエビデンス】看護における環境調整技術のエビデンス. 臨床看護2003；29(13)：1880-1886.

環境調整技術

06
環境整備

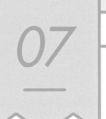

07

ベッドメーキング・リネン交換

ベッドメーキング

ベッドメーキングとは、**患者さんが臥床（がしょう）するためのベッドを整える**ことをいいます[1]。

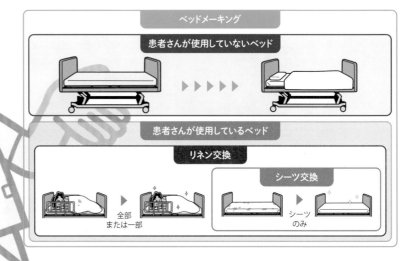

ベッドメーキング

患者さんが使用していないベッド

▶▶▶▶▶

患者さんが使用しているベッド

リネン交換

全部
または一部

シーツ交換

シーツ
のみ

目 的

ベッドメーキングの目的は「ベッドを患者さんの個別性に合わせて整える」ことです。病院のベッドは患者さんが睡眠をとるだけでなく休息や食事をする**1日のなかで過ごす時間が一番長い場所**です。**安全**はもちろん、**快適**に過ごすことができるように整える必要があります。さらに、治療と生活という2つのニーズが満たされるように患者さんの病状や好みなどの**個別性に合わせて**整える必要があります。

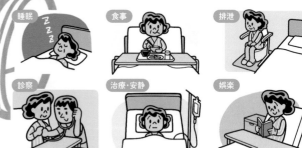

睡眠　　食事　　排泄

診察　　治療・安静　　娯楽

図1　患者さんの個別性に合わせたベッドメーキング

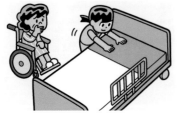

←吐き気のある患者さんの頭部に防水シーツを敷く

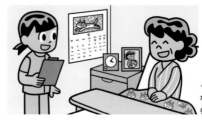

←患者さんの好きな掛け物などを持参してもらう

リネン交換

患者さんに使用する**シーツや枕カバーなどを総称して**リネン（または、リネン類）とよびます（**図2**）。リネンはホコリや食事の食べこぼし、吐物（とぶつ）、便、尿、血液、滲出液、薬品や落屑（らくせつ）（表皮から脱落した角質）などで汚染されることがあります。この**リネンを洗濯した清潔なものに取り替える**ことをリネン交換といいます。

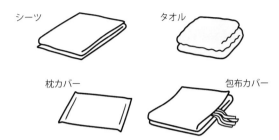

図2 リネン（リネン類）

シーツ　　タオル

枕カバー　　包布カバー

目 的

リネン交換は、快適で安全、安楽な療養環境のうち、特にベッドの環境を整えることを目的に行います。

リネンが汚染されると、吸湿性や通気性、保温性が失われます。吸湿性がなくなると、汗などの老廃物（ろうはいぶつ）をリネンが吸収できずに、皮膚の排泄機能を助けることができなくなります。通気性がなくなると、体熱の放散や保温（ほおん）が十分に

できずに体温調整を助けることができなくなります。また、汚れたリネンは、においやべたつきなどがあり患者さんにとって不快なだけでなく、新たな感染リスクとなります。入院生活を少しでも快適に、安全、安楽に過ごしてもらうためにも、リネンが汚染された場合にはリネン交換が必要です。

ベッドメーキング・リネン交換の注意事項

● **標準予防策（スタンダードプリコーション）に則って行う**

ベッドメーキングやリネン交換は、**スタンダードプリコーション（標準予防策）**に則って実施します。

使用したリネンには、ほこりや病原体が付着しているため、必要以上に振り回すと空気中や器具の表面、ほかの患者さんや医療従事者にほこりや病原菌をまき散らし、それらが感染の原因となる可能性があります。そこで、**空気や器具表面、人への汚染を避けるために**使用したリネンはできるだけ振り動かさないよう取り扱います。

多床室で行うベッドメーキングでは、ほこりが発生してほかの患者さんの迷惑になる場合がありますので、食事の時間を避けるなどの配慮が必要です。

使用したリネンには、ほこりや病原体が付着しているため、使用したリネンを抱きしめるようにして持ち歩くと**看護師の衣服にほこりや病原体を付着させる**ことになります。使用したリネンを持ち歩く場合は、看護師の衣服との接触を最小限にしましょう。

● **事故防止の視点も考慮する**

療養中の患者さんの四肢（しし）や首がベッド柵（サイドレール）に挟まれたり、ベッド柵やサイドバー（ベッド用グリップ）の固定が不十分で転倒するなどの事故が発生しています[2]。**事故防止の視点**でもベッドメーキングを行ってベッド柵やサイドバーはしっかり固定されているかを確認し、必要時には挟まれ事故予防品の使用を検討します。

● **患者さんの不在時に実施する場合には必ず事前に了承を得る**

患者さんの不在時にベッドメーキングやリネン交換を行う場合には事前に了承を得ておきましょう。とくに貴重品がある場合には持ち帰ってもらうか金庫などに保管してもらい、紛失しないように注意します。

図5
事故が起こりやすいポイント

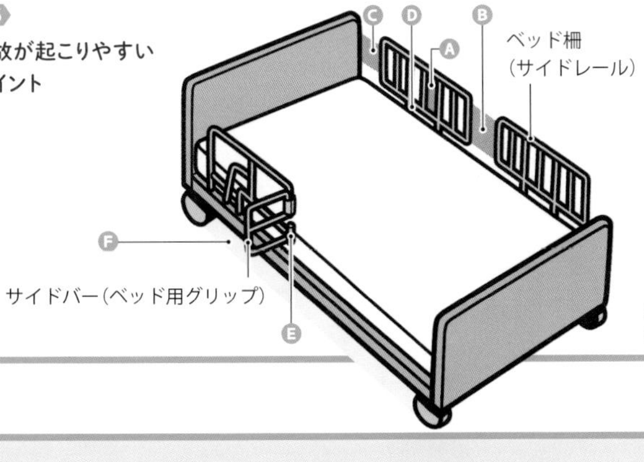

ベッド柵（サイドレール）

サイドバー（ベッド用グリップ）

事故が起こりやすい箇所

Ⓐ サイドレール内の隙間
Ⓑ サイドレールとサイドレールの隙間
Ⓒ サイドレールとヘッドボードの隙間
Ⓓ サイドレールとマットレスの隙間
Ⓔ サイドバーの固定レバー　など
Ⓕ ベッドの下（ベッドの高さ操作）
Ⓐ〜Ⓕのサイドレール・サイドバー・ベッドの隙間で重傷・死亡事故が起こっている。

医療・介護ベッド安全普及協議会：続医療・介護ベッドここが危ない!!
http://www.bed-anzen.org/より一部抜粋して転載

ベッドの種類と名称

ベッドには電動と手動があります。**患者さんの状況に応じて**使い分けます。

図4 電動ベッドの部位名称

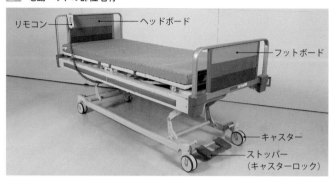

リモコン　ヘッドボード
フットボード
キャスター
ストッパー
（キャスターロック）

電動ベッドの
リモコンの使用方法は
必要時、患者さんにも
説明しましょう

図5 手動ベッドの部位名称

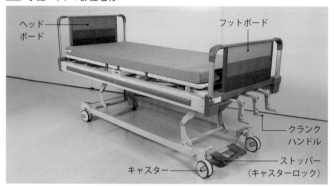
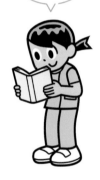

ヘッド
ボード
フットボード
クランク
ハンドル
キャスター
ストッパー
（キャスターロック）

表1 電動ベッドと手動ベッドの利点と欠点

	電動ベッド	手動ベッド
利点	●患者さんがベッド上からリモコンを使ってベッドの高さや背もたれの角度等を調整できる	●電源が不要 ●電動ベッドに比べて安価
欠点	●電源が必要 ●リモコンを間違って操作することで思わぬ事故の恐れがある ●手動ベッドに比べて高価	●ベッド上からベッドの高さや背もたれの角度等を調整できない

ベッド柵（サイドレール）の種類

　ベッド側面にはベッド柵やサイドバーを取り付けることができます。**転落防止**にはベッド柵（サイドレール）を、**立ち上がり補助**にはサイドバー（ベッド用グリップ）を使用します。

図6 差し込み式ベッド柵（サイドレール）
目的：患者さんの転落防止

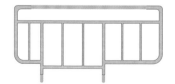

ベッド柵は、ベッドに差し込む向きや位置が指定されている場合がありますので、きちんと確認しましょう。

図7 サイドバー（ベッド用グリップ）
目的：患者さんの立ち上がり動作の補助

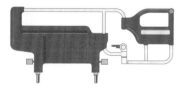

サイドバーには、ベッドに固定するための固定具がついています。使用する際には固定具によって固定されていることを確認しましょう。

挟まれ事故予防器具

挟まれ事故を防止するための器具です。患者さんを観察して、事故の起こりそうな場所に対応した器具を使用します。

図8 挟まれ事故予防器具

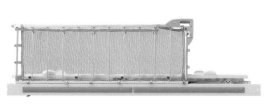

折りたたみ柵カバー	サイドレールスペーサー

折りたたみベッドサイドレール保護カバーKS-23C（パラマウントベッド株式会社）

折りたたみ式のベッド柵の、ベッド柵内にある隙間に挟まれるのを防止します。

サイドレールスペーサー（フランスベッド株式会社）

ベッド柵とベッド柵の隙間に挟まれるのを防止します。

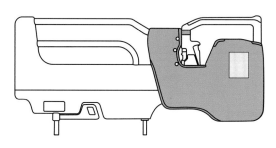
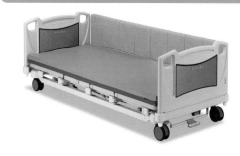

サイドバー（ベッド用グリップ）カバー	サイドレールカバー

ソフトカバー付きスイングアーム介助バーKS-098ACL（パラマウントベッド株式会社）

サイドバー内にある隙間に挟まれるのを防止します。

サイドレールカバー2本用（フランスベッド株式会社）

ベッド柵内にある隙間、ベッド柵とベッド柵の間の隙間、ベッド柵とマットの間にできる隙間に挟まれるのを防止します。

マットレスの種類

表2 マットレスの種類

	スタンダードマットレス	褥瘡予防マットレス	エアーマットレス
例	エバーフィット C3マットレス KE-611S（パラマウントベッド株式会社）	エバープラウドマットレス KE-621U（パラマウントベッド株式会社）	ここちあ利楽 KE-971S（パラマウントベッド株式会社）
患者さんの体にかかる圧の強さと部位*			
特徴	一般的に使われるマットレス。厚みや硬さにはさまざまな種類がある。	褥瘡予防のために体圧を分散しやすい素材を使用しているマットレス。スタンダードマットレスよりも柔らかい素材のため、ベッド上で座位などの姿勢をとる場合には不安定になりやすい。	マットレス内を空気で満たすことで体圧を分散して褥瘡を予防するためのマットレス。褥瘡予防マットレスよりも柔らかいため、ベッド上で座位などの姿勢をとる場合にはより不安定になりやすい。
マットレスの硬さ	固い ←――――――――――――――――――――→ 柔らかい		
ベッド上での不安定さ	安定 ←――――――――――――――――――――→ 不安定		

＊矢印の大きさは圧の強さを示しています。

リネンの種類

リネンには、さまざまな種類があります。

図9 ベッドで用いられるリネンの種類

マットレスパッド（ベッドパッド）

● マットレスは頻回に洗濯することができないため、**マットレスが汗などで汚染されるのを防ぐために**マットレスパッドを使用します。また、マットレスに直接臥床すると寝心地が悪いため、寝心地を向上させる目的で使用されることもあります。

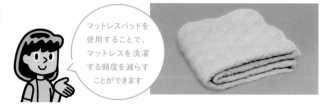

> マットレスパッドを使用することで、マットレスを洗濯する頻度を減らすことができます

シーツ（敷シーツ、下シーツ、上シーツ）

● **マットレスパッドの汚染を防ぐため**に使用します。また、シーツは患者さんの体が直接触れるので、汗や汚れを吸い取り、肌触りをよくするためにも使用します。

● 包布・包布カバーを用いたベッドメーキングでは使用するシーツは1枚で、単に「シーツ（敷シーツ）」とよびます。

● スプレッドを用いたベッドメーキングでは患者さんを包み込むように2枚のシーツを使用することから、この区別のために上シーツ・下シーツとよびかたを変えますが、素材や大きさは同じシーツを用います。

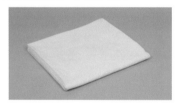

▼ 包布・包布カバーを用いたベッドメーキング

掛け布団

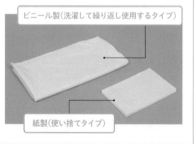

下シーツ　上シーツ　スプレッド

▲ スプレッドを用いたベッドメーキング

▼ 患者さんが横になったときの断面図

スプレッド
上シーツ　下シーツ
マットレス

防水シーツ（ゴムシーツ、ビニールシーツ）

● 大きさはシーツよりも小さく、シーツを部分的に覆うことで**シーツの汚染を防ぐため**に用いる防水性のあるシーツです。

● 紙製で使い捨てのものや、ゴム製やビニール製で繰り返し使用するものがあります。ゴム製のものは**ゴムシーツ**、ビニール製のものは**ビニールシーツ**とよぶこともあります。

ビニール製（洗濯して繰り返し使用するタイプ）

紙製（使い捨てタイプ）

横シーツ

● ゴム製やビニール製の防水シーツが直接患者さんの体に触れると、肌触りが悪く不快に感じることがあるため、肌触りをよくするために防水シーツをシーツで覆います。このときに使用する、防水シーツを覆えるような大きさのシーツを横シーツといいます。

● 防水シーツの大きさに合わせてシーツを折りたたんで使用することもあります。

包布・包布カバー

● 包布・包布カバーを用いたベッドメーキングで使用します。

● **掛け布団の汚れを防止するために**使用します。

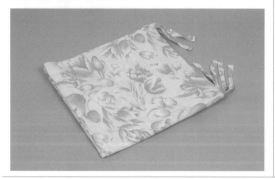

スプレッド

● スプレッドを用いたベッドメーキングで使用します。

● **ベッドや寝具にほこりや汚れが付着しないように**ベッド上の寝具を覆うように使用します。

● ベッドカバーともよばれます。

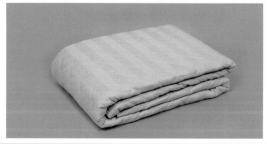

患者さんに使用するリネンの条件

リネンは、**吸湿性や通気性に優れ、皮膚への刺激が少なく、頻回の洗濯に耐えられる素材**が選ばれます。色は**汚れや**出血などが**目立つように**白などの淡い色が多く用いられます。

リネンの取り扱い[4]

図10 リネンの取り扱い

新しいリネンの取り扱い	使用したリネンの取り扱い	
	感染性のある物質が付着している、または、付着している可能性がある場合	感染性のある物質が付着していない、または、付着している可能性がない場合
●洗濯後のリネンは湿気の多い手洗い場や汚染されやすいゴミ箱などから離れた環境に保管します。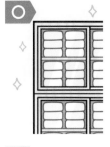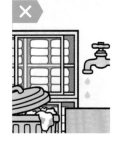	●感染性のあるリネンは水溶性ランドリーバッグもしくはビニール袋に入れ感染性を明記し、感染が拡大しないように注意して取り扱います。 ビニール袋に入れる場合は感染性を明記する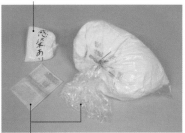 水溶性ランドリーバッグ（アクアフィルム）：株式会社モレーンコーポレーション	●病院や施設のルールに則り、洗濯に出します。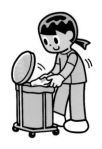

いつ、どのリネンを交換するか

リネン交換は、**定期的に行う場合**と、発汗などによる汚れやにおいがあるときに**必要に応じて行う場合**があります。また、リネンを**すべて交換する場合**と、発汗などで汚れのある**一部のリネンを交換する場合**があります。

1日約8時間ほど布団に横になる人と比較して、24時間臥床している患者さんのリネンは**3倍の早さで汚れている**と考えることができます。そのため、目に見える汚染がない場合でもすべてのリネンは定期的に交換します。

図11 いつ、どのリネンを交換するか

定期的に行うリネン交換	汚れたときに行うリネン交換
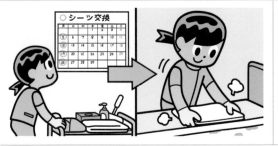	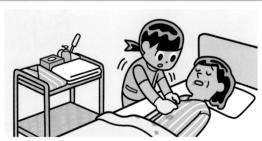

リネン交換時の観察ポイント

患者さんが安楽にリネン交換を受けることができているか

リネン交換の際には患者さんが寒くないように**室温調整**をし、患者さんの体に直接風があたらないように**空調の風向き**にも注意します。さらには患者さんの羞恥心にも配慮し、むだな**肌の露出を避ける工夫**をする必要があります。

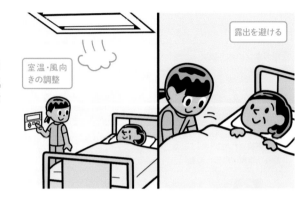

「汚れていること」を見逃さない

普段シーツや寝衣は掛け布団で覆われているため、汚染されていてもすぐに気がつかない場合があります。このようなことが起こらないように、普段の何気ないケアのなかでもリネンが汚れていないか、汚れることが予測される場合には患者さんに了承を得たうえで掛け布団をめくるなどして**汚染の有無を定期的に確認**する必要があります。

においも汚れの指標となります。五感をフル活用して患者さんのリネンの汚染を見逃さないようにしましょう。

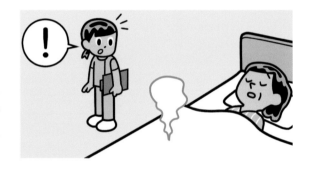

褥瘡発生のリスクを最小限にする

シーツ表面や寝衣背面のしわは褥瘡発生の原因となります。さらに、シーツや浴衣が強く引っ張られた状態で皮膚に過度の圧がかかり続けることでも褥瘡が生じることがあります。**しわがなく、過度に引っ張られた状態にならない**ようにしましょう。

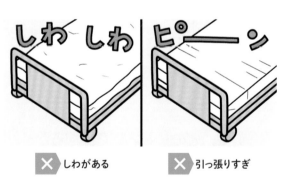

✕ しわがある　　✕ 引っ張りすぎ

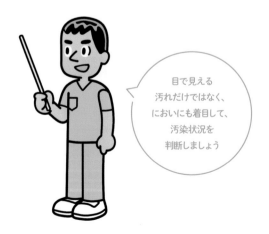

目で見える汚れだけではなく、においにも着目して、汚染状況を判断しましょう

ベッドメーキング・リネン交換の基本技術

ベッドメーキング

ここでは、患者さんが入院する前のベッドメーキングを想定して、患者さんのいないベッドのベッドメーキングの手順を示します。

必要物品　❶マットレスパッド　❷シーツ　❸防水シーツ（必要時）　❹包布カバー　❺枕カバー
❻枕　❼掛け布団　❽速乾性擦式アルコール手指消毒薬　❾アルコールタオル
❿ビニール袋（ゴミ袋）　⓫ディスポーザブル手袋

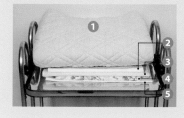
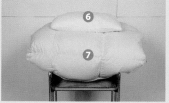
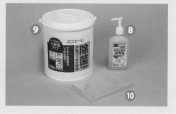

手 順

準備

1 必要物品を準備する。
リネン類は写真のような順番で重ねる。

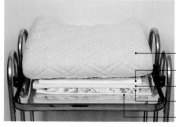

根拠 使用する順番に合わせて重ねることで、効率よく援助できるため。

❺マットレスパッド
❹シーツ
❸防水シーツ
❷包布カバー
❶枕カバー

2 衛生的手洗いを行い、ディスポーザブル手袋を装着する。

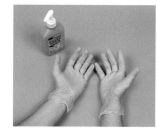

根拠 手指の病原体を減少させるため。

援助する環境を整える

3 援助の環境を整える。

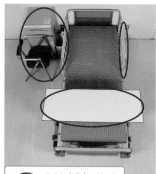

●床頭台やオーバーベッドテーブル、ゴミ箱などを**援助のじゃまにならない場所に移動**させる。
●ベッドの高さを**援助しやすい高さ**に調整する。
根拠 援助のじゃまになるものをあらかじめ移動して、看護師の動線を短くして効率よく援助を行うため。ベッドを適切な高さにして看護師の腰痛を予防するため。

○ ここにあるものは、じゃまにならない場所に移動させる

4 ヘッドボードやフットボード、ベッド柵などをアルコールタオルで拭く。

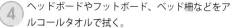
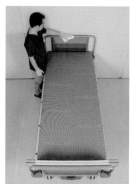

根拠 前に使用していた患者さんの病原体が新しくベッドを使用する患者さんに伝播しないようにするため。

環境調整技術

07 ベッドメーキング・リネン交換

67

⑤ ディスポーザブル手袋を外し、ビニール袋(ゴミ袋)に捨てる。衛生的手洗いを行う。

マットレスパッド

⑥ マットレスパッドを敷く。

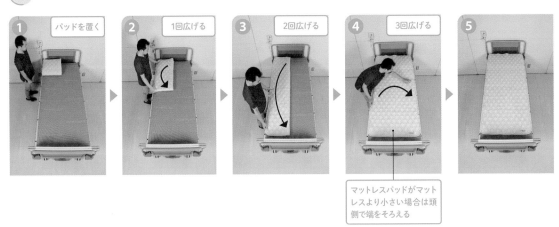

マットレスパッドがマットレスより小さい場合は頭側で端をそろえる

シーツ

⑦ シーツを広げる。

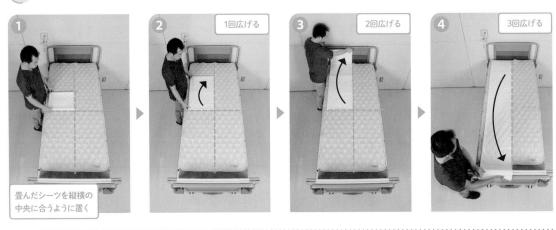

畳んだシーツを縦横の中央に合うように置く

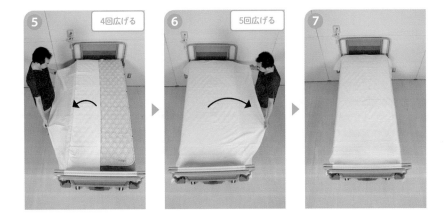

頭側のシーツを入れ込む

8 シーツの**頭側**左右をマットレスの下に入れ込む。

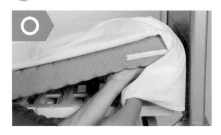

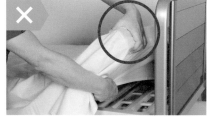

シーツを引っ張ることができなくなるので、マットレスを持ち上げるときにマットレスと一緒にシーツをつかまないようにする。

頭側に三角折りをつくる

9 シーツ**頭側**左右の角をつくる（三角折り）。

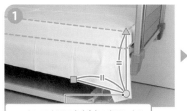
1 マットレス上面の角（△）の真下にあるシーツの端（○）を片手でつかむ

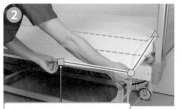
2 △と○の長さと同じ長さの部分（□）をもう一方の手でつかむ

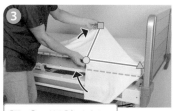
3 「□─○」の線を「△」を中心に90°ベッド上面に移動させる

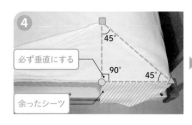
4 必ず垂直にする　45°　90°　45°　余ったシーツ

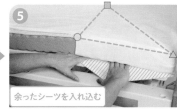
5 余ったシーツを入れ込む

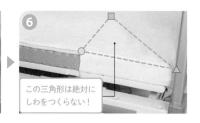
6 この三角形は絶対にしわをつくらない！

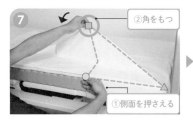
7 ②角をもつ　①側面を押さえる

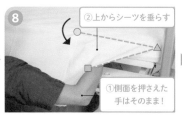
8 ②上からシーツを垂らす　①側面を押さえた手はそのまま！

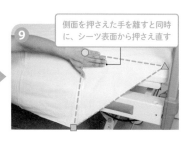
9 側面を押さえた手を離すと同時に、シーツ表面から押さえ直す

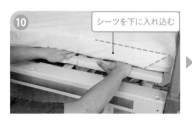
10 シーツを下に入れ込む

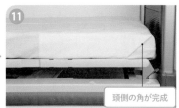
11 頭側の角が完成

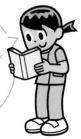

三角折りはシーツの重なり（⓫の写真では濃い白い部分）があることで摩擦が生じてシーツが崩れにくくなります

足側からシーツのしわを伸ばす

10 シーツの左右**足側**からしわを伸ばす。

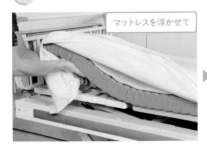

マットレスを浮かせて

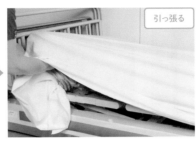

引っ張る

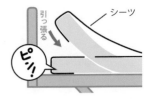

引っ張る

シーツ

ピン！

● マットレスを浮かせてシーツを引っ張ることで、マットレスが戻る力でシーツのしわを伸ばすことができる

足側に三角折りをつくり、側面のシーツを入れ込む

11 ⑨と同様に、シーツ**足側左右**の角をつくる（三角折り）。

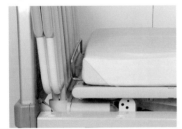

12 左右のシーツ中央の**側面**をマットレスの下に入れ込む。

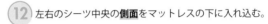

1 シーツの端を握り、下に引く

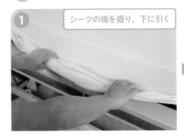

2 マットレスの下に入れ込む

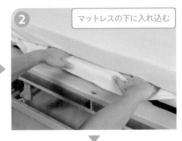

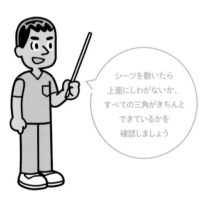

シーツを敷いたら上面にしわがないか、すべての三角がきちんとできているかを確認しましょう

3 シーツ完成！

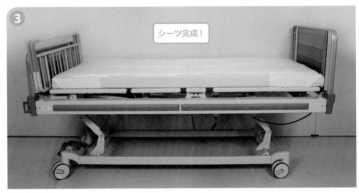

布団カバー

掛け布団と布団カバーを広げる

1 掛け布団を広げる。

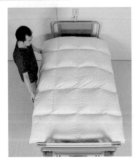

2 掛け布団カバーを裏返し、掛け布団の上に合わせるように広げる。

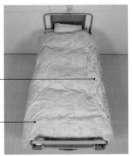

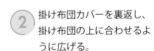

掛け布団カバーの表側

裏返した掛け布団カバー

掛け布団カバーをかける

③ 掛け布団カバーの入れ口から手を入れる。

④ 掛け布団カバーの一番奥の角まで手を入れて、掛け布団**の角をしっかりつかむ**。

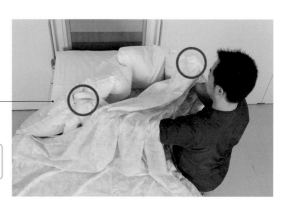

> 角をしっかりつかんで
> はなさないようにする

⑤ 掛け布団の半分程度がカバーで覆われるくらいまで裏返す。

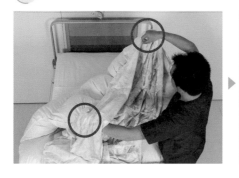 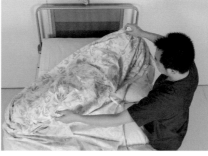

> 一度掛け布団の
> 角をつかんだら、
> しっかりと裏返すまで
> 角を離さないのが
> ポイントです

⑥ つかんでいた角を離し、掛け布団全体に掛け布団カバーをかける。

⑦ 口ひもを結ぶ。

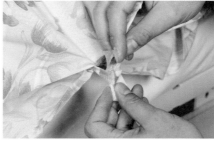

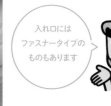
> 入れ口には
> ファスナータイプの
> ものもあります

掛け布団を敷く

⑧ 掛け布団カバーが口ひもタイプの場合、患者さんがベッドに乗り降りする側に掛け布団カバーの**開口部が来ないように**掛け布団を敷く。

根拠 患者さんがベッドに入る際に掛け布団カバーの開口部から足が入り、転倒などの事故が起こらないようにするため。

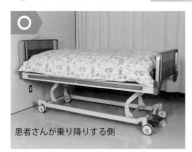

患者さんが乗り降りする側

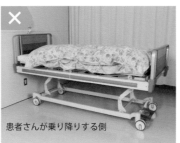

患者さんが乗り降りする側

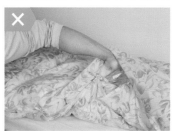

枕カバー

枕に枕カバーをつける

① 枕に枕カバーをつける。

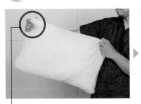 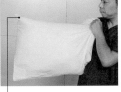

角をしっかり持ち

枕カバーの角に合わせるように枕を入れ込む

② 枕カバーの余った部分を折り返す。

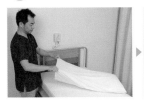 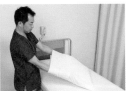

枕を置く

③ **枕カバーの折り返し部分が患者さんの頭に当たらないように**、枕を置く。

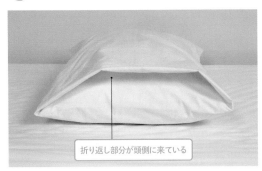

折り返し部分が頭側に来ている

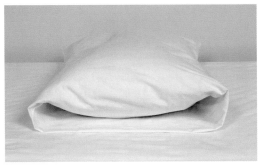

根拠 患者さんの頭に接する面に枕カバーの折り返し部分があると不快なだけでなく余分な圧迫が加わり、褥瘡の原因になるため。

安全確認

リモコンを置く

① ベッドのリモコンは**ベッドの外側**に向くように置く。

根拠 患者さんの体が不用意に触れて、ベッドが動いてしまうのを避けるため。

② ベッドの高さを元に戻し、床頭台やオーバーベッドテーブルを元の位置に戻す。

③ ベッドの**ストッパーがかかっていること**を確認する。

ベッドメーキング後には、使用する患者さんに合わせて環境整備（P.50参照）を行いましょう

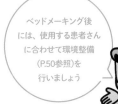

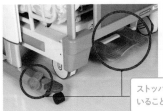

ストッパーがかかっていることを確認する

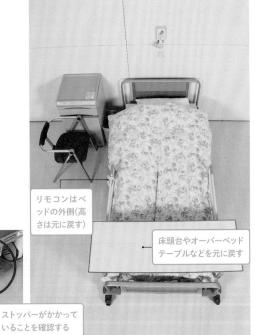

リモコンはベッドの外側（高さは元に戻す）

床頭台やオーバーベッドテーブルなどを元に戻す

臥床患者さんのリネン交換

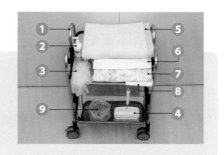

必要物品

❶ワゴン　❷速乾性擦式アルコール手指消毒薬　❸ディスポーザブル手袋
❹粘着ロール　❺綿毛布　❻シーツ　❼包布カバー　❽枕カバー
❾ビニール袋（ゴミ袋）

＊ここでは2人で行う臥床患者さんのリネン交換の手順を示します。

手順

リネン交換の準備

① 患者さんにリネン交換を行うことを説明し、同意を
得る。

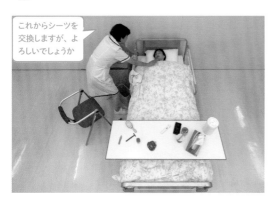

> これからシーツを
> 交換しますが、よ
> ろしいでしょうか

② 必要物品を準備する。必要物品は使用しやすいように
使用する順番に重ねておく。

根拠 あらかじめ使用する順番で重ねておくことで、援助に
かかる時間を短縮し効率よく行うことができる。

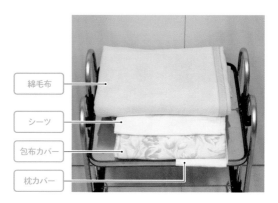

綿毛布

シーツ

包布カバー

枕カバー

援助する環境を整える

③ ほこりが立つことが予測される場合には窓を開けて換
気を行う。

④ 床頭台や椅子、オーバーベッドテーブルをじゃまにな
らない位置に移動させる。ベッド上の私物は患者さん
に許可を得て床頭台の上などに移動する。
根拠 援助を効率よく行うため。

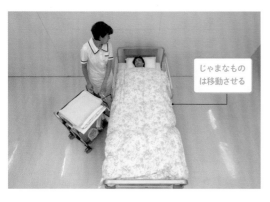

> じゃまなもの
> は移動させる

⑤ カーテンを閉める。

根拠 患者さんの羞恥心に配慮するため。

⑥ ベッドの高さを援助しやすい高さに調整する。

根拠 ベッドが低すぎると看護師が中腰の姿勢となり腰を痛
めてしまうため。

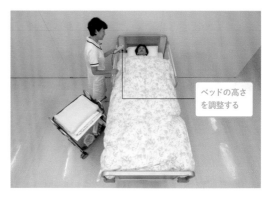

> ベッドの高さ
> を調整する

環境調整技術

07　ベッドメーキング・リネン交換

感染予防

⑦ 衛生的手洗いを行い、ディスポーザブル手袋を装着する。

根拠 手指の病原体を減少させるため。

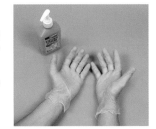

枕を外す

⑧ 枕を患者さんの頭から外し、枕カバーを外す。

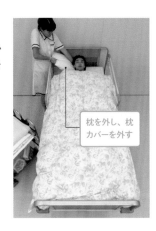

> 枕を外し、枕カバーを外す

掛け布団を綿毛布に替える

⑨ 掛け布団を綿毛布に替える。

根拠 厚みのある掛け布団は援助のじゃまになるため、薄くて保温性があり露出も防ぐことができる綿毛布に交換する。

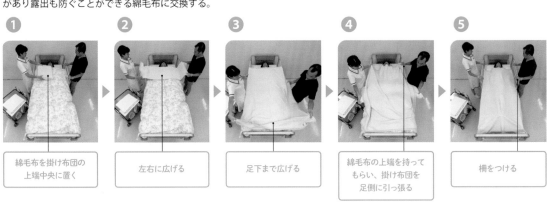

1 綿毛布を掛け布団の上端中央に置く

2 左右に広げる

3 足下まで広げる

4 綿毛布の上端を持ってもらい、掛け布団を足側に引っ張る

5 柵をつける

⑩ 掛け布団の包布カバーをベッドの足下で外す。掛け布団はワゴンの上に置いておく。

根拠 患者さんにほこり等がかからないように、足下で包布カバーを外す。

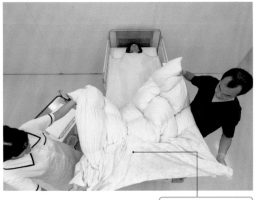

> 足下で包布カバーを外す

⑪ マットレスの下に入れ込んでいる古いシーツの端を全周引き出す。

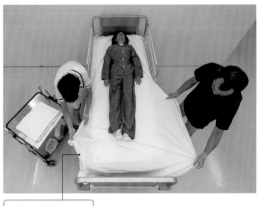

> シーツの端を引き出す

※ここでは手順が見やすいように綿毛布を外した状態で解説します。

左側臥位にして、ベッド柵につかまってもらう

⑫ 患者さんを左側臥位にし、ベッド柵につかまってもらう。

根拠 ベッド柵につかまることでより安定して側臥位をとることができるため。

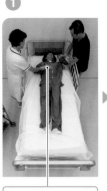
❶ 左手は顔の横に、右手は胸に置く

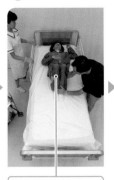
❷ 膝を立てる

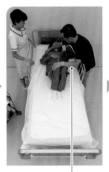
❸ 患者さんの肩と膝を把持する

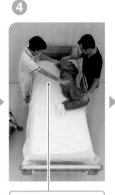
❹ 膝、肩の順に手前に倒して側臥位にする

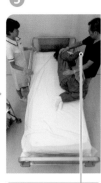
❺ 柵を持ってもらう

※ここでは手順が見やすいように綿毛布を外した状態で解説します。

古いシーツを外し、内側に丸め込む

⑬ ベッド右側のベッド柵を外す。

根拠 ベッド柵は援助のじゃまになるため。

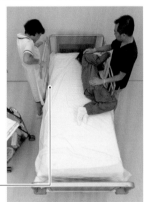
柵を外す

⑭ シーツを患者さんの背中とベッドの間に沿わせるように、患者さんの体に触れていた面が内側になるように丸め込む。

根拠 シーツの表面にある落屑等が飛散しないように、シーツの表面が内側になるように丸め込む。

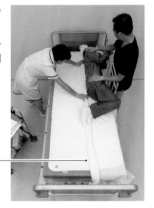

古いシーツを丸め込む

汚れを除去する

⑮ 粘着ロールでマットレスやマットレスパッド表面の汚れを除去する。

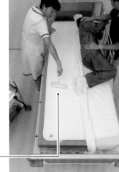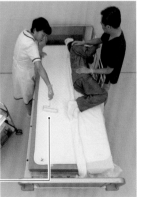
マットレスパッドのほこりなどを取り除く

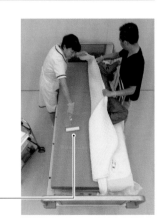
マットレスのほこりなどを取り除く

新しいシーツを上下に広げる

⑯ マットレスの縦の中心線に新しいシーツの縦の中心線を合わせる。マットレスの横の中心線に新しいシーツの横の中心線を合わせる。

根拠 それぞれの中心線を合わせることで4つの角をつくるときのシーツの余剰部分を均等にすることができるため。

①
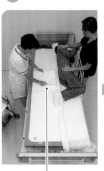

畳んだシーツを縦横の中央に合うように置く

②
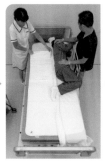

1回広げる

③
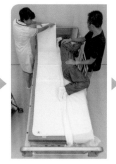

2回広げる

④
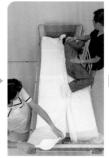

3回広げる

⑤
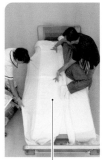

シーツをしっかり広げる

右側頭側の三角折りをつくる

⑰ シーツの左半分は扇子折りにする。

根拠 扇子折りにすることで患者さんが左側臥位から右側臥位にする際のシーツの厚みによる段差を小さくすることができるため。

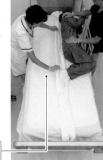

扇子折りにする

図12 扇子折りのしかた

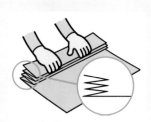

10cm程度の幅で山折りと谷折りを繰り返して、扇子のようにシーツを折りたたみます

⑱ ベッド右側頭側の三角折りをつくる（三角のつくりかたは**P.69参照**）。

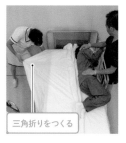

三角折りをつくる

シーツのしわを伸ばし、右側足側の三角折りをつくる

⑲ シーツの足側を引っ張り、シーツ表面のしわを伸ばす。

根拠 シーツ表面のしわは患者さんの褥瘡の原因となるため。

⑳ ベッド右側足側の三角折りをつくる（三角のつくりかたは**P.69参照**）。

㉑ ベッドの右側面のシーツをマットレスの下に入れ込む。

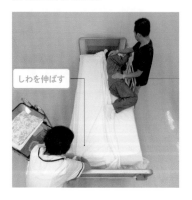

しわを伸ばす

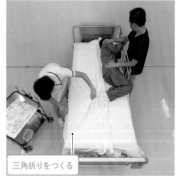

三角折りをつくる

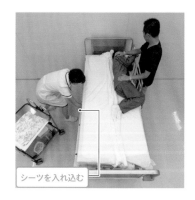

シーツを入れ込む

体位を変換し、ベッド柵につかまってもらう

㉒ ベッドの右側の柵を付ける。

根拠 この次の手順で患者さんが右側臥位をとる際に転落を防止するため。

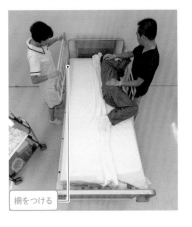

柵をつける

㉓ 患者さんを仰臥位にする。

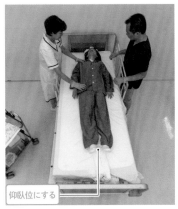

仰臥位にする

㉔ 患者さんを右側臥位にし、ベッド柵につかまってもらう。

根拠 ベッド柵につかまることでより安定して側臥位をとることができるため。

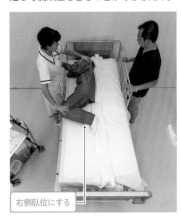

右側臥位にする

古いシーツを丸め込み、汚れを除去する

㉕ ベッド左側のベッド柵を外す。

根拠 ベッド柵は援助のじゃまになるため。

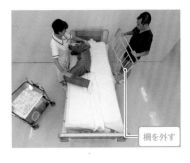

柵を外す

㉖ 古いシーツをシーツの表面が内側になるように内側に丸め込む。

根拠 シーツの表面にある落屑等が飛散しないように、シーツの表面が内側になるように丸め込む。

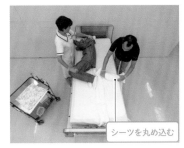

シーツを丸め込む

㉗ 粘着ロールでマットレスやマットレスパッド表面の汚れを除去する。

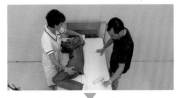

▼

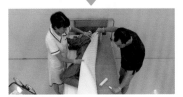

頭側・足側の三角折りをつくる（左側）

㉘ 新しいシーツを引き出し、シーツ表面のしわがないように引っ張る。

根拠 シーツ表面のしわは患者さんの褥瘡の原因となるため。

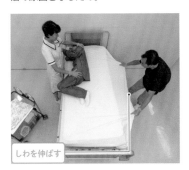

しわを伸ばす

㉙ ベッドの頭側の三角折りをつくる（三角のつくりかたは**P.69参照**）。

㉚ シーツの足側を引っ張り、シーツ表面のしわを取る。

根拠 シーツ表面のしわは患者さんの褥瘡の原因となるため。

㉛ ベッドの足側の三角折りをつくる。

㉜ ベッドの左側面のシーツをマットレスの下に入れ込む。

㉝ ベッド柵をつける。

㉞ 患者さんを仰臥位にする。

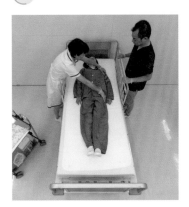

包布カバーをつける

㉟ ベッドの足下部分で、掛け布団に包布カバーをつける。

根拠 患者さんにほこり等がかからないように、足下でカバーをつける。包布カバーのつけかたは**P.71参照**。

㊱ 綿毛布を掛け布団に替える。

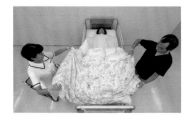
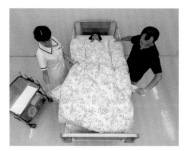

枕カバーをつける

㊲ 枕に枕カバーをつけ、患者さんの頭の下に枕を入れる。（枕カバーのつけかたは**P.72参照**）。

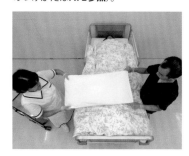

ベッド周りの環境を調整する

㊳ 床頭台や椅子、オーバーベッドテーブル、患者さんの私物などを元の位置に戻す。不用意に動いてはいけない器具はロックがかかっているかを確認する。ベッドの高さを元の高さに戻す。

根拠 患者さんが移動する際に手をついた拍子に動いてしまい、転倒などの事故を起こさないため。

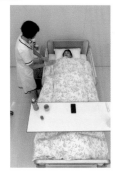

㊴ カーテンを開ける。

㊵ ナースコールが確実に使用できる位置にあり、患者さんも理解しているかどうかを確認する。

根拠 ナースコールは患者さんがすぐに使用できるように準備しておく必要があるため。

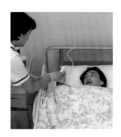

㊶ ディスポーザブル手袋を外しビニール袋（ゴミ袋）に捨て、衛生的手洗いを行う。

根拠 手指の病原体を減少させるため。

㊷ 窓を開けた場合には窓を閉め、援助が終わったことを患者さんに告げる。

応用ポイント

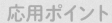

防水シーツの敷きかた・たたみかた

防水シーツはシーツが汚れるのを防いだり、汚れたシーツを交換する手間を減らし、汚れたシーツを交換することによる患者さんへの負担を減らすために使用します。防水シーツは、汚染される可能性のある部分を覆うように敷きます。

図13 頭部のシーツが汚れる可能性がある場合

- 患者さんが嘔吐する可能性がある場合
- 患者さんの顔面や頭部から出血や滲出液がある場合
- 患者さんの口腔から痰などの分泌物が流出する場合

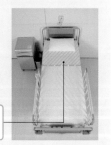

汚れる可能性のあるベッドの頭側に敷く

図14 殿部のシーツが汚れる可能性がある場合

- 患者さんが失禁する可能性がある場合
- 患者さんの腹部や殿部から血液や滲出液等がある場合

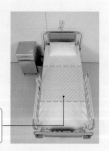

汚れる可能性のあるベッドの中央に敷く

シーツ・マットレスパッドのたたみかた

患者さんが臥床しているベッドのベッドメーキングを行う場合には、援助時間を短縮することで患者さんへの負担を軽減できます。あらかじめシーツやマットレスパッドを**図15**〜**17**のようにたたんでおくことで、看護師が使いやすく、時間を短縮することができます。

図15 シーツのたたみ方

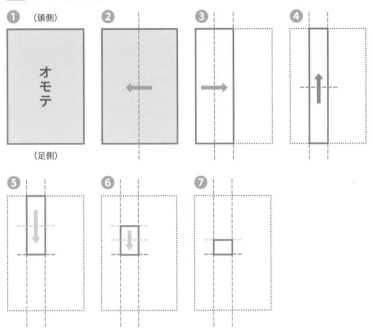

図16 マットレスパッドのたたみ方

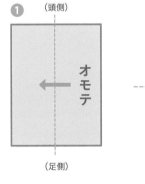 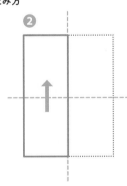 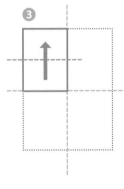

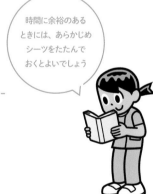
時間に余裕のあるときには、あらかじめシーツをたたんでおくとよいでしょう

図17 綿毛布のたたみ方

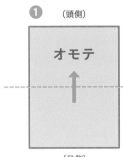 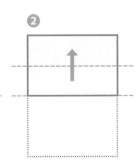 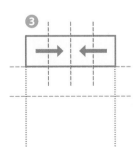 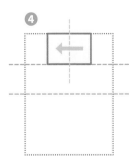

環境調整技術

07 ベッドメーキング・リネン交換

ベッド柵を使用する際の注意点

ベッド柵は患者さんがベッドから転落しないような高さのものを選択します。患者さんが側臥位をとったときに、**体の** 中心線（鼻と臍を結ぶ線）よりもベッド柵の上端が高いものを選びましょう。

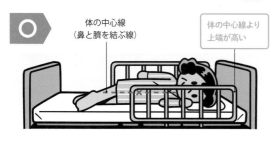

体の中心線
（鼻と臍を結ぶ線）

体の中心線より
上端が高い

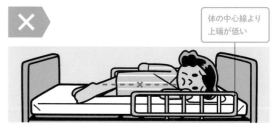

体の中心線より
上端が低い

ベッド柵の詳細は、「ベッド柵（サイドレール）の種類」（**P.62**）を参照してください。

臥床患者さんの寝衣交換とシーツ交換

ここでは、看護師が1人で行う臥床患者さんの寝衣（浴衣）交換とシーツ交換の方法を示します。

必要物品

❶ワゴン　❷速乾性擦式アルコール手指消毒薬　❸ディスポーザブル手袋
❹粘着ローラー　❺綿毛布　❻シーツ　❼浴衣　❽ビニール袋（ゴミ袋）

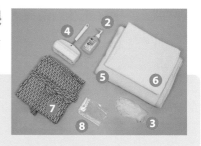

手 順

① 患者さんに寝衣交換とシーツ交換を行うことを説明し、同意を得る。

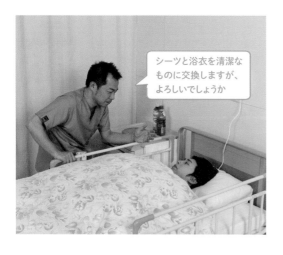

シーツと浴衣を清潔なものに交換しますが、よろしいでしょうか

必要物品を準備する

② 必要物品は使用しやすいように**使用する順番に重ねておく**。新しい浴衣は、着やすいように**あらかじめ広げておく**。

根拠 あらかじめ使用する順番で重ねておき、浴衣を広げておくことで、援助にかかる**時間を短縮し効率よく行う**ことができ、**患者さんへの負担も軽減する**ことができる。

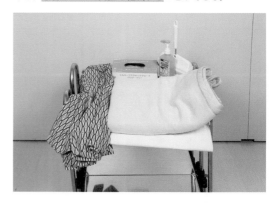

援助する環境を整える

③ ほこりが立つことが予測される場合には窓を開けて換気を行いながらケアを行う。

④ 床頭台や椅子、オーバーベッドテーブルをじゃまにならない位置に移動させる。ベッドやオーバーベッドテーブル上の私物は**患者さんに許可を得て**床頭台の上などに移動する。
根拠 援助を**効率よく行う**ため。

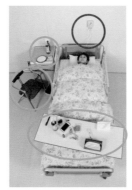

○ ナースコールはじゃまにならない位置に移動させておく

○ 私物は許可を得て移動(整理)し、オーバーベッドテーブルや床頭台、椅子は移動させる

⑤ カーテンを閉める。
根拠 患者さんの羞恥心に配慮するため。

⑥ ベッドの高さを**援助しやすい高さに調整**する。
根拠 ベッドが低すぎると看護師が中腰の姿勢となり腰を痛めてしまうため。

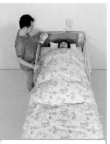

援助のしやすい高さ(立位の看護師が腕を下ろした手首の位置くらい)に調整する

⑦ 衛生的手洗いを行い、ディスポーザブル手袋を装着する。
根拠 手指の病原体を減少させるため。

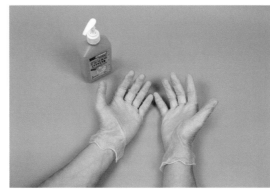

スタンダードプリコーションに則ってケアを実施します

掛け布団を綿毛布に替える

⑧ 掛け布団を綿毛布に替える。

根拠 厚みのある掛け布団は援助のじゃまになるため、**薄くて保温性があり露出も防ぐことができる**綿毛布に交換する。

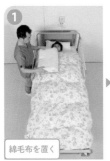
① 綿毛布を置く

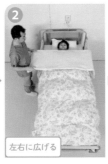
② 左右に広げる

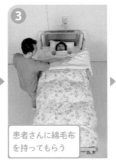
③ 患者さんに綿毛布を持ってもらう

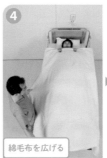
④ 綿毛布を広げる

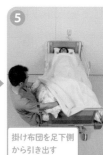
⑤ 掛け布団を足下側から引き出す

⑨ マットレスの下に入れ込んでいるシーツの端を全周外す。

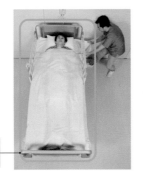

シーツを全周引き出す

⑩ 浴衣の帯を外す。

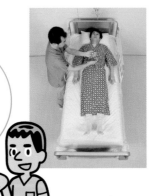

実際は綿毛布を掛けたまま行いますが、手技が見えるよう、手順⑩の写真から綿毛布を外した状態で見ていきます

浴衣の右袖を脱いでもらう

⑪ 浴衣の**右袖**を脱いでもらう。

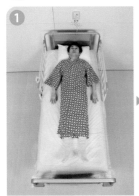

❶

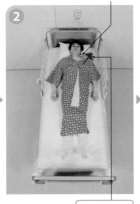

❷

襟元（首の後ろ部分）

左襟を上方にずらす

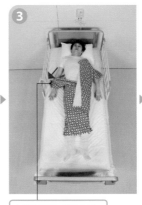

❸

右襟を背部に移動させて下方に引っぱる

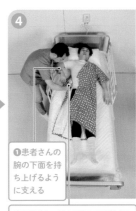

❹

❶患者さんの腕の下面を持ち上げるように支える

❷患者さんの腕を頭側に引き抜きながら袖はたぐって足側に引っ張る

左側臥位にして、ベッド柵につかまってもらう

⑫ 看護師はベッドの**左側**に移動し、患者さんを**左側臥位**にし、**ベッド柵につかまってもらう。**

根拠 ベッド柵につかまることでより**安定して側臥位をとる**ことができるため。

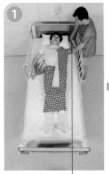

❶

左腕を頭部の横に移動する

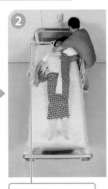

❷

枕を左側に移動させる

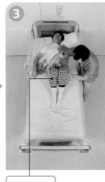

❸

膝を立てる

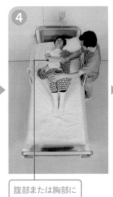

❹

腹部または胸部に右腕をのせる

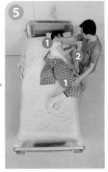

❺

❶患者さんの右膝、右肩の順に看護師側に引き、左側に倒す

❷ベッド柵をつかんでもらう

柵を外し、浴衣を丸め込む

(13) 看護師はベッドの**右側**に移動し、ベッド柵を外す。

(根拠) ベッド柵は援助のじゃまになるため。

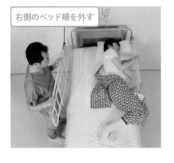
右側のベッド柵を外す

(14) 右側の浴衣を患者さんの背中とベッドの間に沿わせるように、患者さんの**体に触れていた面が内側になるように**丸めながら軽く押し込む。

(根拠) 浴衣の内側にある**落屑などが飛散しない**ように、浴衣の体に触れていた面が内側になるように丸め込む。

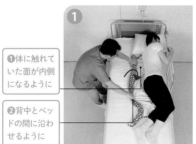
❶ 体に触れていた面が内側になるように
❷ 背中とベッドの間に沿わせるように

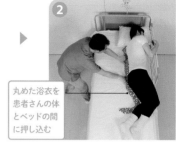
丸めた浴衣を患者さんの体とベッドの間に押し込む

シーツを丸め込む

(15) シーツを**患者さんの背中とベッドの間に沿わせるように、患者さんの体に触れていた面が内側になるように**丸めながら軽く押し込む。

(根拠) シーツの表面にある**落屑などが飛散しない**ように、シーツの表面が内側になるように丸め込む。

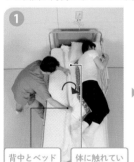
背中とベッドの間に沿わせるように　体に触れていた面が内側になるように

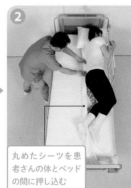
丸めたシーツを患者さんの体とベッドの間に押し込む

(16) 粘着ローラーでベッド右側のマットレスやマットレスパッドの汚れを除去する。

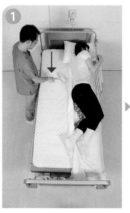

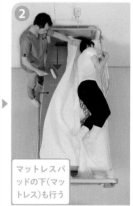
マットレスパッドの下（マットレス）も行う

新しいシーツを広げる

(17) 新しいシーツを広げ、**マットレスの縦の中心線にシーツの縦の中心線を合わせる。マットレスの横の中心線に新しいシーツの横の中心線を合わせる。**

(根拠) それぞれの中心線を合わせることで4つの角をつくるときの**シーツの余剰部分を均等にする**ことができるため。

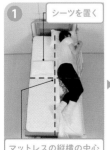
シーツを置く
マットレスの縦横の中心線とシーツの縦横の中心線が合う位置に置く

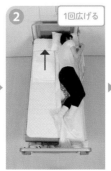
1回広げる

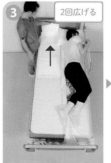
2回広げる

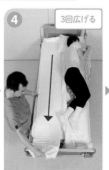
3回広げる

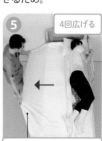
4回広げる
シーツを広げる際に引っ張りすぎるとシーツの位置がずれてしまうため、引っ張りすぎない

18 新しいシーツの**左半分は縦の中心線で扇子折り**にする（扇子折りのしかたは**P.76図12を参照**）。

根拠 扇子折りにすることで患者さんを左側臥位から右側臥位にする際の**シーツの厚みによる段差を小さくする**ことができるため。

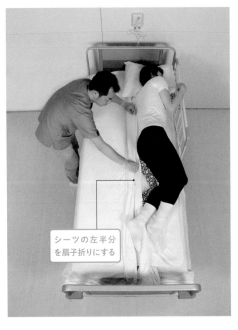

シーツの左半分を扇子折りにする

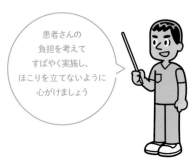

患者さんの負担を考えてすばやく実施し、ほこりを立てないように心がけましょう

頭側・足側の三角折りをつくる（右側）

19 ベッド右側**頭側**の三角折りをつくる。

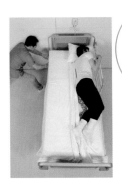

三角折りのくわしいつくりかたは、P.69を参照してください

20 右側のシーツの**足側**を下方に軽く引っ張り、シーツのしわを取る。ベッド右側の足側の三角折りをつくる。

根拠 シーツのしわは患者さんの褥瘡の原因となるため。

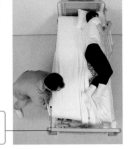

シーツの足側を引っ張りしわを伸ばす

21 ベッドの**右側面**のシーツをマットレスの下に入れ込む。

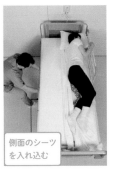

側面のシーツを入れ込む

新しい浴衣の右袖を通し、仰臥位にする

22 新しい浴衣の**右の袖口から**看護師の手を入れて、患者さんの右手をつかみ、袖を通す（迎え袖）。

根拠 迎え袖をすることで患者さんの手が袖の途中で引っかからずに**スムーズに通す**ことができるため。

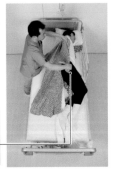

袖をたぐって看護師の腕を通しておき、患者さんの腕を引き出すようにして袖を着せる

23 新しい浴衣を患者さんの**体に沿って広げ**、あまった浴衣を**背中とシーツの間に沿わせるように**、丸めながら軽く押し込む。

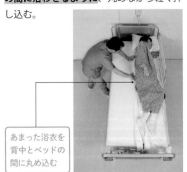

あまった浴衣を背中とベッドの間に丸め込む

24 患者さんを**仰臥位**にする。

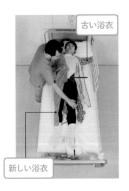

古い浴衣

新しい浴衣

右側臥位にして、ベッド柵につかまってもらう

25 ベッドの右側の柵をつける。

根拠 次の手順で患者さんが右側臥位をとる際に**転落を防止**するため。

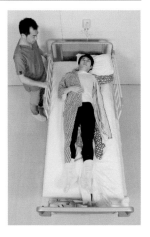

26 患者さんを**右側臥位**にし、**ベッド柵につかまってもらう**（手順⑫参考）。

根拠 ベッド柵につかまることでより**安定して側臥位をとる**ことができる。

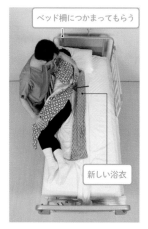

ベッド柵につかまってもらう

新しい浴衣

古い浴衣の左袖を脱がせる

27 浴衣の**左袖**を脱がせ、**体に触れていた面が内側**になるように丸め込む。

根拠 浴衣の内側にある**落屑などが飛散しないように**するため。

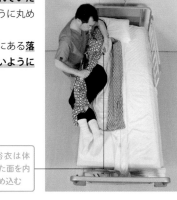

脱がせた浴衣は体に触れていた面を内側にして丸め込む

28 古い浴衣は**ワゴンの下段**に置く。

根拠 古い浴衣は汚染されていると考え、清潔な物品と区別するためにワゴンの下段に置く。

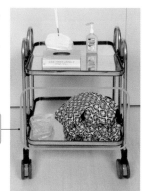

清潔な物品と区別して下段に置く

左側のベッド柵を外し、古いシーツを丸め込む

29 看護師はベッドの**左側**に移動し、ベッド柵を外す。

根拠 ベッド柵は援助のじゃまになるため。

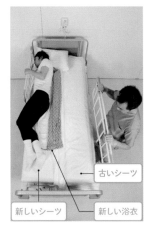

古いシーツ

新しいシーツ　新しい浴衣

30 古いシーツを**シーツの表面が内側**になるようにして丸め込む。

根拠 シーツの表面にある**落屑などが飛散しないように**するため。

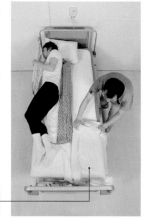

シーツの表面が内側になるように丸め込む

31 粘着ローラーでベッド左側のマットレスやマットレスパッドの汚れを除去する。

新しいシーツを引き出し、頭側・足側の三角折りをつくる（左側）

32 新しいシーツを引き出し、シーツ表面のしわがないように引っ張る。
根拠 シーツ表面のしわは患者さんの褥瘡の原因となるため。

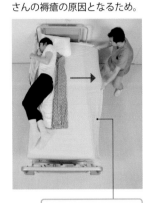

新しいシーツを引き出し、しわを伸ばす

33 ベッド左側の**頭側**の三角折りをつくる。

34 左側のシーツの**足側**を下方に引っ張り、シーツ表面のしわを取る。
根拠 シーツ表面のしわは患者さんの褥瘡の原因となるため。

35 ベッド左側の**足側**の三角折りをつくる。

36 ベッドの**左側面**のシーツをマットレスの下に入れ込む。

37 新しい浴衣を引き出す。

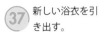

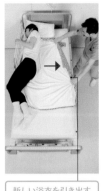

新しい浴衣を引き出す

38 患者さんを**仰臥位**にする。

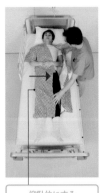

仰臥位にする

浴衣の左袖を通し、右前合わせにする

39 新しい浴衣の**左の袖口**から看護師の手を入れて、患者さんの**左手**をつかみ、袖を通す（**迎え袖**）。
根拠 迎え袖をすることで患者さんの手が袖の途中で引っかからずに**スムーズに通す**ことができるため。

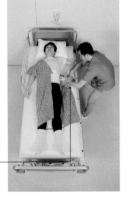

袖をたぐって看護師の腕を通しておき、患者の腕を引き出すようにして袖を着せる

40 前身頃を正しく合わせて（**右前合わせ**）、浴衣の背面にしわがないようにしっかりと伸ばす。
根拠 左前合わせは死に装束といわれ忌み嫌われているため。浴衣背面のしわは患者さんの褥瘡の原因となるため。

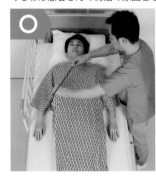

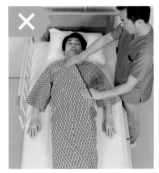

帯を結ぶ

41 帯を**横結び**で結ぶ。
根拠 縦結びは死に装束といわれ忌み嫌われているため。

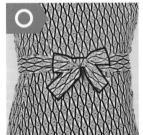

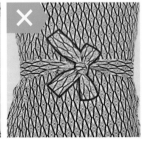

42 綿毛布を掛け布団に替える。

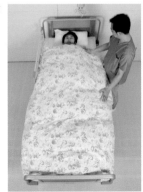

ベッド周りの環境を整える

(43) ベッドの左側の柵をつける。床頭台や椅子、オーバーベッドテーブル、患者さんの私物などを元の位置に戻す。不用意に動いてはいけない器具は**ロックがかかっているか**を確認する。

(根拠) ロックがかかっていないと患者さんが移動する際に手をついた拍子に動いてしまい、転倒などの事故を起こす。

(44) ベッドの高さを元に戻す。

(45) カーテンを開ける。

(46) ナースコールが確実に使用できる位置にあり、患者さんも理解しているかどうかを確認する。

(根拠) ナースコールは患者さんがすぐに使用できるように準備しておく必要があるため。

(47) ディスポーザブル手袋を外しビニール袋（ゴミ袋）に捨て、衛生的手洗いを行う。

(根拠) 手指の病原体を減少させるため。

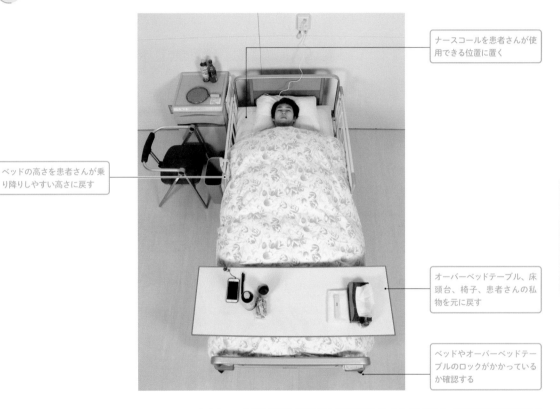

ナースコールを患者さんが使用できる位置に置く

ベッドの高さを患者さんが乗り降りしやすい高さに戻す

オーバーベッドテーブル、床頭台、椅子、患者さんの私物を元に戻す

ベッドやオーバーベッドテーブルのロックがかかっているか確認する

(48) 窓を開けた場合には窓を閉め、援助が終わったことを患者さんに告げる。

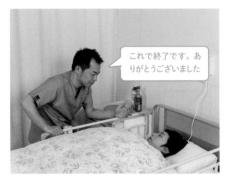

これで終了です。ありがとうございました

＜引用文献＞
1. 和田攻, 南裕子, 小峰光博 編:看護大事典 第2版. 医学書院、東京、2010：2627.
2. 医療・介護ベッド安全普及協議会: http://www.bed-anzen.org/（2018/03/15アクセス）
3. 和田攻, 南裕子, 小峰光博 総編集: 看護大事典 第2版. 医学書院、東京、2010：2928-2929.
4. Y's Square：病院感染、院内感染対策学術情報. http://www.yoshida-pharm.com/2012/text03_02_02/

環境調整技術

07 ベッドメーキング・リネン交換

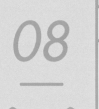

08 食事介助

食事介助には、食材の購入や調理、**配膳**、**セッティング**、**ポジショニング**、**見守り**、**下膳**、**食欲や食事量の観察**が含まれます。また、経口摂取だけではなく**経管栄養**（経腸栄養）なども含まれる場合があります（**図1**）。

目 的

食事は人間の生理的欲求である**食欲を満たし**、食事をすることで必要な栄養量を摂取して**生体機能を維持**します。また、食事は**楽しみ**の1つでもあります。

人にとって大切な食事が自力では困難な人を助けることが食事介助の目的です。誤嚥のおそれがある人などの危険を回避する目的もあります。

●食事摂取の健康への影響

食べ物を口から摂取すると、食べ物が口腔内を直接刺激して唾液の分泌が促進されます。唾液が分泌されると口腔内の自浄作用がはたらき、口腔環境を維持できます。一方、食べ物を口から摂取しないと、唾液の減少により口腔環境が悪化するだけでなく、嚥下機能も低下してしまいます。

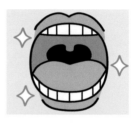

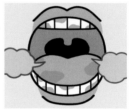

注意事項

疾患や手術・検査などの理由により、医師から絶食（食事をしてはいけないこと）の指示が出ている場合は、食事を摂取してはいけません。

図1 食事介助の内容

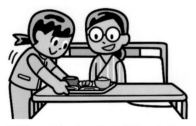

●配膳　●セッティング　●ポジショニング
●見守り　●下膳　●食欲や食事量の観察

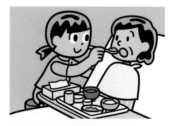
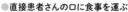

●直接患者さんの口に食事を運ぶ

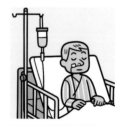

●経管栄養（経腸栄養）

食事介助の基礎知識

誤嚥とは

食物や唾液などが食道ではなく声門を越えて気管に入ることを誤嚥といいます。食事介助では誤嚥を起こさないことが重要です。誤嚥は**肺炎を引き起こす原因**となります。

誤嚥は、加齢や疾患などにより摂食嚥下機能が低下し、摂食嚥下のプロセスになんらかの異常があると起こります（**図2**）。

図2 摂食嚥下のプロセス

①先行期	②準備期	③口腔期
●食べ物を見たり匂いを嗅いだりすることで認識し、唾液が分泌される	●口を閉じ、食べ物を口腔内に留め、噛み砕き唾液と混ぜて食塊がつくられる	●舌が前方から挙上し食塊を硬口蓋へ押し付けながら咽頭へ送る

④咽頭期	⑤食道期
	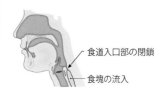
●食塊が鼻腔や気管に入らないように鼻咽腔閉鎖と喉頭口閉鎖および喉頭挙上が生じ、食塊が咽頭を通過し食道へ送り込まれる　a：鼻咽腔閉鎖　b：喉頭口閉鎖　c：喉頭挙上	●食道の括約筋が収縮し咽頭への逆流を防ぎ、蠕動運動によって食塊が胃に送り込まれる　食道入口部の閉鎖　食塊の流入

食事介助のアセスメント

患者さんの状態は日々変化しており、毎日食事を摂取している患者さんでも誤嚥などの危険が突然生じるリスクがあります。そこで、必ず**食事前に安全に食事摂取が可能かどうか**をアセスメントします。次に、患者さんの状態に合わせて介助する箇所や介助方法、介助量などを考えます。

表1 アセスメントの視点

嚥下機能・口腔内のアセスメント

❶麻痺の有無と程度を確認する。麻痺がある場合は誤嚥のリスクがあるため、応用ポイント（P.97参照）に沿って援助を実施する。

●患者さんに「アー」と声を出してもらい、口蓋垂の偏位（カーテン徴候）の有無を観察する。麻痺がある場合、口蓋垂が麻痺側とは逆側（健側）に偏位する。	●患者さんに舌を突き出してもらい、舌の偏位の有無を観察する。麻痺がある場合、麻痺側に舌が偏位する。	●患者さんに両側の頬を膨らませてもらい、空気の漏れの有無と空気漏れの位置を確認する。麻痺がある場合、麻痺側の口唇から空気が漏れる。
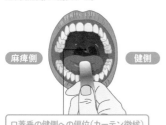	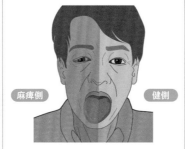	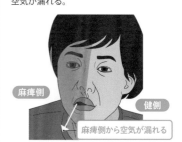
麻痺側　健側　口蓋垂の健側への偏位（カーテン徴候）	麻痺側　健側	麻痺側　健側　麻痺側から空気が漏れる

❷口腔内の傷や炎症、乾燥の有無を確認する

根拠 口腔内に傷や炎症があると食事の刺激によって苦痛が生じるため、刺激の少ない食事内容に変更するなどを検討する。口腔内の乾燥は誤嚥のリスクを高めるため、食事摂取前に口腔ケアを行ったり唾液の分泌を促す援助を検討する。

（表1つづき）

介助箇所と介助方法のアセスメント

●どのような姿勢で食事介助を行うか。
➡頸椎損傷など頸部を動かしてはいけない場合は臥床したままで食事介助を行う。

●食事のどの箇所にどのくらいの介助が必要か。
➡歩行できない場合は食事の配膳のみを介助する。
➡上肢が使えない場合は看護師が口まで食べ物を運ぶ。

➡上肢の筋力維持・向上が目的の場合はなるべく患者に摂取してもらい見守る。

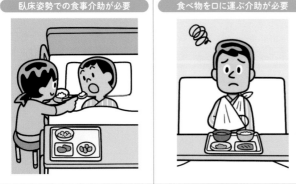

臥床姿勢での食事介助が必要

食べ物を口に運ぶ介助が必要

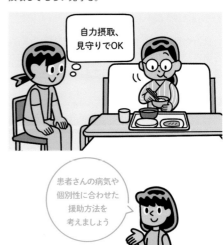

自力摂取、見守りでOK

患者さんの病気や個別性に合わせた援助方法を考えましょう

食事形態のアセスメント

●固い食物を十分咀嚼できない患者さんや義歯の患者さんには軟らかい食事（軟食）やきざんだ食事（きざみ食）などを選ぶ。
根拠 軟らかい食材によって咀嚼が容易になるため。
●嚥下機能に障害がある患者さんにはとろみをつけたとろみ食や、食べ物をペースト状にしたペースト食、食材をミキサーにかけたミキサー食などを選ぶ。
根拠 嚥下機能に障害がある患者さんは食塊をつくりにくい形状の食物を誤嚥しやすいため。
●食事摂取の姿勢に制限のある患者さん（臥床したまま食事を摂取するなど）にはサンドイッチやおむすびを選んだり、おかずを一口サイズにする。
根拠 形状を工夫することで、自力で食事摂取が可能となるため。

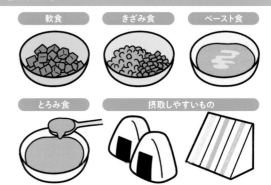

軟食　きざみ食　ペースト食　とろみ食　摂取しやすいもの

患者さんのアレルギーと好み、食欲のアセスメント

●普段の食事摂取量を確認する。
●患者さんのアレルギーと好み（好き嫌い）、食欲を確認する。
根拠 食物アレルギーがある場合、アナフィラキシーショックなどのアレルギー反応が生じる可能性があるため。食欲がなければ栄養価が高いものや好みの食べ物を摂取することで摂取量を増やして、栄養状態を保持するため。

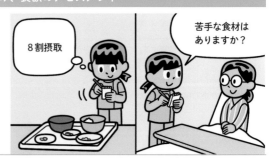

8割摂取

苦手な食材はありますか？

栄養状態のアセスメント

❶外観を観察する

- BMI*（身長、体重）を算出し、その推移を確認する。

  根拠 現時点のBMIとその推移を確認し、適切な食事提供量などを判断するため。

- 爪や髪の毛の状態を観察する。また上腕三頭筋の皮下脂肪厚と上腕周囲長を測定する。

  根拠 摂取タンパク質量の過不足を判断するため。

- 浮腫、腹水の有無を観察する。

  根拠 浮腫や腹水は摂取タンパク質量の不足の指標となるため。

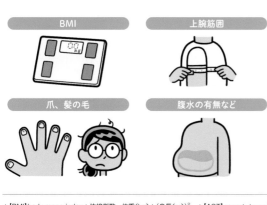

| BMI | 上腕筋囲 |
| 爪、髪の毛 | 腹水の有無など |

❷血液検査データを確認する

- 血清タンパク（総タンパク、アルブミン）、血清トランスフェリン、血清電解質、血清脂質（総コレステロール、中性脂肪）、赤血球、ヘマトクリット、ヘモグロビン、AST*、ALT*、γ-GT*を確認する。

  根拠 摂取した食物が栄養として吸収されているかどうかを評価するため。また、肝機能の低下によってタンパク質の合成量が減少することがあるため肝機能も確認する。

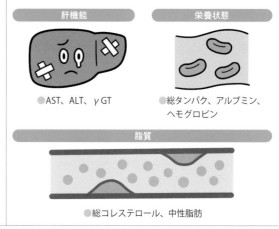

肝機能
- AST、ALT、γGT

栄養状態
- 総タンパク、アルブミン、ヘモグロビン

脂質
- 総コレステロール、中性脂肪

---

*【BMI】body mass index：体格指数。体重（kg）÷（身長（m））²　*【AST】aspartate aminotransferase：アスパラギン酸アミノトランスフェラーゼ
*【ALT】alanine aminotransferase：アラニンアミノトランスフェラーゼ　*【γ-GT】γ-glutamyl transpeptidase：γ-グルタミル・トランスペプチダーゼ

食事介助の準備

　食事を中断したりすることなく患者さんにより気持ちよく食事をしてもらうために、食事介助の準備は食前にしっかりと行います（**表2**）。

表2 食事介助の準備

患者さんの準備

- 排泄を済ませる。おむつを使用している場合にはおむつが汚れていないか確認し、汚れていたら交換する。

  根拠 排泄によって食事を中断しないため。また、排泄物によるにおいは食欲に影響するため。

- 口腔内の異物を取り除き、清潔にする（口腔ケアは**P.250参照**）。

  根拠 口腔内を清潔にして、食事をおいしく食べられるようにするため。

- 摂食嚥下リハビリテーションを実施する。

  根拠 嚥下に関する筋肉の動きをよくして誤嚥を防止するため。

- クッションなどを使って患者さんの姿勢を整える（詳細は「患者さんの姿勢の準備（ポジショニング）」**P.92参照**）。

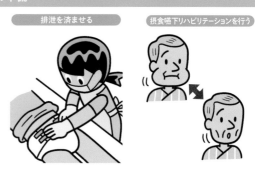

排泄を済ませる

摂食嚥下リハビリテーションを行う

食事環境の準備

- 食事をする環境内で不快なにおいがする場合は、部屋の空気を入れ替えたりにおいの原因を取り除く。

  根拠 不快なにおいは食欲を減退させるため。

- 食事のトレイが置けるようにオーバーベッドテーブルの上を整理する。

  根拠 食事を置く場所を確保するため。

- テレビやラジオを消し、カーテンを閉める。

  根拠 食事に集中できる環境をつくり誤嚥を防ぐため。

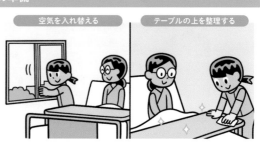

空気を入れ替える

テーブルの上を整理する

患者さんの姿勢の準備（ポジショニング）

●誤嚥を起こさない姿勢と、患者さんが食事を食べやすい姿勢の両方が満たされるように姿勢を整える。

| テーブルと椅子・車椅子で食事をする場合 | リクライニング車椅子で食事をする場合 |

●膝を90度に曲げ、足底がしっかりと床につく高さに調整する。車椅子の場合はフットレストに足底をしっかりとつける。
根拠 膝を90度に曲げて足底をしっかりと着けることで、安定した崩れにくい姿勢を保持することができるため。
●クッションなどを利用して大腿と体幹の角度は90度とし、体とテーブルの間には握りこぶしが1つ入るくらいの隙間をあける。テーブルの高さはテーブルの上に腕を置いたときに肘が90度になる高さとする。
根拠 食事を見ることができ、誤嚥の起こりにくい姿勢であるため。

●背もたれの角度を45〜60度にする。そのとき頸部が後屈しないように頭の後ろには枕やクッションを入れる。膝の角度は90度とし、足の裏はフットレストにしっかりとつくようにする。
根拠 頸部が後屈すると誤嚥を起こしやすくなるため。

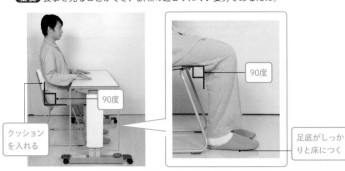

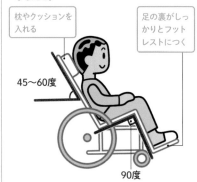

枕やクッションを入れる
足の裏がしっかりとフットレストにつく
45〜60度
90度

90度
90度
クッションを入れる
足底がしっかりと床につく

ベッド上座位で食事をする場合

●背もたれの角度は45〜60度にする。
●ベッド表面と患者さんが接する面がぴったりと接触するようにする。膝が浮いてしまう場合には膝の下にクッション等を入れる。足底とフットボードの間にクッションを入れ、足底がしっかりとクッションに接するようにする。
根拠 食事中に体がずり落ちるのを防ぐため。
●頸部が後屈しないように枕やクッションを入れる。
根拠 頸部が後屈すると誤嚥を起こしやすくなるため。
●オーバーベッドテーブルは患者さんの肘の高さとし、患者さんとオーバーベッドテーブルの間は拳が1つ入るくらいの隙間をあける。
根拠 患者さんが食事を見ることができるようにするため。先行期では、食事が見えることが重要である。

＊＜ベッド上臥床の場合＞姿勢の整えかたは、「食事介助の基本技術」P.95を参照。

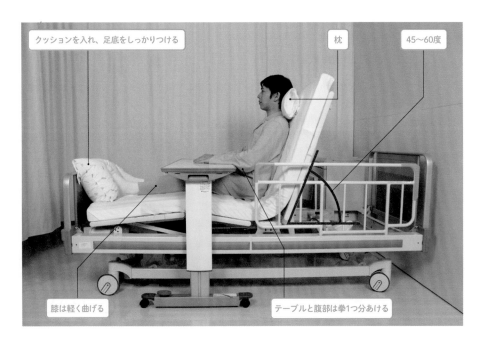

クッションを入れ、足底をしっかりつける　　枕　　45〜60度

膝は軽く曲げる　　テーブルと腹部は拳1つ分あける

●障害などによって通常の食器が使用しにくかったり使用できない場合には、自助具を活用して自力で食事摂取ができるように援助する。また、看護師が介助する場合には、誤嚥が生じにくいスプーンを選択する。

自力で摂取可能な場合（自助具の選択）

●楽々箸（クリップタイプ） 村中医療器製

（特徴）箸がクリップでつながっているので、少ない力で把持でき安定して使える。

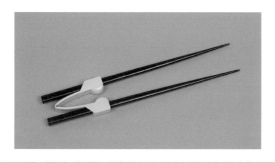
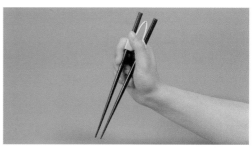

●曲がりスプーン（右手用・左手用） 村中医療器製

（特徴）スプーンが内側に曲がっているので手首を曲げなくても食事を口に運ぶことができる。また柄が太いので握る力が弱くても持ちやすくなっている。

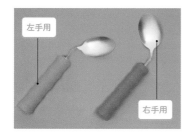
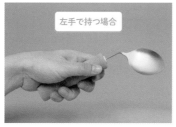
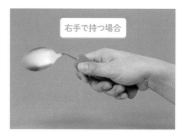

●ノージーカップ プロト・ワン製

（特徴）コップを傾けたときに鼻に当たる部分がカットされているコップ。鼻の部分がカットされていることで頸部を後屈しなくても飲むことができる。

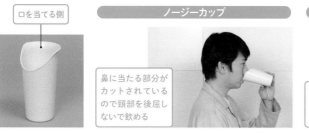
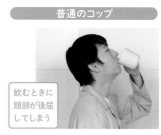

介助用スプーンの選択

●Kスプーン 青芳製

（特徴）口に入れるときに取り込みやすく、舌の奥に入れやすく、1回量が多くならないスプーンが適している。

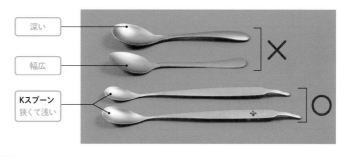

誤嚥の観察ポイント

食事介助で一番気をつけなければならないのは**誤嚥**です。誤嚥は患者さんの生命をおびやかすことにもなります。誤嚥の徴候を把握し、**食事中、食後と絶えず患者さんを観察し早期発見**に努めなければなりません。患者さんがむせたとき、呼吸状態に変化があるとき、チアノーゼが出たときなどは、**図3**の確認を必ず行います。

図3 誤嚥を早期発見するためのポイント

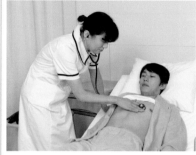

食事中	食事後

食事中

むせ、チアノーゼがないか

×「あ゛ー」
○「あ―」

口腔内に食物が残っていないか

● むせの有無、呼吸状態、チアノーゼの有無、患者さんの声の変化を確認する。
根拠 気管に食物が入ると声が変化することがある。

● 嚥下したあとに口腔内を確認し、**食物が口腔内から咽頭部に残っていないか確認する**

食事後

● 聴診器で胸部の聴診を行い、副雑音の有無を確認する。
根拠 気管に食物が入ると、副雑音が生じる。

異常時の対応

誤嚥が起こった場合、まずは誤嚥の原因となっている食物を除去します。誤嚥の程度がひどければ窒息してしまいます。

意識もあり、むせる程度の誤嚥であれば、患者さんに**強い咳をする**ように指示します。強く咳き込むことで食物が排出されることがあります。

咳き込んでも改善せず患者さんの呼吸が停止してしまうほどの誤嚥が疑われるときは、患者さんの口を看護師の人差し指と親指で開けて（**指交差法：図4**）、口の中に食物が見えるかどうか確認します。食物が見えれば患者さんの顔を静かに横に向け、指で食物をかきだします。このとき、指を噛まれないように注意します。また、むやみに指を入れて食物を奥に押し込まないようにします。

患者さんの口の中に食物が見えず、患者さんが苦しんでいるときは迷わず**口腔内を吸引**します。吸引器を使って詰まっている食物を取り除きます。

食物を取り除いたあと、**患者さんが呼吸していることを確認**し、**呼吸音を聴診**し、食物が完全に取り除けたかを確認します。同時に**医師に報告**し、その後の指示を受けます。

図4 指交差法

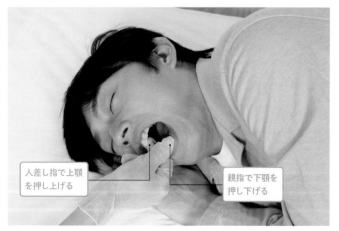

人差し指で上顎を押し上げる

親指で下顎を押し下げる

誤嚥を防ぐために姿勢は重要ですのでしっかり整えましょう

右利きの場合、右手の人差し指で上顎歯を押し上げ、親指で下顎歯を押し下げ、人差し指と親指をひねるように交差させて口を開ける

食事介助

必要物品

❶おしぼり　❷食事用エプロン　❸介助用スプーン
❹吸い飲み　❺ティッシュペーパー　❻タオル

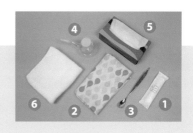

　ここでは、経口摂取は可能だが嚥下機能が低下しており、自力で食事を口に運ぶことが困難な臥床患者さんへの食事介助の実際を示します。

注意 誤嚥が生じると呼吸状態が悪化するだけでなく、窒息や呼吸停止などが短時間で起こることもある。そのため、食事介助をする場合には即座に吸引ができる準備も必要である。

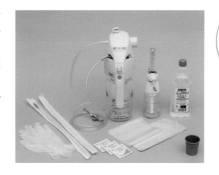

> 窒息の可能性を見据えて吸引ができる準備をしておくことも大事です

手順

準備

① 患者さんを仰臥位にし、頭部を30度にギャッチアップする。患者さんの体位を整える。

根拠
● 30度にすることで口唇が十分閉じない患者さんでも食物が口からこぼれにくくなるため。
● 食塊を口腔から咽頭に送り込めない患者さんの場合、重力によって咽頭に食物が入りやすくなるため。
● 30度にすることで食塊が気管ではなく食道に入りやすくなり誤嚥を起こしにくくなるため。

② 枕などを使用して頸部を前屈位とし、顎と胸の間は3〜4横指の隙間をあける。

根拠 頸部が後屈位の場合は嚥下の際に喉頭口が十分に塞がらず誤嚥の危険性があるが、頸部が前屈位の場合は咽頭と気管に角度がつき誤嚥が生じにくくなるため。

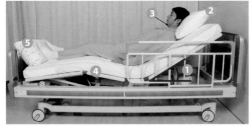

❶30度ギャッチアップする　❷枕などで頸部前屈位とする　❸顎と胸の間は3〜4横指　❹膝は軽く曲げる　❺足底にクッションを入れる

③ 食事用エプロンを着用する。

根拠 こぼれ落ちた食物によって寝衣や寝具が汚染されるのを防止するため。

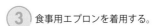
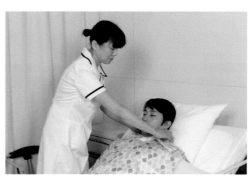

④ おしぼりで手を拭く。

根拠 たとえ全介助であっても食事習慣の一部として手洗いを実施する。

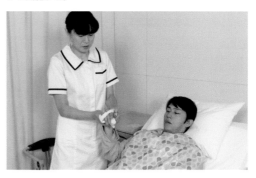

配膳する

⑤ 配膳する。このとき病室番号、ベッドネーム、リストバンド、食札の名前を照合し、フルネームで患者さんに名乗ってもらい本人であることを確認してから配膳する。

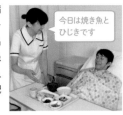

今日は焼き魚とひじきです

⑥ 本日のメニューを伝える。

⑦ 何から食べたいかなど、患者さんの希望を聞く。

介助者と患者さんの位置の調整

⑧ 介助者が右利きの場合は**ベッドの右側に椅子を準備する。**

（根拠）利き手でない側で介助すると、患者さんの口に食事を運ぶときに介助者の手が不自然な動きとなり介助しにくい。

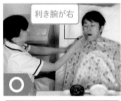

利き腕が右

○ ベッドの右側から介助する

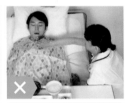

× 逆側から介助すると、介助しにくい

⑨ 椅子に座り、患者さんと看護師の目の高さが合うように調整する。

（根拠）患者さんの目線より高い位置から介助すると、患者さんの頸部が後屈した状態となり誤嚥が生じやすくなるため。

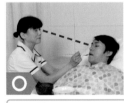

○

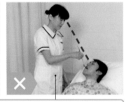

×

介助者が高い位置から介助すると、患者さんの頸部が後屈し危険である

事前に水を飲んでもらう

⑩ 最初に**少量の水分を飲んでもらう。**

（根拠）口腔内を湿潤させて、この後に口に入る食物が食塊になるのを助けるため。

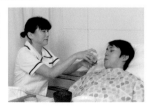

食事を介助する

⑪ **ひと口量**の食物をスプーンにのせ、患者さんに見せながらスプーンが舌の中央に乗るように患者さんの正面から口に入れる。患者さんに口をしっかりと閉じてもらい、スプーンを**水平に引き抜く。**

（根拠）
● 一度に飲み込む量が多いと、誤嚥の危険だけでなく窒息する可能性もあるため。
● ひと口の量が少なすぎると咽頭部への刺激が少なく、有効な嚥下反射を起こすことができないことがあるため。

ひと口量のめやす

多い

ちょうどよい

少ない

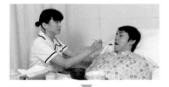

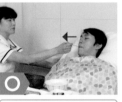

○ スプーンは水平に抜く

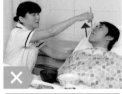

× スプーンを上方に抜くと、頸部が後屈し危険

咀嚼や嚥下を観察する

⑫ 嚥下を確認する場合は喉仏の挙上を観察する。必要時口腔内を観察し、**確実に嚥下したことを確認したのちに、次のひと口を入れる。**

（根拠）喉仏の挙上は食物が咽頭から食道に移動したことを示す動作で、嚥下完了を確認できるため。嚥下が完了していないのに口腔内に食物を詰め込んでしまうと誤嚥や窒息の原因となるため。

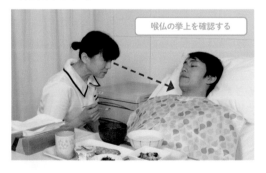

喉仏の挙上を確認する

〈引用・参考文献〉
1. 向井美惠、鎌倉やよい 編：摂食・嚥下障害ベストナーシング. 学研メディカル秀潤社、東京、2010：73-116.
2. 山田好秋：よくわかる 摂食・嚥下のメカニズム. 医歯薬出版、東京、2004：72-97.
3. 矢永勝彦、高橋則子 編：系統看護学講座 別巻 臨床外科看護総論 第11版. 医学書院、東京、2017：69.

食後の援助

(13) 患者さんの**口と手**を拭く。

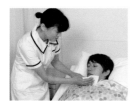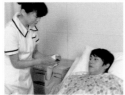

(14) 食事用エプロンを外す。

(15) 食物で**寝衣や寝具が汚れていないか**確認する。もし汚れていたらあとで交換する。

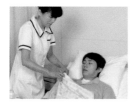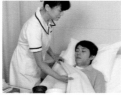

(16) **食事摂取量**を確認する。

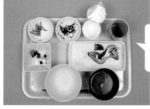

主食全量、副食9割などと患者さんの食事摂取量を記録する

(17) 食後30分はベッドを水平にせず、ギャッチアップしたままにする。

根拠 すぐに臥床してしまうと、胃や食道から食物が逆流・嘔吐するだけでなく、誤嚥や窒息を起こすことがあるため。

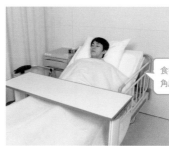

食後30分はこのままの角度とする

確認ポイント

食後30分経過したら患者さんの**口腔内**を清潔にする。

根拠 食後すぐの口腔内は一時的に酸性となり、歯の表面のエナメル質が柔らかくなっている。そのため、食後すぐに口腔ケアをすると歯の**表面を傷つけてしまう**ことがある。また、食後すぐに口腔ケアをすると**嘔吐を誘発する**こともある。

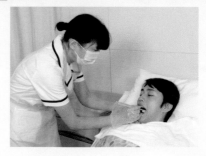

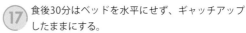

応用ポイント

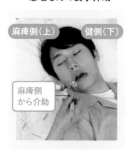

食事の援助技術

08 食事介助

咽頭の麻痺側が明らかな患者さんへの食事介助

●体位

咽頭の麻痺側が明らかな場合のみ、クッションなどを使用して健側を下にした側臥位をとります。頭部はギャッチアップ30度とします。頭部は健側とは逆側に回旋させ顔を麻痺側に向けます。

根拠 重力を活用して食物が健側の咽頭を通過するようにして誤嚥を起こさないようにするため。

注意 手足の麻痺側と咽頭の麻痺側が異なることもあるため、必ず確認し咽頭の健側が下になるようにします。

図5 右咽頭麻痺のある患者さんの体位

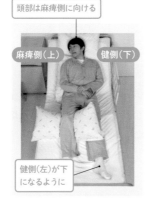

頭部は麻痺側に向ける

麻痺側（上）　健側（下）

健側（左）が下になるように

●食事介助の実際

看護師は患者さんの咽頭麻痺のある側に座り介助します。

根拠 右咽頭麻痺の場合、左側臥位とし右側から食事を口に入れることで口腔内に入った食物が重力によって健側の咽頭を通過することになり誤嚥を防ぐため。

図6 右咽頭麻痺のある患者さんの食事介助

麻痺側（上）　健側（下）

麻痺側から介助

97

09

食事指導

食事指導[1]とは、**疾患の治療や予防、健康の維持、増進**を目的として、食事内容や食習慣を患者さんが主体的に獲得し、継続できるように行われる援助です。

食事指導は個人だけでなく、集団に行う場合もあります。また、疾患や症状をもっている人だけでなく、健康な人も対象として行います。

病気の患者さん

食事指導を
受ける

食事指導を
受けてない

●疾患の治療
●疾患の予防
●健康の維持・
　増進

●疾患の悪化
●疾患の再発
●疾患の発生

目 的

食事指導の目的は、患者さんが**食事内容や食習慣を獲得・継続することで疾患の治療や予防をすること、健康の維持や増進を図る**ことです。

注意事項

患者さん自身が食事内容や食習慣を変える必要性を感じていないと、継続した取り組みは期待できません。治療の一環であり、治療の主体は患者さん自身であることを自覚してもらい、継続できる力を養えるように援助することが大切です。

食事指導の基礎知識

目的達成のためには食事指導だけでは不十分

目的を達成するためには、食事指導だけでは不十分です。食事だけでなく**栄養**という広い視点で患者さんをアセスメントし、食事指導以外のさまざまな介入をして患者さんの回復を栄養面からサポートする必要があります。このような援助は、医師、看護師、薬剤師、管理栄養士などの多職種で構成される**栄養サポートチーム**（NST: nutrition support team）で行います。

栄養サポートチーム（NST）とは

栄養サポートチーム（NST）は、医師や看護師、薬剤師、管理栄養士などのチームで、患者さんの**栄養状態をアセスメン**トし、**栄養補給方法の検討**などをします。食事指導はそのなかの一部です。

図1 栄養サポートチームの役割

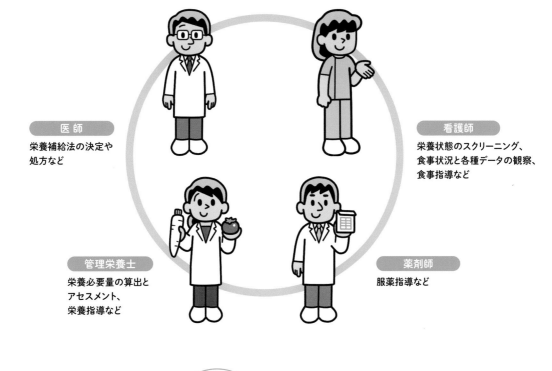

医 師
栄養補給法の決定や
処方など

看護師
栄養状態のスクリーニング、
食事状況と各種データの観察、
食事指導など

管理栄養士
栄養必要量の算出と
アセスメント、
栄養指導など

薬剤師
服薬指導など

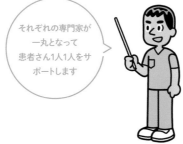

それぞれの専門家が一丸となって患者さん1人1人をサポートします

食事指導の内容

食事指導の内容は患者さんによって異なりますが、**エネルギー摂取量**や**栄養素の摂取目安量**、および**1日に必要な食品の種類と量**、**調理や味付けの方法**、**実際の献立作成**などが含まれます。

観察ポイント

よく観察し、問題と原因を見つける

患者さんの病状はもちろんですが、食事・栄養面の情報を収集し、どこにどのような問題があるのか、その原因がなにかを明らかにします。

食事摂取量が少ない場合、「たくさん食べないと病気がよく

なりませんよ」というだけでは改善しません。**原因はどこにあるのか、食欲や食べ物の好み、味付け、食事の環境などにも問題が潜んでいないか**よく観察します。そのうえで、患者さんにどのような食事指導が必要なのかを考えましょう。

食事指導の基本技術

食事指導に役立つ資料

食事指導は多様で多岐にわたるため、ここでは食事指導に役立つ資料やポイントを示します。

表1 推定エネルギー必要量(kcal/日)

性別	男性			女性		
身体活動レベル[1]	Ⅰ（低い）	Ⅱ（ふつう）	Ⅲ（高い）	Ⅰ（低い）	Ⅱ（ふつう）	Ⅲ（高い）
0〜5（月）	−	550	−	−	500	−
6〜8（月）	−	650	−	−	600	−
9〜11（月）	−	700	−	−	650	−
1〜2（歳）	−	950	−	−	900	−
3〜5（歳）	−	1,300	−	−	1,250	−
6〜7（歳）	1,350	1,550	1,750	1,250	1,450	1,650
8〜9（歳）	1,600	1,850	2,100	1,500	1,700	1,900
10〜11（歳）	1,950	2,250	2,500	1,850	2,100	2,350
12〜14（歳）	2,300	2,600	2,900	2,150	2,400	2,700
15〜17（歳）	2,500	2,800	3,150	2,050	2,300	2,550
18〜29（歳）	2,300	2,650	3,050	1,700	2,000	2,300
30〜49（歳）	2,300	2,700	3,050	1,750	2,050	2,350
50〜64（歳）	2,200	2,600	2,950	1,650	1,950	2,250
65〜74（歳）	2,050	2,400	2,750	1,550	1,850	2,100
75以上（歳）[2]	1,800	2,100	−	1,400	1,650	−
妊婦（付加量）[3] 初期				+50	+50	+50
中期				+250	+250	+250
後期				+450	+450	+450
授乳婦（付加量）				+350	+350	+350

厚生労働省「日本人の食事摂取基準（2020年度版）」より引用
1 身体活動レベルは、低い、ふつう、高いの三つのレベルとして、それぞれⅠ、Ⅱ、Ⅲで示した。
2 レベルⅡは自立している者、レベルⅠは自宅にいてほとんど外出しない者に相当する。レベルⅠは高齢者施設で自立に近い状態で過ごしている者にも適用できる値である。
3 妊婦個々の体格や妊娠中の体重増加量及び胎児の発育状況の評価を行うことが必要である。
注1：活用に当たっては、食事摂取状況のアセスメント、体重及びBMIの把握を行い、エネルギーの過不足は、体重の変化又はBMIを用いて評価すること。
注2：身体活動レベルⅠの場合、少ないエネルギー消費量に見合った少ないエネルギー摂取量を維持することになるため、健康の保持・増進の観点からは、身体活動量を増加させる必要がある。

表2 食事摂取基準で目標量が設定されている栄養素の年齢別目標量

栄養素	たんぱく質 (%エネルギー)		脂質 (%エネルギー)		炭水化物 (%エネルギー)		食物繊維 (g/日)		ナトリウム (食塩相当量[g/日])		カリウム (mg/日)	
性別/年齢	男	女	男	女	男	女	男	女	男	女	男	女
1~2	13~20	13~20	20~30	20~30	50~65	50~65	-	-	3.0未満	3.0未満	-	-
3~5	13~20	13~20	20~30	20~30	50~65	50~65	8以上	8以上	3.5未満	3.5未満	1,400以上	1,400以上
6~7	13~20	13~20	20~30	20~30	50~65	50~65	10以上	10以上	4.5未満	4.5未満	1,800以上	1,800以上
8~9	13~20	13~20	20~30	20~30	50~65	50~65	11以上	11以上	5.0未満	5.0未満	2,000以上	2,000以上
10~11	13~20	13~20	20~30	20~30	50~65	50~65	13以上	13以上	6.0未満	6.0未満	2,200以上	2,000以上
12~14	13~20	13~20	20~30	20~30	50~65	50~65	17以上	17以上	7.0未満	6.5未満	2,400以上	2,400以上
15~17	13~20	13~20	20~30	20~30	50~65	50~65	19以上	18以上	7.5未満	6.5未満	3,000以上	2,600以上
18~29	13~20	13~20	20~30	20~30	50~65	50~65	21以上	18以上	7.5未満	6.5未満	3,000以上	2,600以上
30~49	13~20	13~20	20~30	20~30	50~65	50~65	21以上	18以上	7.5未満	6.5未満	3,000以上	2,600以上
50~64	14~20	14~20	20~30	20~30	50~65	50~65	21以上	18以上	7.5未満	6.5未満	3,000以上	2,600以上
65~74	15~20	15~20	20~30	20~30	50~65	50~65	20以上	17以上	7.5未満	6.5未満	3,000以上	2,600以上
75以上	15~20	15~20	20~30	20~30	50~65	50~65	20以上	17以上	7.5未満	6.5未満	3,000以上	2,600以上
妊婦	-	-	-	20~30	-	50~65	-	18以上	-	6.5未満	-	2,600以上
授乳婦	-	-	-	20~30	-	50~65	-	18以上	-	6.5未満	-	2,600以上

厚生労働省「日本人の食事摂取基準（2020年度版）」を参考に作成

食事指導の例：塩分の摂取量を控える工夫

①食品に含まれている塩分を確認する

　成分表に書かれている塩分量を意識することで、自分が摂取している塩分量を把握することができる。

②食卓にしょうゆやソースなどの調味料を置かない

　調味料を食卓におくとつい使ってしまい、塩分を摂取してしまうことにつながるため、なるべく置かないようにする。

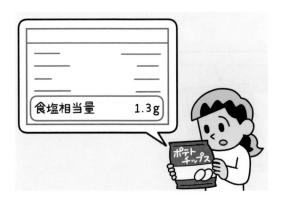

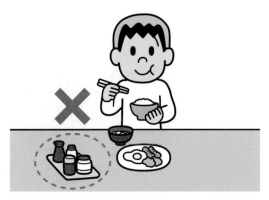

③できるだけ下味をつけずに調理し、食べる直前に味をつける

食材に下味をつけて味をしみ込ませるためには多くの塩分が必要になってしまうため、下味をつけず、食べる直前に味をつけるようにする。

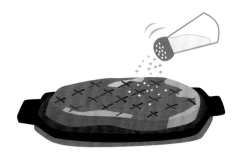

④塩でなくだしのうまみを活用する

だしのうまみによって、塩分が含まれるみそなどの調味料の使用量を減らすことができる。

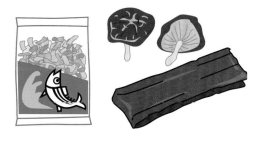

⑤減塩の製品を活用する

減塩製品を活用することで塩分摂取量を減らすことができる。

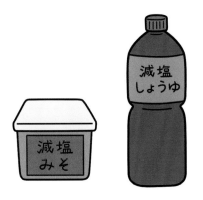

⑥スープは飲み干さない

塩分が含まれているスープを残すことで、塩分の摂取量を減らすことができる。

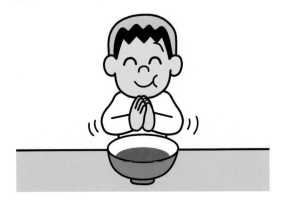

継続する工夫として取り組みを見える化する

うまくいった結果を自分の目で確かめられると、さらに継続しようという意欲につながります。**実践を見える化できる記録チェック表**などを作成して活用しましょう。

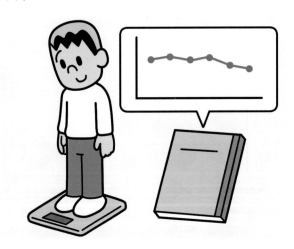

中村さんの減塩チャレンジ

● 塩分は1日6g未満が目標です

〈なぜ?〉塩分を摂りすぎると血圧が高くなってしまうためです!

● 中村さんの好きな料理には、これだけの塩分が含まれています

 缶詰の
やきとり
1.1g

 みそ汁
2.0g

 なすの
つけもの
1.0g

 博多
ラーメン
7.3g

 食パン
1枚
0.7g

 おにぎり
(梅)
1.7g

〈じゃあ、どうすればいいの?〉

● ラーメンはスープは飲まない!

● つけもの→食べる前にさっと水洗いする!

● みそ汁→みそよりだしを活用する! 具を多くして汁を少なくする!

● 減塩調味料を使う!

少しの工夫で塩分を減らすことができます

患者さん自身が必要性を理解できるよう指導する

患者さん自身が食事についての学習の必要性を感じないと、せっかく指導しても継続が期待できません。**食事は治療の一環であり、治療の主体は患者さん自身であることを自覚**してもらい、自分自身で継続できる能力を養えるように援助しましょう。

退院後も継続できるように援助する

食事指導では、患者さんの入院中だけでなく、**退院後の生活でも継続できるように**援助します。食事をつくるのは誰なのか、買い物や経済的な問題はないかなどにも着目して、指導内容を考えましょう。

食事の援助技術

09 食事指導

食事指導ではいきなり完璧をめざすのではなく、段階的に目標を決めて取り組みましょう

〈引用文献〉
1. 和田攻, ほか:看護大事典第2版.医学書院,東京,2010:1474.

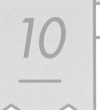

10 経管栄養法：経鼻経管栄養法

経管栄養法は栄養剤を消化管内に直接投与する方法で、消化機能は保たれていても口から食事摂取ができない場合や、口から摂取していても栄養が不足している場合に選択されます。鼻腔からチューブを入れる経鼻経管栄養法と胃や腸に瘻孔（穴）を開ける経瘻孔栄養法があり、これらを総称して経管栄養法とよびます。

専用のチューブ（食道経由経腸栄養用チューブ：以下、栄養チューブ）を**鼻腔から挿入**し胃または十二指腸内に**留置**します。この**栄養チューブを介して栄養剤を注入する方法**が経鼻経管栄養法です。

経瘻孔栄養法では、**皮膚表面から消化管に栄養を送るための瘻孔**といわれる小さな穴を手術で造設します（経皮的内視鏡胃瘻造設術：PEG；percutaneous endoscopic gastro-stomy）。**胃の瘻孔を胃瘻、腸の瘻孔を腸瘻**といい、この穴からPEGカテーテルを挿入して栄養剤を注入する方法が、経瘻孔栄養法（胃瘻法、腸瘻法）です。

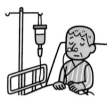
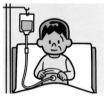

目 的

経管栄養法は、消化機能が保たれていることが前提に行われます。そのうえで**経口摂取ができない場合や経口摂取はできても十分な栄養が摂取できない場合**に、栄養や水分を補給することが経管栄養法の目的です。

注意事項

表1 経管栄養法の注意事項

栄養チューブ先端の留置位置	●経鼻経管栄養法では**栄養チューブの先端が胃、または十二指腸にきちんと留置されていること**が大原則です。栄養チューブの先端がそれ以外のところにあるときに栄養剤を注入してしまうと、誤嚥の危険があります。とくに、誤って気管に栄養剤を注入してしまうと患者さんは重篤な呼吸状態に陥ります。
輸液ルートやその他のチューブとの誤接続	●経管栄養剤を輸液ルートやその他のチューブと**間違えて接続してはいけません**。誤って接続し血管内等に栄養剤を注入した場合、命にかかわる重大事故を引き起こします。
皮膚トラブルの防止	●経管栄養法を行っている患者さんは、栄養チューブのテープ固定やPEGカテーテルによる皮膚への刺激で皮膚トラブルを起こすリスクがあります。 ●PEGカテーテルでは胃液が漏れて表皮に付着することによる皮膚トラブルが起こることもあります。
事故抜去の防止	●栄養チューブ、PEGカテーテルの事故抜去が起こらないようにします。事故抜去後は栄養チューブを再挿入する苦痛が患者さんに生じます。また、注入中に事故抜去が起こると誤嚥を起こす危険があります。
口腔内自浄作用の低下	●経管栄養法をしている患者さんは、経口から食事を摂取している患者さんと比べて唾液の分泌が少なくなり、口腔内の自浄作用が低下し細菌が増殖しやすい環境となります。

経管栄養法の基礎知識

経管栄養法の適応と特徴

表2 経管栄養法の前提条件と適応

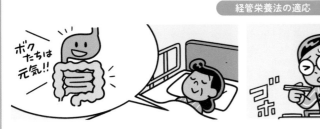

経管栄養法の適応

消化機能が保たれている

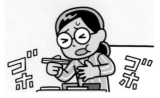

口から食事が摂取できない

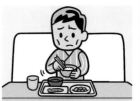

口から食事を摂取しているが栄養不足

短期（4週間未満）の場合

長期（4週間以上）の場合

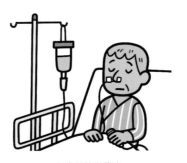

経鼻経管栄養法

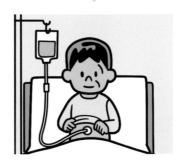

経瘻孔栄養法

表3 経管栄養法の特徴

	利点	欠点
経鼻経管栄養法	●栄養チューブ留置時に侵襲性の高い手術が不要 ●一時的な留置や抜去ができる ●経口摂取が可能になればすぐに抜去できる ●栄養チューブの留置直後から栄養剤が注入できる ●シャワーを浴びたり湯船につかることができる	●栄養チューブ挿入時に苦痛を伴う ●留置中は見た目がよくない ●留置中に不快感が生じることがある ●栄養チューブが留置されていると喉頭蓋が完全に閉じないため、胃食道逆流や誤嚥のリスクがある ●栄養チューブを誤って気管内に留置してしまうと気管内に栄養剤を注入する危険がある
胃瘻法	●顔にチューブがないため、外観からは経管栄養法を実施中であることがわからない ●栄養チューブを留置しないため、咽頭や喉頭に違和感がない ●経鼻経管栄養にみられる胃食道逆流や誤嚥のリスクがない ●経口摂取訓練や言語訓練を行うときにじゃまにならない ●経鼻経管栄養法よりも管理が容易 ●シャワーを浴びたり湯船につかることができる	●胃瘻造設時に侵襲性の高い手術が必要である ●造設時に出血、誤穿刺による他臓器の損傷や、術後の合併症が起こる可能性がある ●術後2～3日は胃瘻からの栄養剤の注入はできない

食事の援助技術

10 経管栄養法：経鼻経管栄養法

105

経管栄養剤の種類

経管栄養剤は患者さんの消化管の状態や栄養状態に合わせて選択します。

表4 栄養剤の種類と特徴

	天然濃厚流動食	経腸栄養剤		
		半消化態栄養剤	消化態栄養剤	成分栄養剤
製品別	（ホリカフーズ株式会社） ●オクノス流動食品A ●オクノス流動食品C	（アボットジャパン合同会社） ●エンシュア®・H ●ラコール®NF　●アイソカル® ●アミノレバン®EN	（株式会社大塚製薬工場） ●ツインライン®	（EAファーマ株式会社） ●エレンタール® ●ヘパンFD®（肝不全用）
消化の必要性	消化が必要			消化が不要
適応	●食欲不振 ●意識障害など	●術前・術後の栄養管理 ●クローン病・潰瘍性大腸炎・急性膵炎・肝不全の患者さんなど		
味※1	飲みやすい			飲みにくい
栄養素の状態 タンパク質	タンパク質	タンパク質・ポリペプチド	ペプチド・アミノ酸	アミノ酸
栄養素の状態 炭水化物	デンプン	デキストリンなど	デキストリン	デキストリン
栄養素の状態 脂質	トリグリセリドが多い	トリグリセリド・中鎖脂肪酸	トリグリセリド・中鎖脂肪酸	大豆油
脂質の量	多い			少ない
その他の栄養素	含まれている			一部含まれていない
浸透圧※2	高い	低い	高い	高い

※1 味の感じ方は人それぞれである。　※2 浸透圧が高いと下痢を起こしやすい。

観察ポイント

栄養剤注入中の観察と対応

●栄養剤の逆流がないか

患者さんの口腔や鼻腔から栄養剤が流れ出てくることがないか観察します。

栄養剤が流れ出てくる場合、栄養チューブの先端がきちんと胃や十二指腸に届いていない可能性があり、気管に流れ込む危険があるためです。**ただちに栄養剤の注入を中止し医師に報告します。**その際、**栄養チューブの固定の長さ、口腔内の状態、栄養剤を注入する以前の患者さんの状態、バイタルサイン、呼吸状態、意識状態、栄養剤を注入してからの経過時間、栄養剤の残量**などを確認し報告します。

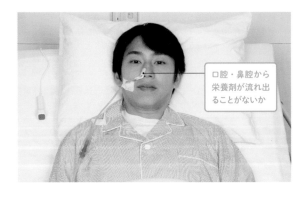

口腔・鼻腔から栄養剤が流れ出ることがないか

● 顔色、呼吸状態

　患者さんの**顔色**、**呼吸状態**を観察します。気管に栄養剤が流れ込んだときは、**むせる**など呼吸状態に異常が現れ、顔色が不良となるためです。呼吸状態や顔色に異常がみられたと

● 事故抜去の有無

　栄養チューブが**事故抜去されないように**観察します。栄養剤を注入中に栄養チューブが抜去されてしまうと、気管に栄

● 患者さんの体位

　患者さんの**体がずり下がっていないか**を観察します。患者さんの体がずり下がってしまうと、胃の内容物が逆流することがあるためです。逆流した内容物を誤嚥した場合には肺炎を引き起こす危険があります。経鼻経管栄養法を始める前に患者さんの体位をしっかりと整えることが大切です。途中でずり下がってきた場合は一時栄養剤の注入を中止し、体位を整えてから注入を再開します。

チューブ挿入中の観察と対応

　チューブ挿入中に咳嗽_{がいそう}が出現した場合には、チューブが気管内に誤挿入されている可能性があります。ただちにチュー

きは、**ただちに栄養剤の注入を中止**し医師に報告します。その際、栄養剤を注入する以前から咳が多かったのか、注入後に咳き込んだのか、加えてパルスオキシメーターを装着してSpO$_2$を測定し報告します。

養剤が注入される危険が高まるためです。経鼻経管栄養法を始める前に患者さんに説明し理解してもらいます。また栄養剤注入中に、患者さんが誤って栄養チューブを引っ張ることがない位置をできるだけ選んで経鼻経管栄養法を実施します。

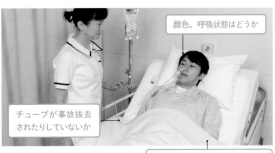

顔色、呼吸状態はどうか

チューブが事故抜去されたりしていないか

体がずり下がったりしていないか

ブを抜去し、患者さんの呼吸状態を観察しましょう。

基本技術①：経鼻経管栄養用の栄養チューブの挿入

　ここでは意識清明な患者への援助を説明します。

栄養チューブの挿入

必要物品

❶メジャー　❷栄養チューブ　❸潤滑剤　❹ガーゼ　❺カテーテルチップシリンジ
❻油性ペン　❼チューブ固定用テープ　❽はさみ　❾速乾性擦式アルコール手指消毒薬
❿ディスポーザブル手袋　⓫ディスポーザブルエプロン　⓬ビニール袋(ゴミ袋)
⓭pH試験紙　⓮ワゴン　⓯トレー　⓰チューブ固定用のネットとガーゼ、安全ピン　⓱ティッシュ

手 順

栄養チューブの準備

① 医師の指示を確認し、必要物品を準備する。

② 衛生的手洗いを行う。

根拠 手指の病原体を減少させるため。

③ 患者さんの本人確認を行い、実施内容を説明し同意を得る。

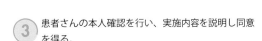

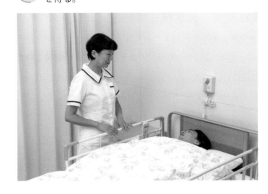

体位を整える

④ **座位**または30〜45度の**ファウラー位**をとる。

【根拠】栄養チューブ挿入時に嘔吐反射が生じた際に誤嚥が起きないようにするため。

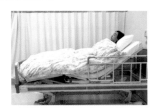

栄養チューブ挿入の準備をする

⑤ 左右の鼻腔の通気性を観察し、左右どちらに挿入するかを選択する。

【根拠】栄養チューブを挿入する際に、チューブが通りやすい側を選択するため。

⑥ 枕などを使用し、**頸部が後屈しないよう**、あごをひいた姿勢にする。

【根拠】頸部を後屈するとチューブが気道に誤挿入するリスクが高くなるため。

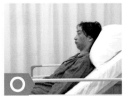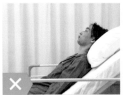

⑦ チューブ固定用のテープはあらかじめ切り込みを入れておく。

【根拠】すぐに固定をすることで事故抜去のリスクを軽減できるため。

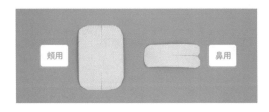

頬用　鼻用

⑧ メジャーで、**鼻腔から外耳孔**、**外耳孔から剣状突起**までの長さを測定し、長さを記録しておく。

【根拠】鼻腔から外耳孔、外耳孔から剣状突起までの長さは、チューブが鼻腔から噴門部を超える長さの目安となるため。

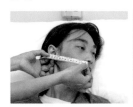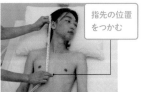

指先の位置をつかむ

栄養チューブの挿入

① 衛生的手洗いを行う。

【根拠】手指の病原体を減少させるため。

② ディスポーザブル手袋とディスポーザブルエプロンを着用する。

【根拠】挿入時に鼻汁などの体液に触れたり、チューブ挿入時の反射によって咳嗽が生じて看護師が分泌物に曝露する可能性があるため。

③ 栄養チューブを開封し、チューブを取り出す。

チューブ先端に潤滑剤を塗布する

④ ガーゼに潤滑剤を広げ、チューブ先端約10cmに塗布する。

【根拠】チューブがスムーズに挿入できるように、また、チューブ挿入時に生じる鼻腔などの痛みを軽減するため。

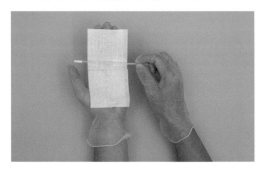

後頭部に向けてチューブを挿入する

⑤ チューブの先端10〜15cmのところを把持し、**後頭部に向けて水平にゆっくり挿入**する。

【ポイント】チューブを上向きに進めると、鼻腔上壁にチューブ先端があたり危険である。必ず水平に進めるようにする。

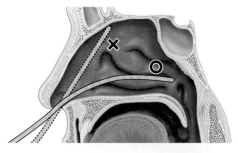

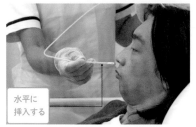

水平に挿入する

⑥ チューブが10〜15cm挿入されてチューブ先端が咽頭部に差し掛かると抵抗が生じる。抵抗を感じたら一旦挿入を止める。

チューブをゆっくり進める

⑦ 患者さんにゆっくりと数回つばを飲み込みように指示する。**患者さんの嚥下に合わせて**チューブをゆっくり進める。

根拠 患者さんに嚥下をしてもらうことで、チューブがスムーズに咽頭を通過することができるため。

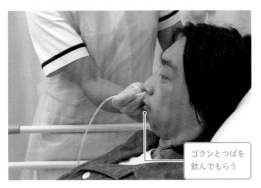

ゴクンとつばを飲んでもらう

⑧ そのままゆっくりチューブを進めて、あらかじめ測定した長さに10cmを加えた長さまで挿入する。

根拠 チューブ先端が確実に胃内に到達するために、10cmを加えた長さまで挿入する。

⑨ 鼻腔周辺の潤滑剤を拭き取る。

根拠 このあとに貼るテープがはがれないようにするため。

⑩ 固定用のテープでチューブを鼻腔に固定する。

根拠 チューブが自然に抜けてしまわないようにするため。

チューブの先端が胃内にあることの確認

患者さんの口腔内を観察

① 口腔内でチューブが咽頭部や口腔内でとぐろを巻いていないか確認する。

根拠 栄養チューブが口腔内や咽頭部でとぐろを巻いていると、チューブ先端が胃内に確実に届いていない可能性があるため。

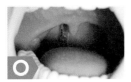
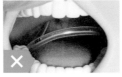

チューブが口腔内でとぐろを巻いている

胃内容物を確認する

② カテーテルチップシリンジをチューブに接続する。

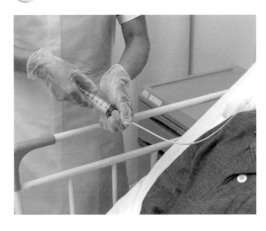

③ カテーテルチップシリンジの内筒を引き、チューブ内に**胃液などの胃内容物が吸引**されてくるのを確認する。

根拠 チューブの先端が胃内にあれば胃の内容物が吸引できるため。

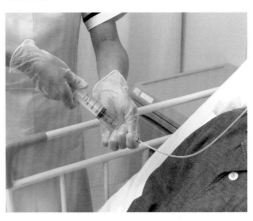

④ 吸引物の**pHが5.5以下**であることをpH試験紙で確認する。

根拠 吸引された液体が確実に胃内容物であることを確認するため。

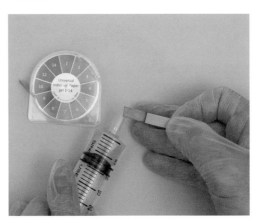

⑤ チューブのキャップを閉じる。

(根拠) 開けっぱなしにすると胃内容物が流出してしまうため。

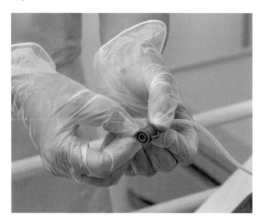

チューブを固定する

⑥ 固定用のテープでチューブを鼻翼・頬部に固定する。

(根拠) 事故抜去を防ぐため、鼻翼と頬部の2箇所で固定する。

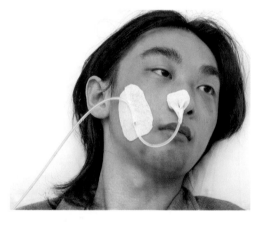

⑦ 鼻翼の固定位置のチューブとテープに、油性マーカーで印をつける。

(根拠) 挿入位置のズレがないかどうかを確かめる目印となるため。

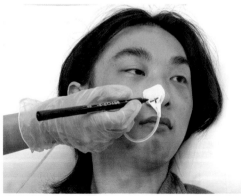

⑧ 衣服にチューブを固定する。

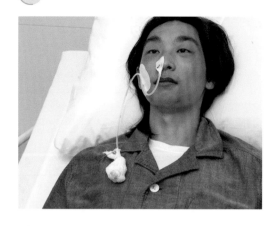

⑨ 患者さんの衣服や体位を整える。

⑩ ディスポーザブル手袋とディスポーザブルエプロンを外し、衛生的手洗いを行う。

⑪ 挿入したチューブの太さと日時、長さを記録する。

(根拠) 今後、留置位置確認のための重要な情報となるため記録する。

⑫ 医師に依頼し、X線撮影でチューブが確実に胃内にあることを確認してもらう。

(根拠) チューブ先端の位置確認で1番確実な方法はX線撮影による確認であるため。

注意点

チューブの先端位置の確認を「気泡音を聴取」のみで行うのは不十分

　カテーテルチップで空気を注入し左右下肺野と心窩部で気泡音を聴診することでチューブ先端が胃内にあることを確認する方法は、確認方法として不十分であることが明らかになっています。胃内容物の吸引や胃内容物のpH確認、X線撮影などの方法を複数用いて確認を行いましょう。

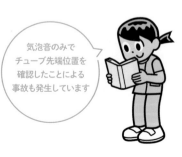

気泡音のみでチューブ先端位置を確認したことによる事故も発生しています

110

基本技術②：経鼻経管栄養法

ここでは、ラコール®NF配合経腸用液とネオフィード®栄養セットを使って、経鼻経管栄養法を実施する方法を説明します。

栄養剤の準備

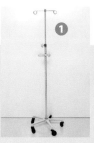
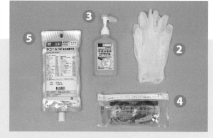

必要物品

❶点滴スタンド　❷ディスポーザブル手袋
❸速乾性擦式アルコール手指消毒薬
❹ネオフィード®栄養セット（以下：栄養セット）
❺ラコール®NF配合経腸用液（以下：栄養剤）

図2 ネオフィード®栄養セット（株式会社トップ）

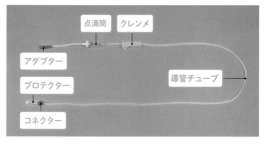

点滴筒　クレンメ
アダプター
プロテクター
導管チューブ
コネクター

図3 ラコール®NF配合経腸用液

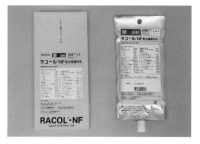

手 順

医師の指示、本人、栄養剤の種類などを確認する

① 医師の指示を確認し、患者さんの名前、栄養剤の種類、栄養剤の滴下速度、注入時間を確認する。

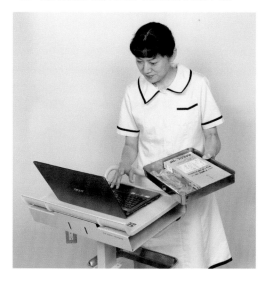

② 注入する栄養剤の種類と準備した栄養剤が間違っていないことを確認する。

③ 患者さんに経鼻経管栄養の目的、これから実施することを**説明し同意を得る**。

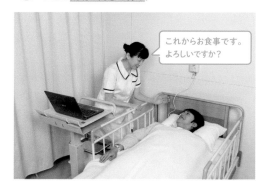

> これからお食事です。よろしいですか？

④ 衛生的手洗いを行い、ディスポーザブル手袋を着用する。

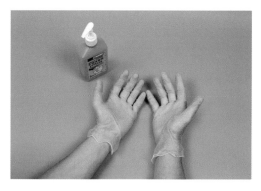

食事の援助技術

10　経管栄養法：経鼻経管栄養法

栄養剤の温度を確認する

④ 準備した栄養剤が**室温となっているか**、看護師の**前腕の内側**に当て確認する

根拠
- 栄養剤の温度が高すぎると消化管に炎症を起こす危険があり、また低いと腹痛や下痢を起こす危険があるため。
- 前腕内側は体の他の部位と比較して温点分布の密度が高いため温度を感じやすい。

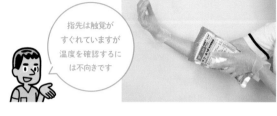

指先は触覚が
すぐれていますが
温度を確認するに
は不向きです

栄養セットを取り出し、栄養剤を開栓する

⑤ 栄養セットを袋から取り出し、**クレンメを閉じる**。

根拠 クレンメを閉じておかないと栄養剤と接続したときに栄養剤が流出してしまうため。

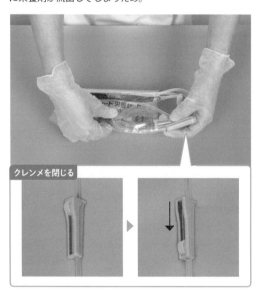

クレンメを閉じる

⑥ 栄養剤の裏面上部の角からアルミ箔をはがす。

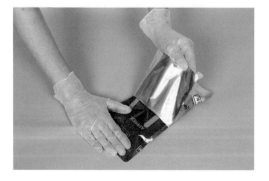

---

⑦ 中味が出ないようにノズルを上向きに持って、キャップをひねり、開栓する。

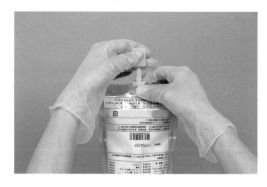

ノズルに栄養セットを押し込む

⑧ 栄養剤は上向きのまま、ノズルに栄養セットのアダプターを**まっすぐに突き当たるまで**押し込む。

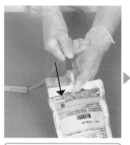

まっすぐ押し込む

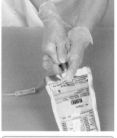

しっかりと突き当たるまで

⑨ 点滴スタンドに栄養剤をかけ、点滴筒を指で押しつぶし、点滴筒に栄養剤を1/2〜1/3程度まで満たす。クレンメをゆるめ**栄養剤を栄養セットの先端まで満たして**クレンメを閉じる。

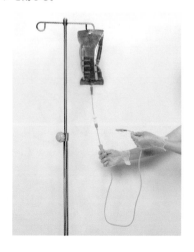

細菌による
汚染が起きないよう
清潔に
留意しましょう

患者さんの準備（体位の準備と口腔ケア）

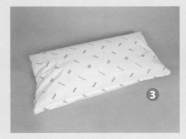

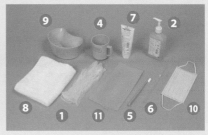

患者さんの状態によっては、吸引ができるように準備をする。

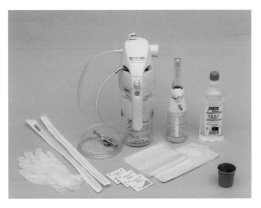

手順

排泄の有無を確認する

① 患者さんに**排泄の有無を確認**する。おむつを使用している場合は、必ず確認し汚れていたら交換する。

本人確認をする

② 患者さんが経鼻経管栄養法を実施する**本人であることを確認**する。医師の指示にある名前と患者さんの名前が一致しているか、患者さんに**フルネームを言ってもらう、ネームバンドを確認する**など**複数の方法**で確認する。

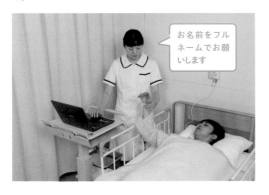

お名前をフルネームでお願いします

上半身を挙上して体位を調整する

③ 患者さんを**座位**、または上半身をギャッチアップして**30〜45度**の**セミファウラー位**か**ファウラー位**とする。**膝を軽度曲げる姿勢**にし、患者さんの足底とフットボードの間にクッションを入れる。

根拠 栄養剤の逆流による誤嚥を起こさないために上半身を挙上する。膝を軽度曲げ、クッションを入れることで患者さんがずり下がるのを予防できる。

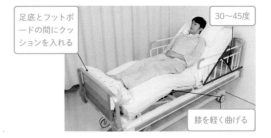

足底とフットボードの間にクッションを入れる

30〜45度

膝を軽く曲げる

口腔ケアを実施する

④ **口腔ケア**を実施する。

根拠 経口摂取ができない患者さんは、唾液の分泌が少なくなっており、口腔内が乾燥し自浄作用が低下している。これによって繁殖した細菌を含む唾液を誤嚥すると、肺炎を起こすこともある。

注意 経管栄養の直後に口腔ケアを行うと、嘔吐を誘発し誤嚥のリスクが生じる。そのため、経管栄養実施中の患者さんの口腔ケアは**食前や食間に行う**。食前に行う口腔ケアは、口腔内の刺激によって消化管の蠕動運動が促されるという利点もある。食後に行う場合は30〜60分経過し仰臥位に戻す際に実施するとよい。

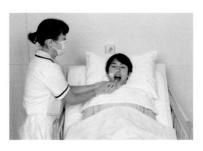

栄養剤の注入

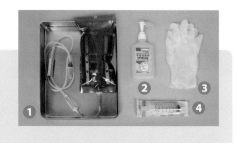

必要物品

- ❶準備した栄養剤
- ❷速乾性擦式アルコール手指消毒薬
- ❸ディスポーザブル手袋
- ❹カテーテルチップシリンジ（30mL）
- ❺点滴スタンド
- ❻ストップウォッチまたは秒針付きの時計
- ❼pH試験紙

手 順

栄養チューブの確認

① 栄養剤を注入する前に、必ず栄養チューブの先端が患者さんの胃、または十二指腸に確実に届いていることを確認する。確認する方法は、**X線撮影**が確実であるが、毎日の食事のたびに行うことは現実的ではない。そこで、❷〜❺に説明する**栄養チューブの固定の長さを確認する方法、口腔内を確認する方法、胃液などの胃内容物を吸引する方法**など、**必ず複数の方法を組み合わせて確認**する。それでも確認できないときは**医師に報告**し、X線撮影による確認の指示を受ける。

（根拠） 栄養チューブが口腔内や咽頭部にとぐろを巻いている等で先端が胃や十二指腸に位置しないまま栄養剤を注入すると、気管に流れ込む危険があるため。また、気管内に栄養チューブが留置されているのに気がつかず栄養剤を注入した場合には、肺炎や、窒息して死亡する危険もある。

図4 経鼻経管栄養法の栄養チューブ挿入の長さ

栄養チューブを挿入する長さは体格によって異なりますが、目安の長さは**鼻孔から耳朶へ、耳朶から剣状突起までの長さ**です。成人では、約45〜55cmです。

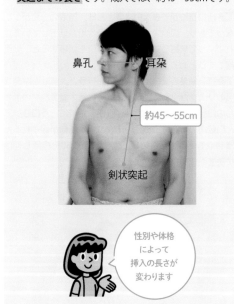

鼻孔　　耳朶

約45〜55cm

剣状突起

性別や体格によって挿入の長さが変わります

栄養チューブの固定を確認する

② **患者さんの外観**をみて、栄養チューブがテープで皮膚にきちんと固定されているか確認する。

（根拠） 固定テープがはがれていると、栄養チューブの先端が胃や十二指腸に留置されていない可能性がある。テープがはがれかけていると栄養剤注入中に栄養チューブが抜けてしまい、気管に栄養剤が流れ込む危険が高くなる。

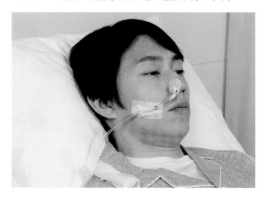

③ 栄養チューブ挿入時に鼻腔から何cm挿入したかを記録した**看護記録**と、栄養チューブに残されている**マーキング位置（長さ）**と鼻腔口の位置のすべてが一致していることを確認する。

（根拠） 栄養チューブ挿入時の長さと現在の長さが違うと、栄養チューブが患者さんに正しく留置されていないことになる。

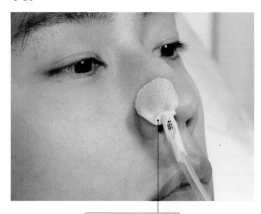

患者さんの鼻腔口とチューブのマーキングの位置が一致している

口腔内を観察する

④ 患者さんの**口腔内を観察**し、栄養チューブが**咽頭部や口腔内でとぐろを巻いたり**していないか確認する。

根拠 栄養チューブが口腔内や咽頭部でとぐろを巻いていると、チューブ先端が胃や十二指腸に届いていない可能性がある。

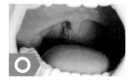 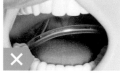

チューブが口腔内でとぐろを巻いている

胃内容物を吸引する

⑤ カテーテルチップシリンジを栄養チューブに接続する。

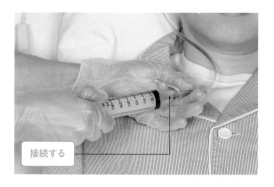

接続する

⑥ カテーテルチップシリンジの内筒を引き、栄養チューブ内に胃液などの胃内容物が吸引されてくるのを確認する。

根拠 栄養チューブの先端が胃に届いていれば、胃の内容物が吸引できるため。

注意 何も吸引されない場合は別の方法で確認する。

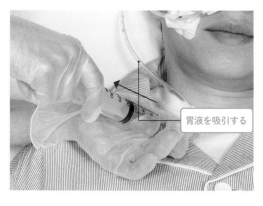

胃液を吸引する

⑦ 吸引物のpHが5.5以下であることをpH試験紙で確認する。

根拠 吸引された液体が確実に胃内容物であることを確認するため。

栄養剤の準備

⑧ 「栄養剤と栄養セットの準備」で準備した栄養剤と点滴スタンドを、**患者さんの栄養チューブが皮膚に固定してある側**に準備する。

根拠 固定してある側と逆側に準備すると、栄養チューブが患者さんの前を交差し、事故抜去の原因となりうるため。

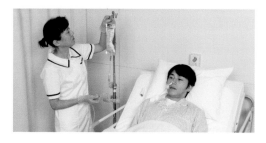

再度、本人確認をする

⑨ 栄養剤を注入する直前に再度患者さんが経鼻経管栄養法を実施する**本人であることを確認**する。医師の指示箋にある名前と患者さんの名前が一致しているか、患者さんにフルネームを言ってもらう、ネームバンドを確認するなど複数の方法で確認する。

栄養チューブを接続する

⑩ 栄養セットのプロテクターを外し、**コネクターと栄養チューブを接続**する。

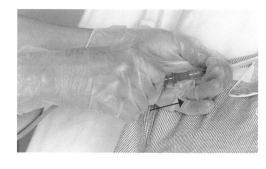

栄養剤を注入する

⑪ クレンメを徐々に開放しながら**指示された注入速度**となるように調節する。注入中は適宜観察する。詳細はP.106「観察ポイント」参照。

注意 ネオフィード®栄養セットの場合は1mL≒15滴である。

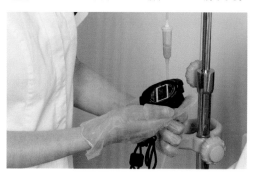

栄養剤注入終了時のケア

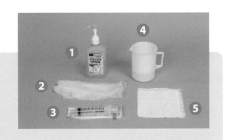

必要物品

❶速乾性擦式アルコール手指消毒薬　❷ディスポーザブル手袋
❸カテーテルチップシリンジ（30mL）
❹微温湯20～30mL　❺ガーゼ　❻ビニール袋（ゴミ袋）

> 日本薬局方では微温湯は30～40度とされていますが、胃に直接入るものですので体温より低い温度を目安にしましょう

手 順

栄養剤の取り外し

① クレンメを閉じ、栄養セットを栄養チューブから外す。

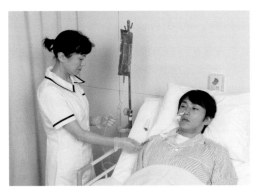

② カテーテルチップシリンジに**微温湯を20～30mL吸い上げ栄養チューブから注入**する。

（根拠）栄養チューブ内に栄養剤が残っていると腐敗する。また、栄養剤が固まって栄養チューブを閉塞させる原因となるため。

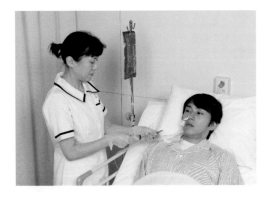

③ 栄養チューブを**小さくまとめてガーゼなどでつつみ**、寝衣に固定する。

（根拠）栄養チューブをまとめずに放置しておくと事故抜去の原因となるため。

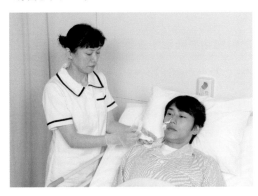

患者さんのケア

栄養剤注入後は**30～60分**、患者さんを**座位**、または上半身をギャッチアップして**30～45度のセミファウラー位かファウラー位**にする。

（根拠）栄養剤注入後すぐに仰臥位とすると胃内容物が逆流することがあるため。

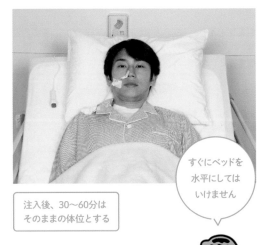

注入後、30～60分はそのままの体位とする

> すぐにベッドを水平にしてはいけません

＜引用・参考文献＞
1. 日本静脈経腸栄養学会：静脈経腸栄養ガイドライン―第3版．照林社，東京，2013.
2. 日本消化器内視鏡学会卒後教育委員会PEGガイドライン（案）.
3. 倉田なおみ：薬剤投与からみたPEG．静脈経腸栄養2014；29（4）：25－31.

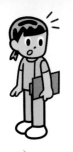

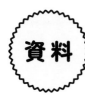

資料 検査基準値一覧❶

血液検査

血球数算定	白血球数（WBC）	●成人：4,000〜8,000/μL ●小児：5,000〜13,000/μL ●幼児：5,000〜18,000/μL ●新生児：9,000〜30,000/μL
	赤血球数（RBC）	●男性：430〜570×10⁴/μL ●女性：380〜500×10⁴/μL
	白血球分画	●好中球：40〜60% ●リンパ球：30〜45% ●好酸球：3〜5% ●単球：3〜6% ●好塩基球：0〜2%
	ヘマトクリット（Ht）	●男性：39〜52% ●女性：34〜44%
	ヘモグロビン（Hb）	●男性：13.5〜17.5g/dL ●女性：11.5〜15.0g/dL
	血小板（PLT）	●15〜34×10⁴/μL

凝固・線溶系	出血時間	●1〜3分（Duke法） ●1〜8分（Ivy法）
	プロトロンビン時間（PT）	●9〜15秒 ●活性：70〜100%
	活性化部分トロンボプラスチン時間（APTT）	●25〜45秒
	トロンボテスト（TT）	●70〜130%
	ヘパプラスチンテスト（HPT）	●70〜130%
	フィブリノーゲン（Fg）	●155〜415mg/dL
	フィブリン・フィブリノゲン分解産物（FDP）	●5μg/mL未満
	D-ダイマー	●1.0μg/mL（LPIA） ●0.5μg/mL（ELISA）
	アンチトロンビンⅢ（ATⅢ）	●81〜123%
	トロンビン・アンチトロンビンⅢ複合体（TAT）	●3.2ng/mL以下

血液生化学検査①

タンパク関連・含窒素成分	総タンパク（TP）	●6.7〜8.3g/dL
	血清アルブミン（Alb）	●3.8〜5.3g/dL
	血清尿素窒素（UN、BUN）	●8〜20mg/dL
	血清尿酸（UA）	●男性：3.8〜7.0mg/dL ●女性：2.5〜7.0mg/dL
	血清クレアチニン（Cr）	●男性：0.61〜1.04mg/dL ●女性：0.47〜0.79mg/dL
	血清ビリルビン	●総ビリルビン：0.2〜1.0mg/dL ●直接ビリルビン：0.0〜0.3mg/dL ●間接ビリルビン：0.1〜0.8mg/dL
	アンモニア（NH₃）	●40〜80μg/dL

電解質・金属	血清ナトリウム（Na）	●137〜145mEq/L
	血清カリウム（K）	●3.5〜5.0mEq/L
	血清カルシウム（Ca）	●8.4〜10.4Eq/L
	血清鉄（Fe）	●男性：50〜200μg/mL ●女性：40〜180μg/mL
	血清クロール（Cl）	●98〜108mEq/L
	血清マグネシウム（Mg）	●1.7〜2.6mg/dL

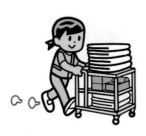

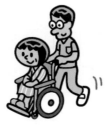

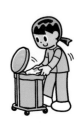

11

排泄援助
（尿器、便器・ポータブルトイレ）

　排泄は尿や便を体外に排出することを指し、排泄物とは尿と便を指します。排泄は、食事や更衣、移動、整容、入浴などのADL（activities of daily living：日常生活動作）に含まれる、**人間が生命を維持するうえで必要不可欠**なものです。

目 的

　排泄援助の第一の目的は、**尿や便を体外に排出する手助けをすること**です。さらに、人が独立して社会生活を営むうえで**排泄が自立していること**は重要な条件ですので、排泄に何らかの問題を抱える患者さんが自立して排泄を行えるように援助することも大切な目的です。

自立した排泄ができることも大切な目的

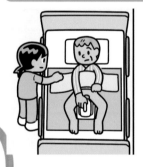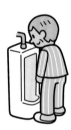

注意事項

　自立した排泄ができる場合は、排泄する姿や陰部を人に見られることはありませんが、排泄援助では排泄する姿や陰部だけでなく、尿や便などの排泄物を他者にさらさなければいけません。排泄する姿や排泄物を人に見られたり、排泄音や排泄物のにおいを他者にさ

らすことには強い苦痛が生じます。このときの恥ずかしいと感じる気持ちを羞恥心といいます。**排泄援助では患者さんの感じる羞恥心を最小限にする援助の工夫や配慮が必要**です。

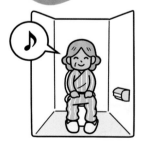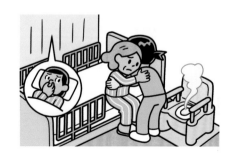

排泄援助の基礎知識

排泄のプロセス

排泄は、**図1**のようなプロセス全体を指します。この**排泄のプロセスのどこかに問題や障害がある場合に行う援助**を排泄援助といいます。

排泄は生活習慣や生活様式によって人それぞれに方法や時間などに違いがあるという特徴があります。そのため、排泄援助では**患者さんが普段どのように排泄を行っていたのか**をくわしく情報収集して、患者さんの個別性に合わせた援助を提供することが大切です（**図2**）。

図1 排泄のプロセスの一例

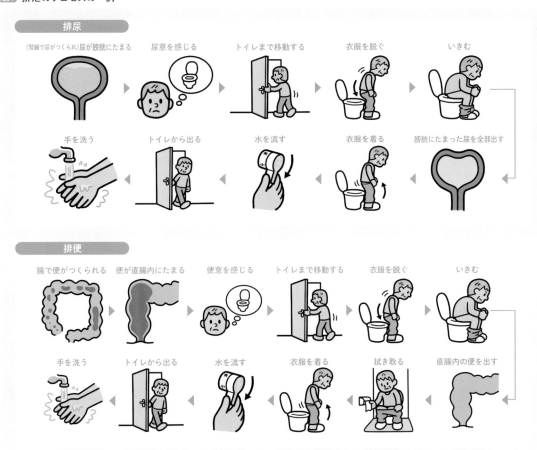

排尿

（腎臓で尿がつくられ）尿が膀胱にたまる　尿意を感じる　トイレまで移動する　衣服を脱ぐ　いきむ

手を洗う　トイレから出る　水を流す　衣服を着る　膀胱にたまった尿を全部出す

排便

腸で便がつくられる　便が直腸内にたまる　便意を感じる　トイレまで移動する　衣服を脱ぐ　いきむ

手を洗う　トイレから出る　水を流す　衣服を着る　拭き取る　直腸内の便を出す

図2 個別性に合わせた排泄援助

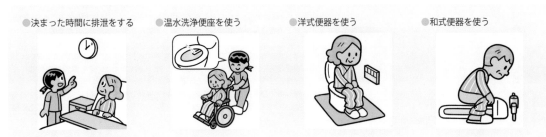

●決まった時間に排泄をする　　●温水洗浄便座を使う　　●洋式便器を使う　　●和式便器を使う

尿器、便器・ポータブルトイレの種類と特徴

治療上の制限や患者さん自身のADLの程度によってトイレまで移動できない患者さんの排泄援助では、**尿器、便器・ポータブルトイレ**を使用します。トイレまで移動する時間が長いために排泄を失敗してしまう患者さんに、ベッドやその周辺ですぐに使用できる尿器や便器・ポータブルトイレを使用することもあります。

● 尿器の種類と特徴

尿器は排尿のために使用する器具で、トイレまで移動しなくてもベッドやその周囲などで排尿することができます。

表1 尿器の種類と特徴

尿器の種類	手持ち式尿器（尿器、尿瓶：しびん）		セパレート式尿器（安楽尿器）	
	男性用	女性用	男性用	女性用
写真	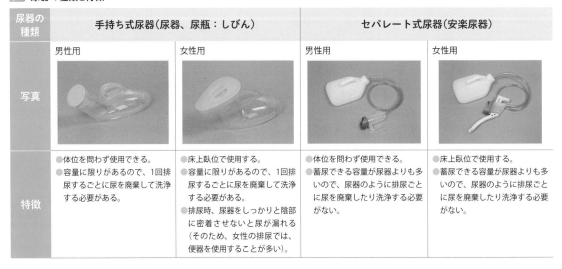			
特徴	●体位を問わず使用できる。 ●容量に限りがあるので、1回排尿するごとに尿を廃棄して洗浄する必要がある。	●床上臥位で使用する。 ●容量に限りがあるので、1回排尿するごとに尿を廃棄して洗浄する必要がある。 ●排尿時、尿器をしっかりと陰部に密着させないと尿が漏れる（そのため、女性の排尿では、便器を使用することが多い）。	●体位を問わず使用できる。 ●蓄尿できる容量が尿器よりも多いので、尿器のように排尿ごとに尿を廃棄したり洗浄する必要がない。	●床上臥位で使用する。 ●蓄尿できる容量が尿器よりも多いので、尿器のように排尿ごとに尿を廃棄したり洗浄する必要がない。

● 便器・ポータブルトイレの種類と特徴

便器は床上やその周辺で排泄する際に使用する器具で、ポータブルトイレは設置したその場所で排泄できる器具です。

表2 便器の種類と特徴

便器の種類	差し込み便器		ポータブルトイレ		
	和式便器	洋式便器	プラスチック製	折りたたみ式	木製家具調
写真					
特徴	●床上臥位で使用する。 ●和式便器のあて方 肛門 ●便器の厚みがないので殿部に挿入しやすい。	●床上臥位で使用する。 ●洋式便器のあて方 ●便器に厚みがあるため、殿部に挿入しにくい。	●床に置いて使用する。 ●ベッドからポータブルトイレに移動することができる患者さんが使用する。 ●折りたたみ式に比べて重量があるため安定感がある。 ●軽いので持ち運びやすい。	●床に置いて使用する。 ●ベッドからポータブルトイレに移動することができる患者さんが使用する。 ●使用しない際には折りたたんで収納しておくことができる。 ●軽いので持ち運びやすい。	●床に置いて使用する。 ●ベッドからポータブルトイレに移動することができる患者さんが使用する。 ●見た目が家具に近いため、ベッド周辺などの室内においても違和感を感じにくい。 ●トイレとして使用しない場合には、椅子としても使用できる。 ●重量があるため安定感がある。 ●重いため、持ち運びが不便。

尿器、便器・ポータブルトイレの使い分け

尿器、便器・ポータブルトイレは患者さんの性別や排泄の体位に応じて下記のように使用します。

表3 排泄器具と使用できる体位

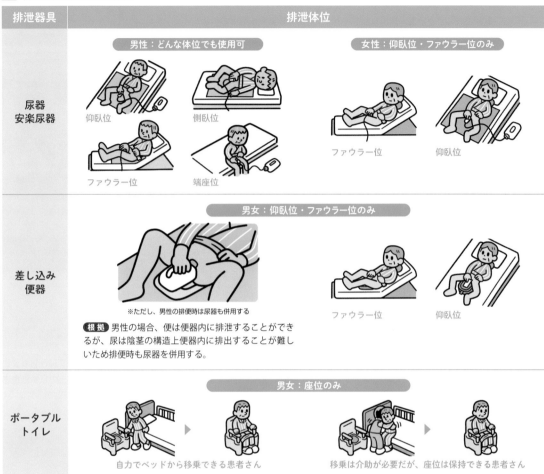

排泄器具	排泄体位
尿器 安楽尿器	男性：どんな体位でも使用可（仰臥位・側臥位・ファウラー位・端座位）　女性：仰臥位・ファウラー位のみ
差し込み便器	男女：仰臥位・ファウラー位のみ
ポータブルトイレ	男女：座位のみ

※ただし、男性の排便時は尿器も併用する

根拠 男性の場合、便は便器内に排泄することができるが、尿は陰茎の構造上便器内に排出することが難しいため排便時も尿器を併用する。

自力でベッドから移乗できる患者さん／移乗は介助が必要だが、座位は保持できる患者さん

観察ポイント

排泄記録

排泄行動に関する情報は、患者さんの**ケアに活かすことのできる貴重な情報**ですので、もれなく記録します。さらに、過去の記録を参考に患者さんの**排泄パターンを把握**し、排泄のタイミングを予測して声がけするなどケアにも活かしましょう。

排泄記録は看護師が記録する場合と、患者さん自身に記録してもらう場合があります。

表4 排泄についての記録内容　　　○○○○ 様

月日	時間	便・尿	量	色・形	飲水量	利尿剤や下剤のくすり
6.18	21：00	尿・便			50	下剤2錠
6.19	2：00	㊊尿・便	250			
6.19	6：30	㊊尿・便	100			
6.19	8：00	尿・便			180	利尿剤1錠
6.19	9：30	㊊尿・㊋便	バナナ2本　200			
		尿・便				
		尿・便				
		尿・便				

ベッド上での排泄援助

ここでは、尿器や差し込み便器を使用したベッド上での排泄援助の手順を示します。

必要物品

❶ワゴン
❷速乾性擦式アルコール手指消毒薬
❸ディスポーザブル手袋
❹ディスポーザブルエプロン
❺綿毛布
❻尿器・便器カバー
❼トイレットペーパー
❽手ふき（おしぼり）
❾防水シーツ
❿ビニール袋（ゴミ袋）

⓫尿器
＜男性の排尿の場合＞
●男性用手持ち式尿器または男性用セパレート式尿器
＜女性の排尿の場合＞
●女性用手持ち式尿器または女性用セパレート式尿器
＜男性の排便の場合＞
●男性用手持ち式尿器または男性用セパレート式尿器、和式便器または洋式便器

＜女性の排便の場合＞
●和式便器または洋式便器

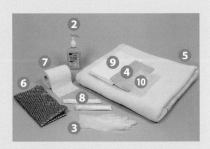

手順

排泄援助の準備

① 患者さんに排泄援助を行うことを説明し、同意を得る。

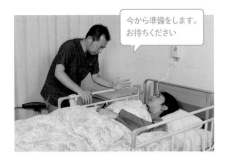

今から準備をします。
お待ちください

② 必要物品を準備する。**尿器や便器にはカバーをかける。**
根拠 尿器や便器を持ち運ぶ際に尿器や便器を他者にみられることで患者さんが排泄することを周囲に知らせてしまい、**患者さんが羞恥心を感じるのを防ぐため。**

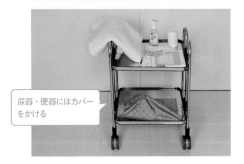

尿器・便器にはカバーをかける

援助する環境を整える

③ カーテンを閉める。
根拠 患者さんの**羞恥心に配慮**するため。

④ 床頭台や椅子、オーバーベッドテーブルをじゃまにならない位置に移動させる。ベッド上の私物は患者さんに許可を得て床頭台の上などに移動する。
根拠 援助を効率よく行うため。

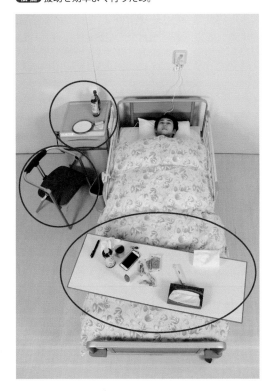

⑤ ベッドの高さを**援助しやすい高さ**に調整する。

(根拠) ベッドが低すぎると看護師が中腰の姿勢となり腰を痛めてしまうため。

⑥ 掛け布団を綿毛布に替える。

(根拠) 厚みのある掛け布団は援助のじゃまになるため、薄くて保温性があり露出も防ぐことができる綿毛布に交換する。

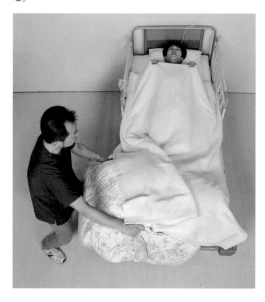

手指消毒を行う

⑦ 衛生的手洗いを行い、ディスポーザブル手袋とディスポーザブルエプロンを装着する。

(根拠) 手指の病原体を減少させるため。排泄物が看護師の手指や衣服に付着するのを防ぐため。

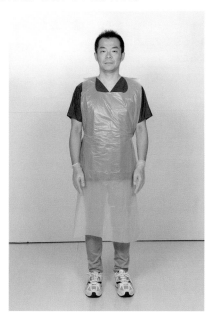

患者さんの衣服を脱がせる

⑧ **殿部に防水シーツを敷いてから**患者さんの寝衣と下着を脱がせて下半身を露出する。

(根拠) 万が一排泄物が尿器や便器からこぼれたときにシーツの汚染を最小限にするため。

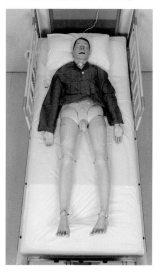

ここからは手順が見やすいように綿毛布を外した状態で解説します

⑨ ナースコールを**患者さんの手の届く位置**に置く。

(根拠) 排泄後にナースコールで看護師を呼んでもらうため。

尿器を使用した排尿援助

① ベッドを**セミファウラー位、またはファウラー位**にギャッチアップする。

(根拠) ギャッチアップすることで腹圧がかけやすくなり排尿しやすくなるため。また、尿器を把持しやすくするため。

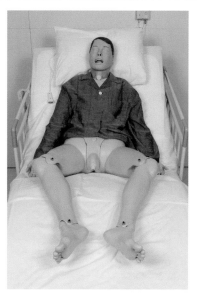

男性の場合

② 尿器に陰茎を入れ、尿器を患者さん自身で把持してもらう。このとき、**尿器の底が持ち上がらないように注意**する。

(根拠) 尿器が持ち上がった状態で排尿してしまうと、尿が尿器からこぼれてしまうため。

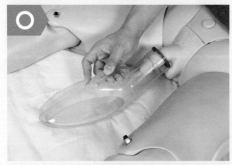

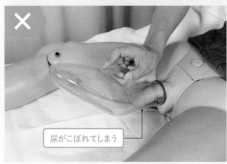

尿がこぼれてしまう

寝衣や下着は陰部が露出する程度脱いでもよいでしょう

女性の場合

② **会陰部に尿器の受け口を押しつけるように当て**、尿器を患者さん自身に把持してもらう。

(根拠) 尿が会陰部を伝って尿器の外に流れ出さないようにするため。

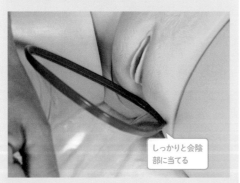

しっかりと会陰部に当てる

確認ポイント

● 排尿が終了するまでしっかりと会陰部に押しつけるように患者さんに伝える。

● 3〜4回ほど折りたたんで20cm程度の長さにしたトイレットペーパーを準備する。トイレットペーパーの端で恥骨あたりを覆うようにあて、その部分を患者さん自身におさえてもらい、もう一方の端はそのまま尿器の中に垂らす。

(根拠) 排尿時に尿が飛散しないようにするため。

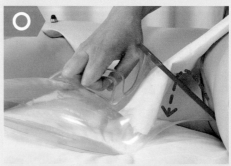

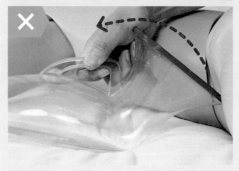

便器を使用した排便援助

① 3〜4回ほど折りたたんで20cm程度の長さにしたトイレットペーパーを**便器の底部に敷く**。

(根拠) 便が便器の底部にこびりつくのを防いで**片付けを容易にする**ため。

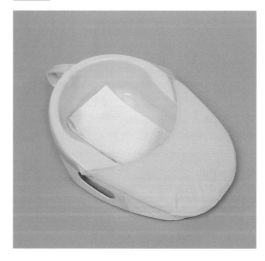

② 患者さんに**腰を挙上してもらい、便器を殿部の下に挿入する**（便器を当てる位置は**P.120表2**を参照）。

③ ベッドを**セミファウラー位、またはファウラー位に**ギャッチアップする。

根拠 ギャッチアップすることで**腹圧がかけやすくなり**排泄しやすくなるため。男性の場合は、尿器を把持しやすくなるため。

男性の場合

④ 陰茎を尿器に入れて、尿器を患者さん自身に把持してもらう。このとき、尿器の底が持ち上がらないように注意する。

女性の場合

④ 3～4回ほど折りたたんで20cm程度の長さにしたトイレットペーパーを準備する。トイレットペーパーの端を恥骨あたりを覆うようにあて、その部分を患者さん自身におさえてもらい、もう一方の端はそのまま便器の中に垂らす。

根拠 排尿時に**尿が飛散しないように**するため。

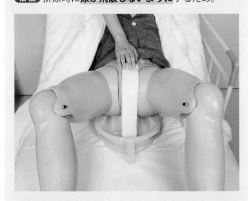

確認ポイント

●女性用尿器はその構造上、尿が会陰をつたって殿部に流れてしまいやすいという欠点がある。そのため、女性の場合は排便だけでなく、**排尿時も差し込み便器を使用する**とよい。

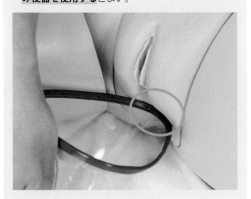

排泄中の援助

① 排泄が終わったらナースコールを押すように伝えて**看護師は退室する。**

根拠 他者が側にいるとスムーズな排泄ができないため。

② ナースコールがあったら、患者さんのもとに向かう。

リラックスした
環境で排泄
できるように
配慮しましょう

尿器を使用した排尿後の援助

男性の場合

① 尿器を外す。尿道口周辺に尿が付着している場合はトイレットペーパーで拭き取る。

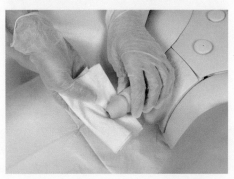

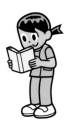

排泄にかかった
時間や残尿感・努責の
有無などは排泄に関する
大切な情報です。
排泄援助中も
情報収集をしましょう

女性の場合

① 押さえているトイレットペーパーを尿器内に廃棄し、尿器を外す。

② 会陰部を**腹側から背側に向かって**トイレットペーパーで拭く。このとき、一度肛門付近を拭いたトイレットペーパーで尿道口周辺を拭かないようにする。

根拠 肛門周囲の大腸菌等を尿道口に移動させないようにするため。

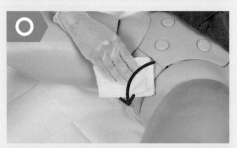

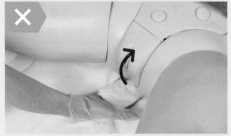

女性の場合

① 恥骨にあてていたトイレットペーパーを便器内に廃棄し、会陰部を腹側から背側に向かってトイレットペーパーで拭く。このとき、一度肛門付近を拭いたトイレットペーパーで尿道口周辺を拭かないようにする。

根拠 肛門周囲の大腸菌等を尿道口に移動させないようにするため。

② ベッドを水平に戻し、便器を取り除く。

③ **看護師側に側臥位**になってもらい、付着した便をトイレットペーパーで拭き取る。このとき、一度肛門周囲や便を拭いたトイレットペーパーが尿道口周辺に触れないようにする。

根拠 肛門周囲の大腸菌等を尿道口に移動させないようにするため。

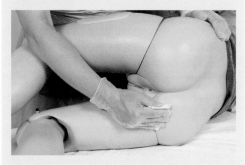

④ 仰臥位になってもらう。

排便後の援助

男性の場合

① 尿器を外す。尿道口周辺に尿が付着している場合はトイレットペーパーで拭き取る。

② ベッドを水平に戻し、便器を取り除く。

③ **看護師側に側臥位**になってもらい、肛門とその周囲をトイレットペーパーで拭き取る。

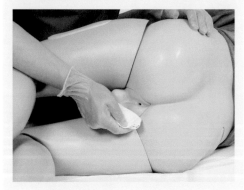

あと片付け

① 尿器には**キャップをする**。便器には**ふたをする**。

根拠 排泄物のにおいを拡散させないため。

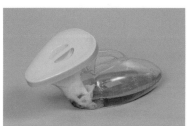

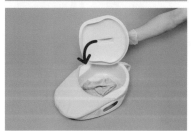

(2) 尿器や便器にはカバーをかけ、ワゴンの下段に置く。

根拠 尿器や便器を持ち運ぶ際に尿器・便器や排泄物を他者に見られることで生じる患者さんの**羞恥心を最小にする**ため。

(3) 防水シーツを取り除く。

(4) ディスポーザブル手袋とディスポーザブルエプロンを外しビニール袋（ゴミ袋）に捨てる。

(5) 衛生的手洗いを行う。

(6) 患者さんに下着と寝衣を着せる。

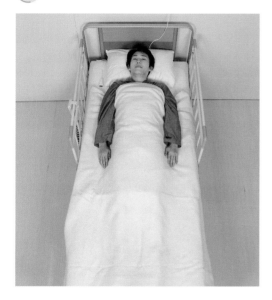

(7) 手ふきで患者さんに手を拭いてもらう。

根拠 患者さんが陰部周囲や尿器に触れているため。また、**排泄後の習慣としての手洗いの代わり**として行う。

(8) 綿毛布を掛け布団にかえる。

(9) ベッドの高さを元の高さに戻す。

(10) 床頭台や椅子、オーバーベッドテーブル、患者さんの私物などを元の位置に戻す。

(11) カーテンを開ける。

(12) ナースコールが確実に使用できる位置にあり、患者さんも理解しているかどうかを確認する。

根拠 ナースコールは患者さんがすぐに使用できるように準備しておく必要があるため。

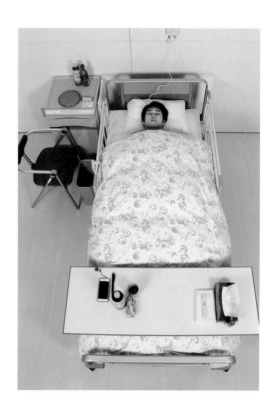

(13) 援助が終わったことを患者さんに告げる。

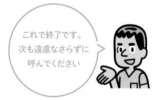

これで終了です。次も遠慮なさらずに呼んでください

使用器具・排泄物の処理

(1) 衛生的手洗いを行い、、ディスポーザブル手袋とディスポーザブルエプロンを装着する。

(2) **排泄物と尿器・便器を所定の方法で処理**する。

根拠 排泄物は病原体を含んでいる可能性があるため決められた方法で処理する。尿器・便器は再度使用できるように準備する必要があるため。

(3) ディスポーザブル手袋とディスポーザブルエプロンを外しビニール袋（ゴミ袋）に捨てる。

(4) 衛生的手洗いを行う。

(5) **排泄に関する情報を記録**する。

根拠 排泄の方法や時間、量、性状などは患者さんの身体状態に関する重要な情報となるため。

ポータブルトイレでの排泄援助

ここでは、下肢の筋力が低下していて立位に介助が必要な患者さんへのポータブルトイレでの排泄援助の手順を示します。

必要物品

❶ポータブルトイレ
❷ワゴン
❸速乾性擦式アルコール手指消毒薬
❹ディスポーザブル手袋
❺ディスポーザブルエプロン
❻バスタオル
❼トイレットペーパー
❽手ふき（おしぼり）
❾防水シーツ
❿ビニール袋（ゴミ袋）

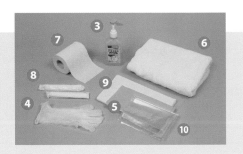

手 順

排泄援助の準備

①〜④の手順は、**P.122**の「ベッド上での排泄援助」の①〜④を参照。

⑤ ベッドの高さを患者さんが立位をとりやすい高さに調整する。
根拠 ベッドが低すぎると立ちづらくなってしまうため。

⑥ 衛生的手洗いを行い、ディスポーザブル手袋とディスポーザブルエプロンを装着する。

ポータブルトイレを設置する

⑦ ポータブルトイレをベッドサイドのなるべく近く、患者さんの移動距離が最小になる位置に設置する。
根拠 移動距離を最小にすることで、**転倒のリスクと介助量を最小にする**ことができるため。

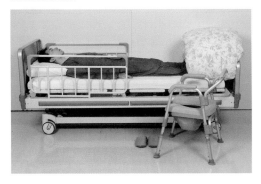

ポータブルトイレは
ベッドに対して
少し角度つけて
設置すると
移乗しやすくなります

移乗の援助

① ポータブルトイレのふたを開け、3〜4回ほど折りたたんで20cm程度の長さにしたトイレットペーパーをポータブルトイレの**汚物バケツ底面に敷く**。
根拠 排泄物がバケツ内に落ちる際に出る音を小さくするため。また、便が便器の底部にこびりつくのを防ぎ片付けを容易にするため。

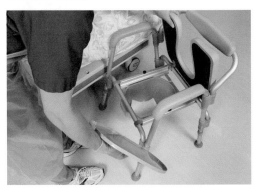

トイレに移乗する

② 患者さんの上半身を起こし、端座位とする。履きものを履いてもらう。

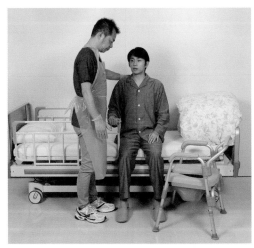

③ 患者さんを支えながら**立位**とし、向きを変えて**ベッド柵につかまってもらう。**

根拠 安定して立位をとるため。

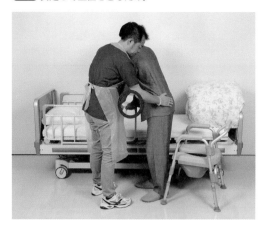

寝衣と下着を脱がす

④ 患者さんの**寝衣と下着を脱がして**下半身を露出する。

ここでは下着を履いた状態で撮影しています

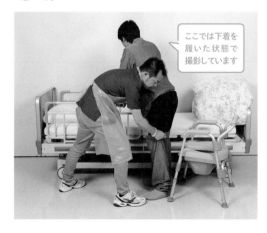

⑤ 患者さんにポータブルトイレの**手すりにつかまってもらい、座ってもらう。**

根拠 手すりにつかまることで安定して座る動作を行うことができるため。

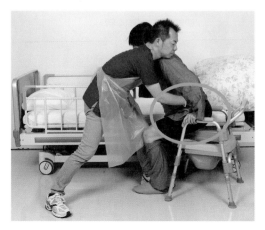

患者さんに排泄をしてもらう

⑥ 患者さんの下肢に**バスタオルを掛ける**。

根拠 下半身の露出を最小限にし、羞恥心に配慮するため。

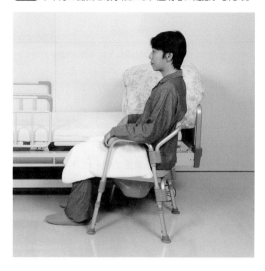

⑦ ある程度の長さのトイレットペーパーを折りたたみ、患者さんに渡す。トイレットペーパーを患者さんの手の届く位置に置く。

根拠 排泄後に自分で拭き取れるように準備するため。

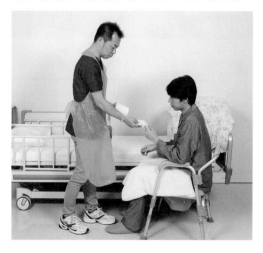

⑧ ナースコールを患者さんの手の届く位置に置く。

根拠 排泄後にナースコールで看護師を呼んでもらうため。

排泄中の援助

① 排泄が終わったらナースコールを押すように伝えて、看護師は退室する。

根拠 他者が側にいるとスムーズな排泄ができないため。

② ナースコールがあったら、患者さんのもとに向かう。

排尿後の援助

① 下肢にかかっているバスタオルを取り除く。

男性の場合

② 尿道口周辺に尿が付着している場合はトイレットペーパーで拭き取る。または患者さん自身に拭いてもらう。

女性の場合

② 会陰部を**腹側から背側に向かって**トイレットペーパーで拭く。または、患者さん自身に拭いてもらう。このとき、一度肛門付近を拭いたトイレットペーパーで尿道口周辺を拭かないようにする。
根拠 肛門周囲の大腸菌などを尿道口に移動させないようにするため。

③ 患者さんを**支えながら立位**とし、**向きを変えてベッド柵につかまってもらう。**
根拠 安定して立位をとるため。

排便後の援助

① 下肢にかかっているバスタオルを取り除く。

男性の場合

② 尿道口周辺に尿が付着している場合はトイレットペーパーで拭き取る。または、患者さん自身に拭いてもらう。

③ 患者さんを**支えながら立位**とし、**向きを変えてベッド柵につかまってもらう。**
根拠 安定して立位をとるため。

④ 患者さん自身、または看護師が肛門をトイレットペーパーで拭き取る。

女性の場合

② 会陰部を**腹側から背側に向かって**トイレットペーパーで拭く。このとき、一度肛門付近を拭いたトイレットペーパーで尿道口周辺を拭かないようにする。または患者さん自身に拭いてもらう。
根拠 肛門周囲の大腸菌などを尿道口に移動させないようにするため。

③ 患者さんを**支えながら立位**とし、**向きを変えてベッド柵につかまってもらう。**
根拠 安定して立位をとるため。

④ 患者さん自身、または看護師が肛門をトイレットペーパーで拭き取る。このとき、一度肛門を拭いたトイレットペーパーが尿道口周辺に触れないようにする。
根拠 肛門周囲の大腸菌などを尿道口に移動させないようにするため。

排泄後の援助・あと片づけ

① 患者さんに下着と寝衣を着せる。

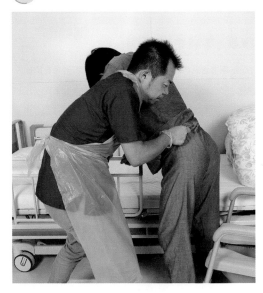

② 患者さんを**端座位**にしてから、**臥床してもらう。**

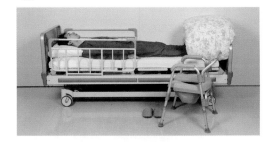

③ ポータブルトイレに**ふたをする。**
根拠 排泄物のにおいを拡散させないため。

④ ディスポーザブル手袋とディスポーザブルエプロンを外しビニール袋（ゴミ袋）に捨てる。

⑤ 衛生的手洗いを行う。

⑥ 手ふきで患者さんに手を拭いてもらう。

根拠 患者さんが陰部周囲に触れている可能性があるため。また、排泄後の習慣としての手洗いの代わりとして行う。

⑦ ベッドの高さを元の高さに戻す。

⑧ 床頭台や椅子、オーバーベッドテーブル、患者さんの私物などを元の位置に戻す。

⑨ カーテンを開ける。

⑩ ナースコールが確実に使用できる位置にあり、患者さんも理解しているかどうかを確認する。

根拠 ナースコールは患者さんがすぐに使用できるように準備しておく必要があるため。

⑪ 援助が終わったことを患者さんに告げる。

使用器具・排泄物の処理

① 衛生的手洗いを行い、ディスポーザブル手袋とディスポーザブルエプロンを装着する。

② **排泄物とポータブルトイレを所定の方法で処理する。**

根拠 排泄物は病原体を含んでいる可能性があるため、決められた方法で処理する。ポータブルトイレは再度使用できるように準備する必要があるため。

③ ディスポーザブル手袋とディスポーザブルエプロンを外しビニール袋（ゴミ袋）に捨てる。

④ 衛生的手洗いを行う。

排泄にかかった時間や残尿感・怒責の有無などは排泄に関する大切な情報です。排泄援助中も情報収集をしましょう

応用ポイント

患者さんの自尊心を尊重した援助

● 排泄パターンを把握する

排泄援助を受ける患者さんは「こんなこと（排泄）も一人でできなくなって情けない」という思いを抱き、著しく自尊心が傷つくことで看護師に排泄援助を要請しにくい心理状態となり、**排泄をがまんしたり、自力で排泄しようとして転倒してしまう**ことがあります。患者さんからの自発的な排泄援助の依頼を待つのではなく、患者さんの排泄パターンを把握して看護師から声をかけるなどの援助の工夫をしましょう。

● 希望があった際はすみやかに援助する

上記のような心理状態の患者さんは、尿意や便意を感じてもがまんしてしまい、**ぎりぎりになってから看護師を呼ぶ**ことがあります。患者さんから排泄の希望があった場合は、すみやかに準備をして排泄援助をしましょう。

● においにも配慮する

特に多床室の場合、排泄物のにおいに注意が必要です。**窓を開けて換気を行う、消臭剤を使用する、排泄後は速やかに排泄物を片づける、食事の前後の排泄は避ける**などの工夫をしましょう。

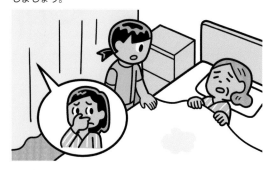

患者さんの自立を考えた援助

排泄が自立していることは、人が独立して社会生活を営むうえで重要な条件です。漫然と排泄援助を続けるのではなく、患者さんの残存機能を活用して**可能な限り自立した排泄ができるように**援助しましょう。

＜引用文献＞
1. 任和子 著者代表：系統看護学講座 専門分野Ⅰ 基礎看護学[3]基礎看護技術Ⅱ 第17版. 医学書院, 東京, 2017：59.

12

失禁のケア、おむつ交換

　一般的に失禁とは「大小便を抑制できずに漏らすこと」と定義されています[1]。尿を失禁することを尿失禁、便を失禁することを便失禁といい、**疾患や外傷、手術による機能障害**だけでなく、**加齢による機能低下、心理的な理由**などによっても引き起こされます。

目 的

　失禁によって生じる身体的・心理的・社会的な問題を軽快・解消することで、**いきいきとした生活を取り戻す**ことを目的に行うのが失禁へのケアです[3]。

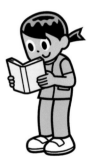

失禁のケア、
おむつ交換をすることで
陰部の清潔を
保つこともできます

注意事項

●自立した排泄をめざす

　患者さんのもつ能力を活かし、**可能な限り自立した排泄**をめざすことによって、「排泄が自分でできた」と患者さんが実感することができ、患者さんのQOLを向上させることができます。
　おむつは漫然と使用するのではなく、**患者さんの持つ能力を活用**しておむつを使用せずに排泄を行える状態をめざしましょう。

●羞恥心への配慮

　排泄は**人に見られたくないもの**です。排泄している姿や陰部、排泄物を看護師等の他者に見られることで、患者さんには**強い羞恥心**が生じます。可能な限り排泄している姿や陰部、排泄物を他者にさらさないような配慮が必要です。
　さらに、排泄の介助を他者に依頼するのにも羞恥心が伴います。**看護師から排泄を促す声かけをする**(その際も言葉の選びかたや態度に注意しましょう)などのはたらきかけが必要です。

失禁のケア、おむつ交換の基礎知識

排泄援助技術

12　失禁のケア、おむつ交換

尿失禁の分類

尿失禁は、**表1**のように分類されています。

表1　尿失禁の分類[1]

腹圧性尿失禁	切迫性尿失禁	溢流性尿失禁	機能性尿失禁	反射性尿失禁
労作時や運動時、くしゃみや咳嗽などで腹圧が上昇すると、不随意に尿が漏れてしまう	尿意切迫感と同時か直後に、不随意に尿が漏れてしまう	膀胱の収縮力不足によって常に膀胱内に尿が貯まり、膀胱の容量を超えた尿が不随意に漏れ出してしまう	トイレに移動ができないために尿が漏れてしまう	膀胱内に一定の尿が貯まると反射的に膀胱が収縮してしまうために、尿が大量に漏れてしまう。尿意はない

失禁によって起こる問題

　失禁によって直接生命が脅かされることはありません。しかし、失禁によって**皮膚トラブルや感染のリスクといった身体的な問題**が生じます。さらに、失禁をした患者さんは「人としてダメだ」、「恥ずかしい」、「情けない」という**心理的な苦痛**を抱き「尿が出ないように水を飲まないようにしよう」、

「この姿を誰にも見られたくない」、「外出したくない」と、日常生活や社会活動の制限にもつながり、**QOL（Quality of Life：生活の質、生命の質）を著しく低下させる**という特徴があります。

表2　失禁によって起こる問題

身体的な問題	心理的な問題	社会的な問題
●不快感　●皮膚トラブル　●におい ●感染リスク　●水分制限による脱水　など	●自己否定　●羞恥心　●自尊心の喪失 ●絶望感　●罪悪感　など	●行動範囲の制限　●社会活動の制限 ●ひきこもり　など

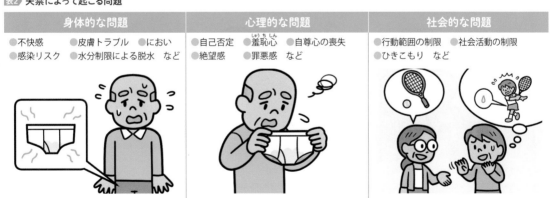

おむつの適応

　おむつは、**尿意や便意がないために失禁してしまう**患者さんや、**尿意や便意はあるがトイレに移動するまで排泄ががまんできない**患者さんに使用します。

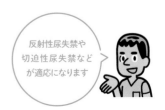

反射性尿失禁や切迫性尿失禁などが適応になります

おむつの種類

おむつにはさまざまな種類があります。患者さんの**ADL**[*]**に合わせて**適切なおむつ・パッドを選択します。

表3 患者さんのADLとおむつの種類

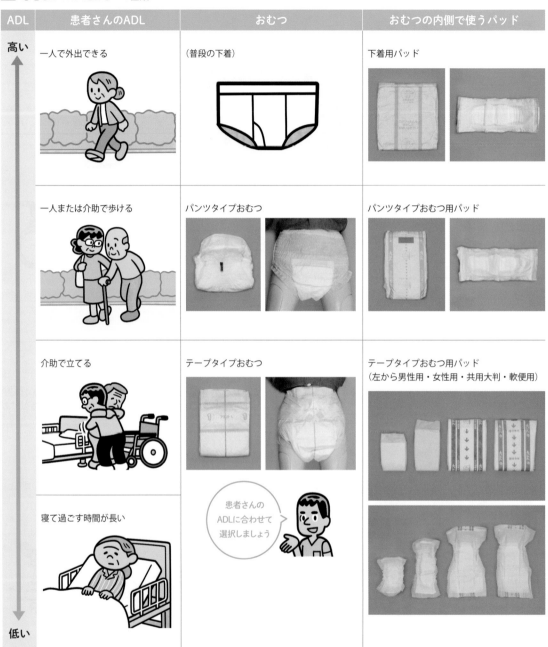

ADL	患者さんのADL	おむつ	おむつの内側で使うパッド
高い ↑	一人で外出できる	（普段の下着）	下着用パッド
	一人または介助で歩ける	パンツタイプおむつ	パンツタイプおむつ用パッド
	介助で立てる	テープタイプおむつ	テープタイプおむつ用パッド（左から男性用・女性用・共用大判・軟便用）
低い ↓	寝て過ごす時間が長い	患者さんのADLに合わせて選択しましょう	

＊【ADL】activities of daily living：日常生活動作

おむつの基本的な使用方法

おむつのみを使用する場合もありますが、**おむつはパッドに比べると高価**なため、両方を併用して使うことがあります。併用することで、排尿のみの場合には**パッドのみ**を交換すればよく、**コストも手間も省ける**というメリットがあります。

観察ポイント

おむつ装着中の皮膚の観察

おむつの使用中は、おむつの内部が**多湿状態**となり皮膚トラブルを起こしやすい環境となります。さらに、健康であれば排泄物が皮膚に付着したままになることはありませんが、おむつに排泄した場合は**必ず排泄物と皮膚が接触**し、より皮膚トラブルが生じやすい状況となります。

排泄物と皮膚の接触時間を短くするために排泄後は**すみやかにおむつを交換**し、必要時は陰部洗浄を行いましょう。ま

た、皮膚トラブルの早期発見が重要です。おむつ交換などの際に皮膚をしっかりと観察しましょう。

おむつ交換は
患者さんの陰部や
殿部を観察する
貴重な機会です

おむつ交換の基本技術

おむつ交換（陰部洗浄と新しいおむつの装着）

ここでは、おむつに排泄をした患者さんの陰部洗浄と新しいおむつへの交換の手順を示します。

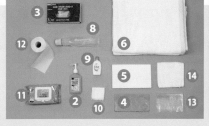
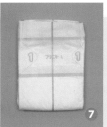

必要物品

❶ワゴン
❷速乾性擦式アルコール手指消毒薬
❸ディスポーザブル手袋
❹ディスポーザブルエプロン
❺防水シーツ
❻綿毛布
❼おむつ（パッド）
❽微温湯入りの陰部洗浄用ボトル
❾洗浄剤

❿ガーゼ
⓫陰部用清拭用具（おしりふき）
⓬トイレットペーパー

⓭ビニール袋（ゴミ袋）
⓮タオル

手　順

陰部洗浄・おむつ交換の準備

① 患者さんに陰部洗浄とおむつ交換を行うことを説明し、同意を得る。

② 必要物品を準備する。

援助する環境を整える

③ カーテンを閉める。

根拠 患者さんの羞恥心に配慮するため。

④ 床頭台や椅子、オーバーベッドテーブルをじゃまにならない位置に移動させる。ベッド上の私物は患者さんに許可を得て床頭台の上などに移動する。

根拠 援助を効率よく行うため。

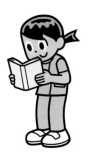

実施の際は
なるべく
食事の時間帯は
避けましょう

⑤ ベッドの高さを**援助しやすい高さ**に調整する。

根拠 ベッドが低すぎると看護師が中腰の姿勢となり腰を痛めてしまうため。

おむつの準備をする

⑥ 新しいおむつを広げ、すぐに使用できる状態にする。

根拠 すぐに装着できるように準備することで、患者さんの陰部の露出時間を短くするため。

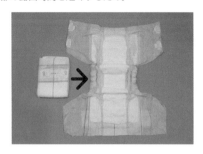

⑦ 掛け布団を綿毛布に替える。

根拠 厚みのある掛け布団は援助のじゃまになるため、薄くて保温性があり露出も防ぐことができる綿毛布に交換する。

感染対策を実施する

⑧ 衛生的手洗いを行い、ディスポーザブル手袋とディスポーザブルエプロンを装着する。

根拠 手指の病原体を減少させるため。排泄物が看護師の手指や衣服に付着するのを防ぐため。

防水シーツを敷く

⑨ 患者さんの**殿部に防水シーツを敷く**。

根拠 排泄物によってシーツが汚染されないようにするため。

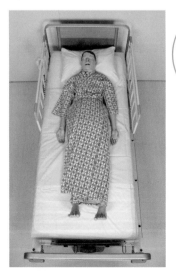

ここからは手順が見やすいように綿毛布を外した状態で解説します

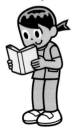

陰部洗浄

おむつのテープをはがす

① 患者さんのおむつが露出するように寝衣をずらし、おむつのテープをはがす。

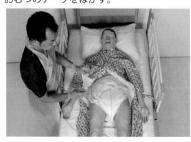

男性の場合

前あてとパッドを広げる

② おむつの前あて部分とパッドを広げ、足を少し広げる。陰部に便が付着している場合には、陰部用清拭用具で便を拭き取る。

根拠 付着している便を極力取り除くことで、陰部洗浄が効率よく行えるため。

パッドを取り除く

③ パッドを内側に丸め込むようにして取り除き、ビニール袋（ゴミ袋）に入れる。

根拠 パッドを内側に丸め込むことで、排泄物の拡散を防ぐことができるため。

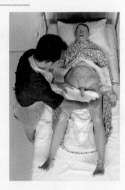

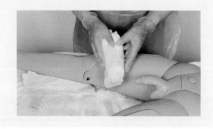

女性の場合

前あてを広げ、陰部を清拭する

② おむつの前あて部分を広げ、陰部に便が付着している場合には、陰部清拭用具で便を拭き取る。このとき、**便や肛門付近に触れた陰部用清拭用具で尿道口周辺を拭かない**ようにする。

根拠 大腸菌等を尿道口に移動させないようにするため。

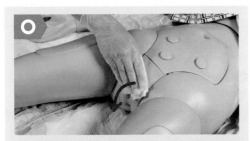

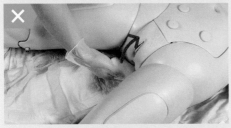

③ パッドを**内側に丸め込む**ようにする。

根拠 パッドを内側に丸め込むことで、排泄物の拡散を防ぐことができるため。

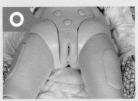

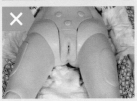

④ 患者さんを看護師側に**側臥位**にする。

根拠 臥床している女性の場合、パッドに染み込んだ尿が陰部周囲だけではなく殿部にも触れるので、側臥位をとって殿部周囲の汚染を除去するため。

パッドを取り除く

⑤ 殿部が便で汚染されている場合には、陰部用清拭用具で便を拭き取る。パッドを内側に丸め込むようにして取り除き、ビニール袋（ゴミ袋）に入れる。

根拠 付着している排泄物を極力取り除くことで、陰部洗浄が効率よく行えるため。

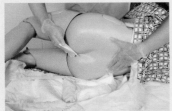

※男性の排便では手順④⑤を行う

⑥ 患者さんを**仰臥位**に戻す。

両鼠径部にタオルをあてる

 ⑦ **両鼠径部**にタオルをあてる。

根拠 恥骨周囲に湯をかけた際に、鼠径部や腹部に湯が流れてしまい、寝衣を濡らさないようにするため。

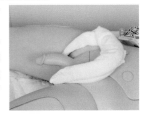

⑧ ガーゼに洗浄剤をつけて泡立てる。

根拠 洗浄剤は泡立てることで洗浄の効果を発揮するため。

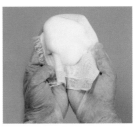

湯温の確認をする

⑨ 湯を**看護師の前腕内側**にかけ、湯温が適温であることを確認する。

根拠 前腕内側は他の部位に比べて温点が多く、湯温の確認に最適な場所であるため。

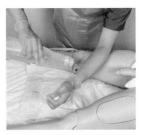

陰部を湿らせる

⑩ 患者さんに声をかけてから、陰部に湯をかけ湿らせる。

根拠 湿らせることで泡立ちがよくなるため。

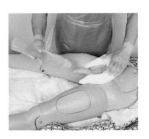

男性の場合

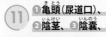

陰部を洗浄する

⑪ **①亀頭（尿道口）、②陰茎、③陰嚢、④鼠径部、⑤肛門**の順で洗浄する。

根拠 尿道口は無菌状態の膀胱への入り口であり、一番清潔にしたい部位のため最初に洗浄を行う。肛門周囲の大腸菌等を尿道口に移動させないようにするため、**肛門は一番最後に洗浄する**。

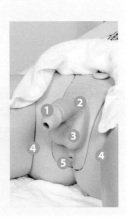

女性の場合

陰部を洗浄する

⑪ **❶尿道口、❷腟口、❸小陰唇、❹大陰唇、❺鼠径部、❻肛門**の順で洗浄する。

根拠 尿道口は無菌状態の膀胱への入り口であり、一番清潔にしたい部位のため最初に洗浄を行う。肛門周囲の大腸菌等を尿道口に移動させないようにするため、**肛門は一番最後に洗浄する**。

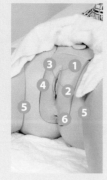

⑫ **汚染が強い場合**にはガーゼを新しいものに交換して洗浄を繰り返す。

ディスポーザブル手袋を二重に装着する

⑬ 衛生的手洗いを行い、ディスポーザブル手袋を交換し、**二重**に装着する。

根拠 手袋に付着した排泄物等を洗浄後の陰部や皮膚に付着させないようにするため。また、このあとの手順を効率よく行うため。

⑭ 湯を看護師の前腕内側にかけ、湯温が適温であることを確認する。

洗浄剤を洗い流す

⑮ 患者さんに声をかけてから、陰部に湯をかけ洗浄剤を洗い流す。

根拠 洗浄剤が皮膚に残っていると病原菌繁殖や、瘙痒感等の皮膚トラブルの原因となるため。

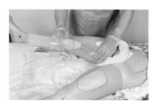

水分を拭き取る

⑯ 鼠径部に当てていたタオルで陰部の水分を拭き取る。

根拠 水分が皮膚に残っていると病原菌繁殖や、瘙痒感等の皮膚トラブルの原因となるため。

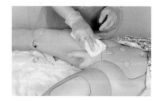

汚れたおむつを丸める

⑰ **看護師に近い側のおむつ**を内側に丸め込むようにして、患者さんの体の下に軽く押し込む。

根拠 おむつを取り除く際に引き抜きやすいように準備するため。

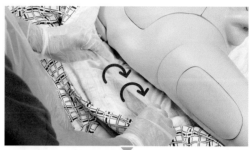

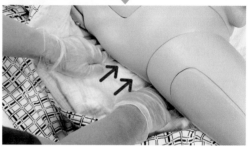

⑱ 患者さんを**看護師側に側臥位**にする。

⑲ 陰部と同様に殿部の洗浄を行う。

手順、根拠は⑭〜⑯を参考にしましょう

おむつ交換

汚れたおむつを取り除く

① おむつを**内側に丸め込む**ようにして引き抜き、ビニール袋（ゴミ袋）に入れる。

根拠 排泄物が拡散しないように丸め込み、ゴミ袋に入れる。

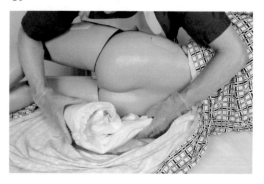

② ディスポーザブル手袋を1枚外す。

③ 防水シーツの半分を内側に丸め込むようにして患者の体の下に軽く押し込む。

根拠 防水シーツを取り除く際に引き抜きやすいように準備するため。

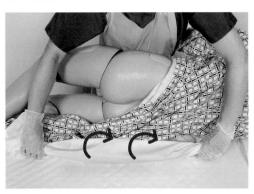

患者さんを仰臥位に戻す

⑤ 患者さんを**仰臥位**にし、看護師側のおむつを背中の下から引き出す。

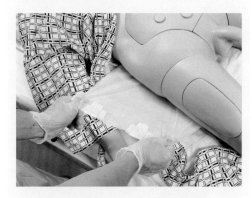

男性の場合

新しいおむつをあてる

④ おむつをあてる。

> おむつが腰全体を覆うように、また、おむつの中心線が脊柱に沿うようにあてる

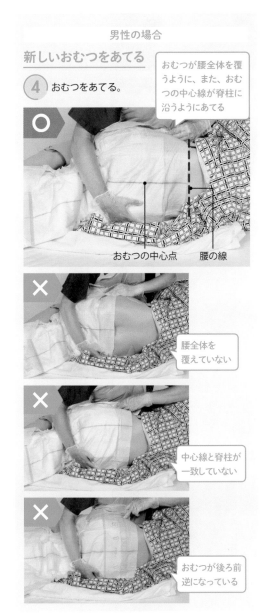

おむつの中心点　　腰の線

✕ 腰全体を覆えていない

✕ 中心線と脊柱が一致していない

✕ おむつが後ろ前逆になっている

新しいパッドをあてる

⑥ パッドは、陰茎をくるむようにしてあてる。

根拠 陰茎をくるむことで漏れが少なくなるため。

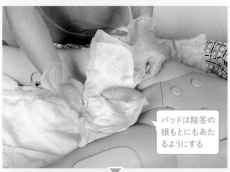

> パッドは陰茎の根もとにもあたるようにする

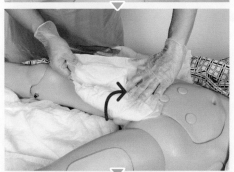

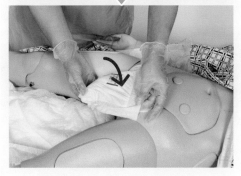

新しいおむつをあてる

④ **新しいおむつとパッドを重ねた状態にしてあてる。**

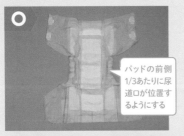

> パッドの前側1/3あたりに尿道口が位置するようにする

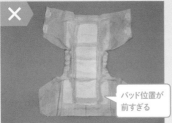

> パッド位置が前すぎる

患者さんを仰臥位に戻す

⑤ 患者さんを仰臥位にし、看護師側のおむつを背中の下から引き出す。

※女性の場合は手順⑥はなし

おむつ前面を腹部にあてる

⑦ おむつの前面を少し引っ張りながら腹部にあてる。

根拠 引きながらあてることで、漏れやすい足まわりの隙間を少なくすることができるため。

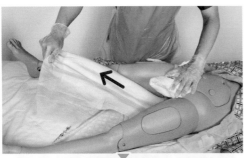

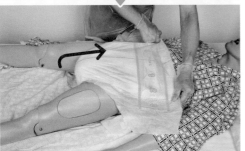

おむつのテープを貼る

⑧ おむつの**下のテープを斜め上側**に向かって貼り、次に**上のテープを斜め下側**に向かって貼る。

根拠 下側のテープを上側に向かって貼ることで脚まわりをフィットさせることができ、上側のテープを下側に貼ることで腹部まわりをフィットさせることができるため。

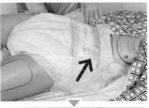

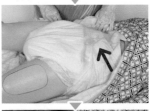

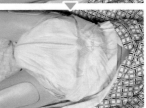

> テープは左右対称につけましょう

⑨ 患者さんの反対側に移動し**側臥位**とし、防水シーツを取り除く。

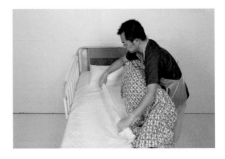

⑩ 患者さんの**背中側の衣服**を引っ張り、しわを伸ばす。

根拠 しわは褥瘡の原因となるため。

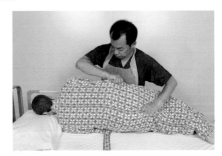

おむつ交換後のケア

① 患者さんを**仰臥位**とする。

② ディスポーザブル手袋とディスポーザブルエプロンを外しビニール袋（ゴミ袋）に捨てる。

③ 衛生的手洗いを行う。

④ 患者さんの前面の寝衣を整える。

⑤ 綿毛布を掛け布団に替える。

⑥ ベッドの高さを元の高さに戻す。

⑦ 床頭台や椅子、オーバーベッドテーブル、患者さんの私物などを元の位置に戻す。

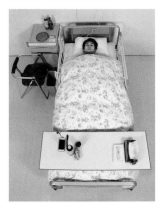

⑧ カーテンを開ける。

⑨ ナースコールが確実に使用できる位置にあり、患者さんも理解しているかどうかを確認する。

（根拠）ナースコールは患者さんがすぐに使用できるように準備しておく必要があるため。

⑩ 援助が終わったことを患者さんに告げる。

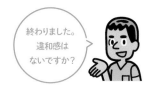

終わりました。違和感はないですか？

排泄物の処理

① 衛生的手洗いを行い、ディスポーザブル手袋とディスポーザブルエプロンを装着する。

② **排泄物とおむつを所定の方法で処理**する。

（根拠）排泄物は病原体を含んでいる可能性があるため決められた方法で処理する。

③ ディスポーザブル手袋とディスポーザブルエプロンを外しビニール袋（ゴミ袋）に捨てる。

④ 衛生的手洗いを行う。

応用ポイント

患者さんの自尊心を尊重した援助

以下の3点が重要です。詳細は、**P.118～119**を参照してください。

●排泄パターンを把握する　　●希望があった際はすみやかに援助する　　●においにも配慮して工夫する

患者さんの自立を考えた援助

詳細は、**P.118～119**を参照してください。

〈引用文献〉
1．新村出 編：広辞苑第7版．岩波書店，東京，2018．
2．泌尿器科領域の治療標準化に関する研究班編：EBMに基づく尿失禁診療ガイドライン．じほう，東京，2004
3．岡村菊夫，後藤百万，三浦久幸，他：高齢者尿失禁ガイドライン．2001．

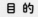

13

導尿：膀胱留置
カテーテルの挿入

導尿とは、尿道口から膀胱内に**無菌的にカテーテルを挿入して尿を体外に排出させること**をいいます。導尿には**一時的導尿**と**持続的導尿**とがあります。

目的

導尿の目的は**表2**のとおりです（**P.143参照**）。

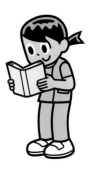

患者さんの気持ちや
苦痛に配慮したケアを
心がけるように
しましょう

注意事項

● 羞恥心に配慮する

床上での排尿以上に異質な排泄形態であるため、患者さんの**精神的、肉体的な苦痛が強く**なります。一時的導尿では、自然排尿を促すケアを行っても排尿がないという**やむを得ない場合**や検査等で**検体が必要な場合**に限って実施するようにします。

また、排泄物が人目にさらされないように採尿バッグや尿器にカバーを掛けるなどの配慮が必要です。

● 手技は無菌操作で行う

膀胱内は無菌状態であるため、導尿では**厳重な無菌操作**が求められます。カテーテルを挿入する手技のみならず、持続的導尿では日々の管理でも感染予防に努めなければなりません（詳細は**P.146参照**）。

● 挿入に困難がある場合は導尿を実施しない

困難であったりする場合には無理にカテーテルを挿入せず手技を中止し、医師に報告します。

患者さんが**自力で膀胱留置カテーテルを引き抜いてしまう**ような場合は、尿道損傷の原因となるため持続的導尿を行うことは困難になります。

● 苦痛に配慮する

患者さんにはカテーテル挿入時の苦痛と留置中の苦痛が伴うことを忘れてはなりません。カテーテル留置中は尿意を感じなくなりますが、**排尿がないのに尿意を感じる**患者さんもおり（**P.145**「観察ポイント」参照）、排尿後の爽快感がないまま過ごすことになります。

導尿の基礎知識

一時的導尿と持続的導尿の違い

一時的導尿と持続的導尿では使用するカテーテルの種類が異なり、また一時的導尿では採尿バッグを使用しないなどの違いがあります。

表1 一時的導尿と持続的導尿の違い

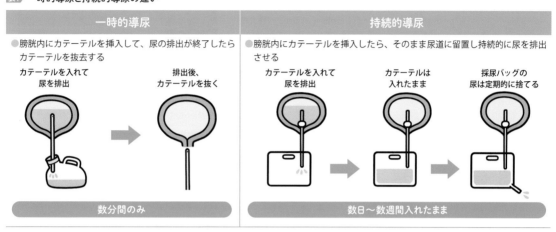

一時的導尿	持続的導尿
●膀胱内にカテーテルを挿入して、尿の排出が終了したらカテーテルを抜去する	●膀胱内にカテーテルを挿入したら、そのまま尿道に留置し持続的に尿を排出させる
カテーテルを入れて尿を排出 → 排出後、カテーテルを抜く	カテーテルを入れて尿を排出 → カテーテルは入れたまま → 採尿バッグの尿は定期的に捨てる
数分間のみ	数日〜数週間入れたまま

一時的導尿、持続的導尿の適応と目的

適応や目的によって一時的導尿か持続的導尿を選択します（**表2**）。導尿は医師や看護師が行いますが、患者さん自身が導尿を行う自己導尿という方法もあります。

表2 一時的導尿、持続的導尿の適応と目的

適応	目的	
排尿困難	●前立腺肥大や前立腺がんなどによる排尿困難に対し排尿させる	一時的導尿または持続的導尿
尿閉	●脊髄損傷や骨盤内手術などで神経を障害したことによる尿閉に対し排尿させる	
残尿測定	●患者さんの膀胱内にどれだけの尿が残っているか調べる	一時的導尿
無菌的採尿	●尿中の細菌検査をする際に、外陰部に付着している微生物を混入させずに採尿する	
創部の安静と感染予防	●泌尿器科の手術後に創部を安静に保つため、または外陰部や下腹部の手術などでは創部が尿によって汚染されないようにする	持続的導尿
尿量の把握と管理	●継続して尿量を把握する必要がある場合、時間尿量を把握したい場合など、水分出納を管理する	
身体の安静	●トイレ歩行のみならず、排泄介助のための体動も身体の安静のためにできない患者さんの安静のため	

カテーテルの種類

持続的導尿で使用するカテーテルには、サイズや材質の違いがあります。また一時的導尿と違い、留置中に抜けてしまうことを防ぐ目的で、カテーテルの先に風船（バルーン）を膨らませて抜けるのを防ぐ形になっているのが一般的です。

患者さんの状態や使用目的によって適切なカテーテルを選択します（**表3**）。

表3 持続的導尿で使用するカテーテルの種類

サイズ	●カテーテルのサイズ（太さ）はFr（フレンチ）であらわす ●Frの数字が大きくなるとサイズ（太さ）は大きくなる ●成人では一般的に14〜18Frのサイズが使用される	
素材	●シリコン製やラテックス製がある ●それぞれの特徴は**表4**を参照	
バルーン容量	●カテーテルのサイズによってバルーンの容量は異なる（10〜30mL）	
形状	●2Wayと3Wayのカテーテルがある ●通常2Wayのカテーテルが用いられるが、膀胱洗浄や膀胱内の持続灌流を行う場合は3Wayカテーテルを選択する	バーデックス® バイオキャス® フォーリーカテーテル（3WAY多孔式）（株式会社メディコン）
先端部	●尿道や膀胱の損傷を防ぐために滑らかな先端になっている ●チーマン型は先端部に軽度の角度がついていて、尿道が狭窄している患者さんに挿入しやすい形となっている	バーデックス® バイオキャス® フォーリーカテーテル（チーマン式）（株式会社メディコン）

表4 カテーテルの素材の特徴

種類	利点	欠点
シリコン製	●ラテックス製と比較してカテーテル内腔が大きい ●カテーテルに透過性があり尿の観察がしやすい ●カテーテル内に異物が付着しにくい ●ラテックスアレルギーを起こさない ●カテーテルにコシがあり挿入しやすい ●ラテックス製と比較して交換時期が長い	●ラテックス製と比較して高価 ●バルーン内の水が抜けやすい
ラテックス製	●シリコン製と比較して安価 ●サイズが豊富である	●ラテックスアレルギーを起こす可能性がある ●シリコン製と比較して交換時期が短い

採尿バッグの種類

カテーテルに接続する採尿バッグにも種類が複数あります。目的によって選択します（**表5**）。

表5 採尿バッグの種類

閉鎖式採尿バッグ	精密尿量計採尿バッグ
●一般的に使用される ●24時間の尿量を測定する場合などに使用される ●採尿バッグの経路途中に尿採取口がついているものが多い 　（例）ラウンドウロバッグ、ウロガード® など	●手術後の水分出納の管理などで正確な尿量を測定したい場合に使用する ●排尿された尿が一度尿量を計量できる部分に溜まるようになっている ●時間尿測定が必要なときは精密尿量計付採尿バッグを選択する
ラウンドウロバッグ（株式会社メディコン）	ユーリンメーターバッグ350（株式会社メディコン）

観察ポイント

尿道口からの出血の有無の観察

カテーテル挿入時、挿入後、カテーテルのバルーンに蒸留水を注入したときなどに**尿道口からの出血がないか**、常に観察します。

出血が見られたときは、**尿道損傷**を起こしている可能性が

あるためカテーテルの挿入を中止し、すぐに医師に報告します。その後も引き続き尿道口からの出血の量を観察します。

疼痛や違和感の有無の観察

カテーテル挿入中に、尿道口に痛みや違和感を訴える患者さんがいます。**異物による刺激**が痛みや違和感となりますが、カテーテルの挿入が終了したあとも患者さんが継続して強い痛みや違和感を訴えるときは、尿道損傷や尿道口の裂傷を起こしていることもあるため、**尿道口からの出血や血尿の有無**を観察します。

また、カテーテルを挿入した刺激によって膀胱テネスムスを起こしていることもあります。膀胱テネスムスとは、しぶり膀胱とも呼ばれ、実際に膀胱に尿が溜まっていなくても強い尿意を感じることをいいます。患者さんにとっては大変苦痛です。すぐに医師に報告し対処します。

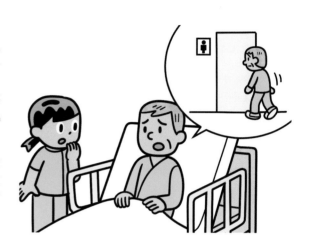

血尿の有無の観察

カテーテルから流れ出てくる尿を観察し、**血尿の有無**を確認します。何らかの原因で血尿となっている可能性があるの

ですぐ医師に報告します。**血尿スケール**（図1）を元に観察することで的確な報告と情報共有ができます。

図1 血尿スケール

← 多い　　　　　　　　　血液の含有量　　　　　　　　少ない →

5 Ht*5%	4 Ht1%	3 Ht0.5%	2 Ht0.25%	1 Ht0.1%

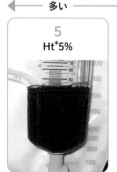 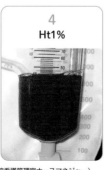 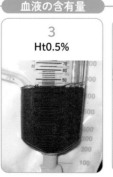 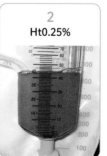 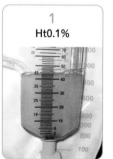

資料提供：黒木ひろみ（聖路加国際病院看護管理室ナースマネジャー）

＊【Ht】hematcrit：ヘマトクリット

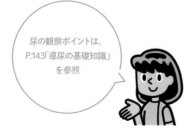

尿の観察ポイントは、P.143「導尿の基礎知識」を参照

カテーテルの挿入

ここでは持続的導尿が必要な患者さんへの膀胱留置カテーテルの挿入手順を示します。

必要物品

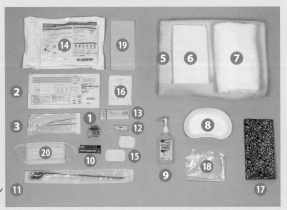

❶イソジン綿球
❷滅菌手袋
❸滅菌鑷子
❹ワゴン
❺綿毛布
❻防水シーツ
❼バスタオル
❽ディスポーザブル膿盆
❾速乾性擦式アルコール手指消毒薬
❿水溶性潤滑剤
⓫膀胱留置カテーテル
⓬滅菌蒸留水（20mL）
⓭シリンジ（10mL）
⓮採尿バッグ
⓯固定用テープ
　（テープの切りかたは
　P.151参照）
⓰滅菌ガーゼ
⓱採尿バッグカバー
⓲ビニール袋（ゴミ袋）
⓳ディスポーザブルエプロン
⓴マスク
　（必要時㉑ディスポーザブル
　手袋、陰部洗浄用物品）

手順

カテーテル挿入の準備

開封の準備をする

① 患者さんに持続的導尿について説明し、同意を得る。
根拠 導尿には羞恥心や不快感が伴うため。
注意 患者さんが理解しやすい表現を使うよう心がける。

> 導尿でカテーテルを挿入する方法には、滅菌鑷子を使う方法と、滅菌手袋を装着した手で挿入する方法があります

② 物品を準備する。**ワゴンの下段に**、清潔なものを汚染する可能性のある物を置く。

援助する環境を整備する

③ 床頭台やスリッパ、椅子などを移動する。

④ 室温の調整など室内の環境を整える。

⑤ カーテンを閉める。

⑥ ベッドの高さを援助しやすい位置に調整する。
根拠 ベッドが低すぎると看護師が中腰の姿勢となり腰を痛めてしまうため。

感染対策を実施する

⑦ 衛生的手洗いを行い、ディスポーザブルエプロンとマスクを装着する。
根拠 手指の病原体を減少させるため。看護師の手指や衣服に排泄物等が付着するのを防ぐため。

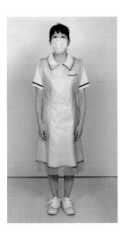

⑧ 布団を綿毛布に替える。
根拠 綿毛布は保温性があり、布団よりケアがしやすいため。

⑨ 看護師が**右利きの場合は患者の右側、左利きの場合は左側**から援助を行う。
根拠 こまかい動きができる利き手でカテーテルを操作するため。

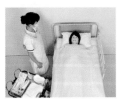

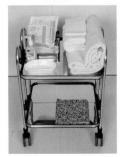

カテーテルの挿入

(1) 防水シーツを殿部に敷く。

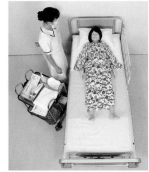

※本手順ではおむつが汚染されていないと仮定し、ディスポーザブル手袋を装着していない。おむつが汚染されている場合にはディスポーザブル手袋を装着する必要がある

(2) 患者の寝衣と下着（おむつ）を脱がせ陰部を露出する。必要時、陰部洗浄を行う。

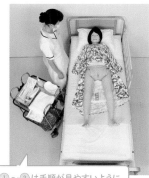

①～③は手順が見やすいように綿毛布を外した状態にしています

体位を整える

女性の場合

(3) 看護師側に患者さんを水平に移動する。股関節を外転させ、膝関節を屈曲させ、**膝が立った状態を維持する**ように説明する。
根拠 女性の場合、足を屈曲して尿道にカテーテルを挿入しやすい角度を保つため。

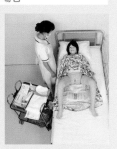

男性の場合

(3) 看護師側に患者さんを水平に移動する。股関節を**軽度外転**させる（下肢は伸展状態でよい）。
根拠 男性は**尿道の角度が可動できる**ため、下肢は伸展状態でよい。

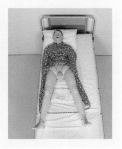

(4) 患者の**左足は綿毛布**で、**右足はバスタオル**でくるむ。カテーテル挿入直前まではバスタオルの端で陰部を覆う（看護師が右利きの場合）。
根拠 保温・羞恥心への配慮のため。厚さのある綿毛布は操作のじゃまになるので、看護師の立ち位置とは反対側の足に使用する。

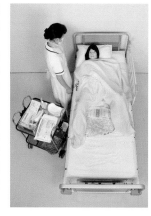

(5) ディスポーザブル膿盆を使いやすい位置に配置する。

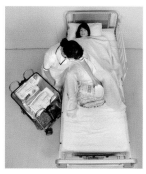

(6) 採尿バッグの排出口を閉じておく。

開いている状態	閉じている状態

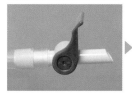

採尿バッグとカテーテルを接続する

(7) カテーテルの滅菌パックを開封し、採尿バッグとカテーテルを接続する。このとき、カテーテルの接続部以外は包装から出さずに無菌状態を保つようにする。

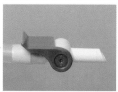

(8) 無菌操作でイソジン綿球のパックを開封する。

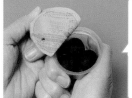

消毒薬には0.02％グルコン酸クロルヘキシジンや0.02～0.05％塩化ベンザルコニウム、10％ポビドンヨードなどが使用されます
根拠 皮膚消毒や粘膜へ使用できる消毒薬であるため

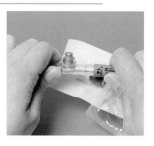

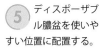

滅菌蒸留水を吸い上げたシリンジを接続する

⑨ バルーン内注入用の滅菌蒸留水を**10mL**（カテーテルに必要量が表記されている）シリンジに吸い上げておく。

根拠 カテーテルのバルーンを膨らませるための管はとても細く、生理食塩水では塩の結晶を生成することがあり水が抜けなくなる危険があるため。

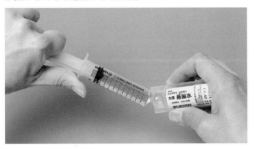

⑩ カテーテルの滅菌蒸留水注入口にシリンジを接続しておく。

根拠 シリンジをそのまま放置しておくとシリンジ内の滅菌蒸留水が不潔になるため。

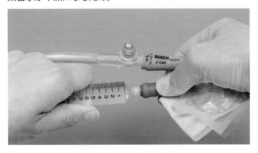

⑪ 蒸留水を注入し、バルーンが正常に膨らむことを確認する。確認後は、蒸留水を抜き、シリンジは接続したままにしておく。

根拠 バルーンが破損しているとカテーテルを留置しておくことができず事故抜去が起きてしまうため、バルーンが正常に膨らむことを確認する

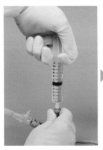
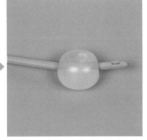

⑫ 滅菌手袋の滅菌状態が維持されている（使用期限内である、破損や水漏れがない、滅菌済みである）ことを確認し、**滅菌手袋を装着する。**

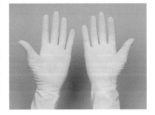

陰部を消毒する

⑬ 陰部を消毒することを患者さんに告げ、介助者は陰部を露出させる。

根拠 患者さんは陰部に触れられたり、冷たい消毒薬が付着することで強い苦痛を感じるため。

女性の場合

⑭ 利き手ではないほうの手で小陰唇を開き、カテーテルの挿入終了までそのままの状態を保持する。

根拠 カテーテルの操作はこまかい操作のできる利き手で、陰部を開くのは利き手ではない手を使う。

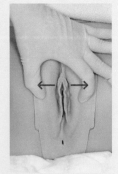

⑮ 介助者は滅菌鑷子の滅菌パックを開封し、滅菌鑷子を看護師に渡す。看護師は利き手で滅菌鑷子を把持し、陰部を消毒する。綿球は陰核側から肛門方向に移動させる。1回目は**陰部中央**。2回目は**小陰唇の右側**。3回目が**小陰唇の左側**。使用した綿球は膿盆に捨てる。

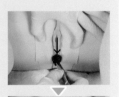
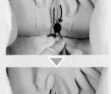
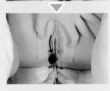

男性の場合

⑭ **利き手ではないほうの手で**陰茎を保持する。挿入終了までそのままの状態を保持する。

根拠 カテーテルの操作はこまかい操作のできる利き手で、陰茎を保持するのは利き手ではない手を使う。消毒した尿道口が汚染された皮膚などに接触しないようにしっかり保持する。

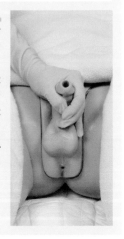

(15) 介助者は滅菌鑷子の滅菌パックを開封し、滅菌鑷子を看護師に渡す。看護師は利き手で滅菌鑷子を把持し、陰茎を消毒する。**尿道口を中心に外側に円を描くように3回**消毒する。使用した綿球は膿盆に捨てる。

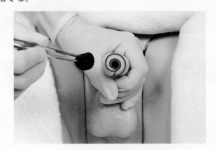

(16) 介助者は滅菌ガーゼを開封し、看護師に渡す。介助者は水溶性潤滑剤を開封し、滅菌ガーゼの上からたらす。

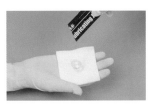

カテーテル挿入の準備をする

女性の場合

(17) 介助者はカテーテルの接続部を把持して包装からカテーテルを無菌操作で取り出す。看護師はカテーテルの先端から**4〜5cm程度**の部分に潤滑剤を塗布し、カテーテルを把持する。

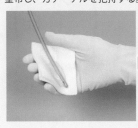
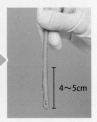

4〜5cm

男性の場合

(17) カテーテルの先端から**10cm以上**の部分に潤滑剤を塗布し、カテーテルを把持する。

根拠 カテーテルを挿入する長さに応じて潤滑剤を塗布するため。

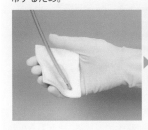
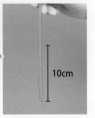

10cm

カテーテルを挿入する

(18) 患者さんに体の力を抜いて**口でゆっくり呼吸をする**ように促し、カテーテルを挿入することを告げ、尿道口にカテーテルを挿入する。

根拠 口呼吸によって体の緊張が小さくなり、カテーテルが挿入しやすくなるため。挿入時は痛みが生じ特に苦痛が強いため再度説明する。

女性の場合

(19) 尿道口と腟口を間違えないように、カテーテルの**5〜7cm**をめやすに尿の流出があるまで挿入する。

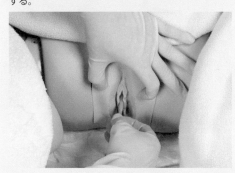

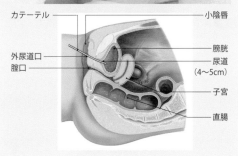

カテーテル ─────────── 小陰唇

外尿道口 ───── 膀胱
腟口 ───── 尿道
（4〜5cm）

子宮

直腸

男性の場合

(19) 陰茎を**90度**にして亀頭部に向かって引っ張るようにして保持し、**20cm程度**をめやすに挿入する。その際、カテーテルの先端が何かに突き当たった感覚がしたら陰茎を60度に傾けカテーテルをさらに挿入する。

根拠 尿道は屈曲しているため。

注意 カテーテル挿入の途中で抵抗がある場合は無理に挿入しない。

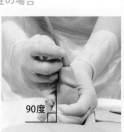

90度

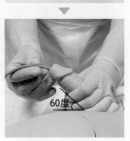

60度

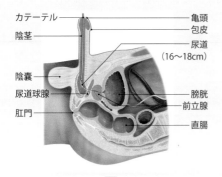

カテーテル ── 亀頭
陰茎 ── 包皮
── 尿道
（16〜18cm）
陰嚢
尿道球腺 ── 膀胱
肛門 ── 前立腺
── 直腸

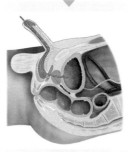

女性でも男性でも尿道の解剖をしっかりと考えて挿入することが患者さんの安全につながります

カテーテル・採尿バッグの固定

カテーテルの固定

① カテーテルを適切な場所にテープで固定する。

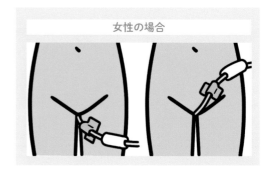

女性の場合

●くわしくは「応用ポイント」の「皮膚トラブルを起こさないテープの使いかた・カテーテル固定の方法」（**P.151**）を参照。

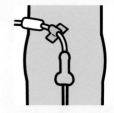

男性の場合

⑳ 尿の流出を確認する。

根拠 尿の流出があればカテーテル先端が膀胱内まで正しく進入していると考えられるため。

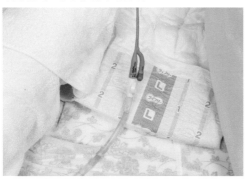

㉑ 尿の流出が確認できたらさらに2〜3cm挿入し、バルーンにシリンジで必要量の滅菌蒸留水を注入する。

根拠 バルーンを膨らませることで、膀胱から抜けないようにするため。

確認ポイント

バルーンに滅菌蒸留水を注入する際に抵抗を感じたらすぐに注入をやめ、**先に注入した滅菌蒸留水もすべて抜く**。続いて尿道口から**出血がないか**観察する。

根拠 滅菌蒸留水の注入中に抵抗があるということは、尿道内でバルーンを膨らませてしまっている可能性があり、これは**尿道損傷**を起こす危険がある。尿道損傷を起こすと尿道口から出血が見られることがあり、観察も重要であるため。

採尿バッグの固定

② 採尿バッグを**膀胱より低い位置で不安定にならない場所**に固定する。

根拠 尿の流出をよくするため、また**逆行性感染を防ぐ**ために膀胱より高い位置にしない。

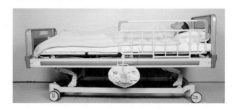

③ カテーテル挿入が終わったことを患者さんに告げ、気分不快や疼痛（とうつう）がないか確認する。

根拠 カテーテルを挿入したことによって、尿意をもよおすようになったり、疼痛が続いたりすることがあるため。

④ 採尿バッグとカテーテルの位置を知らせ、**引っ張られることがない**よう、また**屈曲することがない**ように説明する。

根拠 カテーテルの事故抜去は**尿道損傷を引き起こす**危険があるため、またカテーテルの屈曲は**尿の流出を妨げる**ことになるため。

⑤ 患者さんの下着、寝衣、布団を整え、ナースコールを手元に置く。カーテン等の環境をもとどおりにする。

根拠 いつでも看護師を呼ぶことができるようにするため。

応用ポイント

皮膚トラブルを起こさないテープの使いかた・カテーテル固定の方法

持続的導尿では、膀胱留置カテーテルが抜けてしまわないように確実に**テープで皮膚に固定**する必要があります。一方で、しっかりと固定しなくてはならないために皮膚トラブルも起こりやすくなります。

確実にかつ**皮膚トラブルが起こらないような固定方法を選択する**ことや**定期的な皮膚の観察とケア**が必要になります。

● 固定用テープの切りかた

テープの角は、丸めることで**はがれにくく**なります。

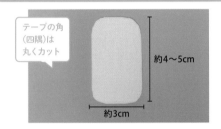

固定用テープ①（土台用）

テープの角（四隅）は丸くカット／約4〜5cm／約3cm

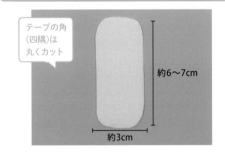

固定用テープ②（Ω貼り用）

テープの角（四隅）は丸くカット／約6〜7cm／約3cm

● テープの貼りかた

まずは皮膚にテープだけを貼ります。その上にΩの形になるようにカテーテルにテープを貼ります。

この貼りかたをすることで、カテーテルの可動性を得ることができ、はがれにくくなります。また、皮膚への圧迫を避ける効果もあります。

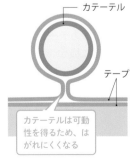

カテーテル／テープ／カテーテルは可動性を得るため、はがれにくくなる

● ガーゼをカテーテルに巻く工夫

カテーテルと採尿バッグの接続部分などは凹凸があるため、ガーゼを巻くことで**凹凸が皮膚に直接当たるこを防ぎます。**

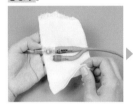 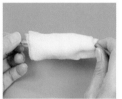

● カテーテルの固定位置

女性の場合も男性の場合も、基本は**カテーテルに緩みを持たせて下腹部にテープで固定**します（前ページ参照）。女性の場合は大腿部の内側に固定することが多いようですが、大腿が動くとカテーテルも動くので引っ張られたり痛みが出現したりします。また下着を着用するときにも不便です。男性では手術などの短時間の留置の場合は大腿部の内側に固定することもありますが、それ以外は下腹部に固定します。

根拠 陰茎を下肢側に向けてテープ固定した場合、陰茎や陰嚢、尿道口や尿道の一部につねに圧がかかり、圧のかかった箇所にびらん、潰瘍が起こってしまうため。また尿道にカテーテルの摩擦がつねにかかることで尿道瘻を形成しやすくなるため。

<引用・参考文献> 塚本泰司，高橋聡，栗村雄一郎：院内感染対策からみた特殊病態患者管理 3．尿道カテーテル留置例．日本内科学会雑誌 2008；97(11)：2737-2742.
https://www.jstage.jst.go.jp/article/naika/97/11/97_2737/_pdf/-char/ja (2022/10/7アクセス)

14 導尿：膀胱留置 カテーテルの管理・抜去

持続的導尿では膀胱留置カテーテルを患者さんに一定期間留置します。一定期間留置することによってさまざまな弊害が生じるため、これらの弊害が起こらないようにしっかりとした管理が必要となります。

目 的

膀胱留置カテーテルの管理は、カテーテルを留置することによって起こる弊害を防ぐとともに尿が適切に流出する環境を整えることを目的に行います。

表1 膀胱留置カテーテル留置中の主なトラブル

尿が流出しない	●カテーテルがなんらかの原因により閉塞してしまう
尿路感染	●上行感染により尿路感染を起こしてしまう
事故抜去	●意図せずカテーテルが抜去されてしまう
尿道口の潰瘍や尿道損傷	●カテーテルやバルーンによって強い圧が加わり尿道口の潰瘍や尿道損傷が生じる
皮膚トラブル	●カテーテル固定用のテープによって皮膚トラブルが生じる

注意事項

●膀胱留置カテーテルの固定状態は毎日確認する

膀胱留置カテーテルが誤って引っ張られてもすぐに抜けないように、しっかりと皮膚に固定されているか毎日確認します。テープが剝がれかけている場合はすぐに貼り直します。できるだけ剝がれないような工夫も必要です。

カテーテルが事故抜去されないことは重要ですが、そのためにテープやカテーテルそのものによって皮膚

トラブルを起こしたり、また固定の方法が適切ではない場合にはカテーテルによる弊害を起こしたりすることがあります。

*テープの貼りかたはP.151を、カテーテル留置による弊害についてはP.153表2を参照

●膀胱留置カテーテルや採尿バッグは清潔に扱う

感染を起こさないようにするために、**尿道口を清潔に保ち、定期的に採尿バッグ内に溜まった尿を廃棄する**ことなど、日々の管理が大切です。

*尿路感染症についてはP.153を、感染防止についてはP.154を参照

カテーテル管理の基礎知識

患者さんへの説明

　看護師による管理も大切ですが、患者さんが自分で管理できることもあります。持続的導尿ではカテーテルの先端にバルーンが膨らんでいるため、事故抜去によって**尿道損傷を起こす危険**があり、事故抜去をしないように患者さんに注意事項を説明し、自己管理を促します。ベッド上で寝返りをうって採尿バッグの管が身体にからまってしまわないように、採尿バッグをベッドに固定したまま歩行したりしないように説明します。

　また尿の流出が妨げられるため、採尿バッグの管が身体の下になったり、屈曲しないように説明します。

　加えて、尿量を増やすことで尿を滞りなく流して尿路感染を防ぐ目的で、医師から禁止されていない限り**水分をふだんより多めに摂取してもらう**ように説明します。

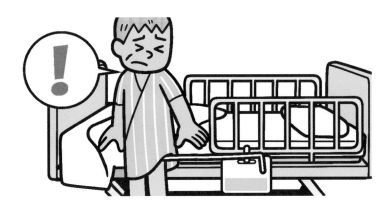

尿道口の潰瘍や尿道損傷の防止

　持続的導尿（カテーテル留置）では、さまざまな弊害が生じます（表2）。これらの弊害が起こっていないかどうか、毎日観察をしましょう。

　カテーテルを固定する際、テーテルを**引っ張り気味に固定**したり、**解剖を無視した位置に固定**したりすることによって

尿道口や尿道の同じ位置に圧力がかかり、尿道口の潰瘍や尿道損傷を引き起こします。**尿道口の発赤**、**皮膚損傷**、**出血**、**疼痛**などの症状が生じます。

　このような弊害を予防するために、固定位置は毎日変えて、正しく固定する必要があります。

表2　持続的導尿（カテーテル留置）による弊害

	尿路感染症	膀胱結石	膀胱の廃用性萎縮	尿道口の潰瘍や尿道損傷
原因	尿道口から細菌が入ることが原因で尿道、膀胱、尿管、腎臓のいずれかに炎症を起こす	カテーテルを留置することにより尿中の物質が結晶化しやすくなり、それが成長し膀胱結石となる	カテーテルの留置によって随時膀胱から尿が排出されていることが原因で、膀胱壁が伸展せず萎縮した状態となり、カテーテル抜去後も萎縮した状態が続く	留置カテーテルの皮膚への固定によって尿道口や尿道の同じ位置に圧力がかかることが原因で起こる
症状	●発熱　●倦怠感 ●下腹部痛　●嘔吐 ●尿の混濁や浮遊物、血尿、膿尿　など ※無症状の場合も多い	●膀胱刺激症状（下腹部の痛みや不快感、頻回な尿意） ●膿尿　●血尿　など	●頻尿	●潰瘍　●発赤　●皮膚損傷 ●出血　●疼痛
予防	●カテーテル挿入時の無菌操作の徹底 ●尿道口の清潔保持 ●日々のカテーテル、尿バッグの清潔な取扱いと管理	●飲水量を増やす ●膀胱内に尿が停滞しない体位、カテーテル固定の工夫	●可能な限り早期のカテーテル抜去	●カテーテルの固定位置を毎日変える ●緩みを持たせたカテーテルの固定 ●解剖を理解した正しい位置への固定

感染防止

膀胱留置カテーテルを留置している患者さんは**感染経路が多くなっている状態**です。膀胱留置カテーテル留置中の主な感染経路は**尿道口**、**膀胱留置カテーテルと採尿バッグとの接続部**、**サンプルポート**、**採尿バッグの排液口**で、精密尿量計付採尿バッグの場合は精密尿量計の排液口、採尿バッグとの接続部などです（**図1**）。

尿道口では**膀胱留置カテーテルと粘膜の間隙**から微生物が侵入します。膀胱留置カテーテルと採尿バッグとの接続部では、接続部の閉鎖が破られカテーテル内に微生物が侵入します。排液口では排液口の細菌汚染により**逆行性に微生物が侵入**します。そのため、感染経路となるすべての箇所を清潔に保つ必要があります。

尿道口は陰部洗浄を行います（**P.248**「応用ポイント」を参照）。また排液をする場合には、不潔にしない方法で行う必要があります。排液の方法は**P.156**で説明します。

図1 膀胱留置カテーテル留置中の感染経路

❶カテーテルと粘膜の間隙から微生物が侵入
❷接続部の閉鎖が破られカテーテル内に微生物が侵入
❸排液口の細菌汚染により逆行性に微生物が侵入

排液後、排液口をアルコール綿で拭く場合がありますが、アルコール綿で拭くことによって感染防止の効果があるかどうかは、明らかになっていません。排液口をアルコール綿で拭いて付着している尿を残さず拭き取ることには意味があると考えられます。

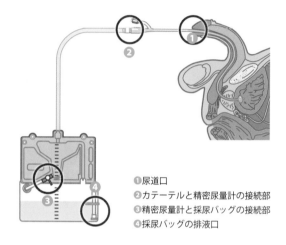

❶尿道口
❷カテーテルと精密尿量計の接続部
❸精密尿量計と採尿バッグの接続部
❹採尿バッグの排液口

皮膚トラブルの防止

皮膚トラブルはテープによる**かぶれ**やカテーテルが直接皮膚に当たる**摩擦や圧迫**によって引き起こされます。

しっかりと固定しなくてはならない一方で、皮膚トラブルを起こさないような固定方法やテープの選択、カテーテルをガーゼで包む、毎日固定位置を変えるなどの工夫をすることで皮膚トラブルを防ぐことができます。

＊皮膚トラブル防止の具体的な方法については、**P.151**「応用ポイント」を参照

膀胱留置カテーテル抜去の準備

持続的導尿のための膀胱留置カテーテル留置によって、患者さんは前述したようなさまざまなリスクを抱えることになります。そのためにもできるだけ早く抜去することが重要ですが、かと言っていきなり抜去することもできません。**抜去できるようになるための準備**が必要です。

患者さんが**持続的導尿以外に排尿する方法**を確立できるよう援助します。**尿器が使えるように練習**したり、トイレに行くことができるように**ADLを拡大するためのリハビリテーションに力を入れる**など、持続的導尿だけに頼らない方法に目を向けて看護計画を立てることが重要です。

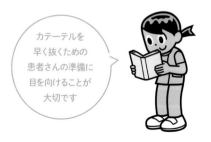

カテーテルを早く抜くための患者さんの準備に目を向けることが大切です

観察ポイント

尿の観察

「尿の観察」は「膀胱留置カテーテルの管理」そのものではありませんが、膀胱留置カテーテルを留置している際には大切な観察事項です。尿を観察することで患者さんの身体の状態を把握するための情報を得ることができます。まずは、**尿が膀胱内に停滞せず流出していること**を確認します。尿の流出がない場合には膀胱留置カテーテルが閉塞していたり屈曲しているなどの原因があるので、それを探り原因を取り去る必要があります。

また、尿が流出しているものの**尿漏れ**となって採尿バッグには蓄尿されず尿道口から尿が流出することがあります。尿が膀胱内に停滞していないことだけではなく、きちんと採尿バッグ内に蓄尿されていることを日々確認します。

尿の観察ポイントは、**図2**のとおりです。

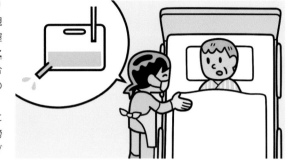

図2 尿の観察ポイント

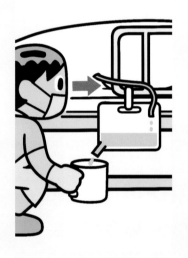

尿の色とにおい
- 色は淡黄色（麦わら色）で澄んでいて、においはない
  ※空気中に長く放置したり、疾患に罹患していたりするとにおいが生じる

尿量
- 成人の排尿量は1日約1,000〜1,500mL
- 生成速度は通常1〜1.5mL/kg/時

比重
- 1.015〜1.025

異常な尿の種類
- 血尿　膿尿　乳び尿
- 気尿（尿中に気泡が存在する尿）
- ビリルビン尿
- ミオグロビン尿などがある

尿の観察方法
- 色の濃さから血尿の程度を観察する。このとき血尿スケール（**P.145図1**）を使用する
- 観察するときは、採尿バッグ内に溜まっている尿を観察するのではなく、採尿バッグの管内に流出している尿を観察する
  根拠 うすい血尿の場合は、採尿バッグ内の尿に混じってしまうと見分けがつかなくなることがあるため。膀胱留置カテーテルから流出してすぐの尿を観察することで、そのときの尿の性状を判断することができるため
- 採尿バッグ内や管内に流出している尿に浮遊物がないかどうか観察する。また浮遊物があった場合には、その浮遊物が血性か白色かなどを観察する

抜去後の観察ポイントと異常時の対応

膀胱留置カテーテル抜去後の患者さんがすぐに尿意を訴えるとき、反対に何時間経っても尿意を訴えないときは**表3**のような異常を疑います。

表3 抜去後の観察ポイントと対応

膀胱刺激症状	● 抜去後すぐに**頻回に尿意を訴えても排尿がほとんどない**場合は、尿路感染や粘膜損傷による膀胱刺激症状を起こしている可能性がある ● **発熱**や**疼痛**がないか確認し、医師に報告する
尿閉	● 抜去後何時間経っても**尿意を訴えない**場合は尿閉を起こしている可能性がある ● 尿が膀胱内に多量に貯留していると**下腹部が緊満**することから、下腹部の状態を観察し、尿が貯留している可能性があれば一時的導尿をするなどの処置が必要となる

排液の方法

ここでは持続的導尿の日々の管理の1つである**排液の方法**を示します。

排液は
清潔操作で
行いましょう

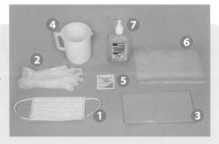

必要物品

① マスク
② ディスポーザブル手袋
③ ディスポーザブルエプロン
④ 尿回収容器
⑤ アルコール綿
⑥ ビニール袋（ゴミ袋）
⑦ 速乾性擦式アルコール
　　手指消毒薬

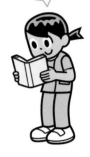

手 順

排液の説明をする

1 患者さんに尿を廃棄することを説明する。

注意 援助中の看護師は患者さんの視界に入らず、患者さんにとってはベッドサイドから「ごそごそ」と物音がするという不気味な状況となってしまうため、きちんと説明する。

説明がないまま排液を行うと…

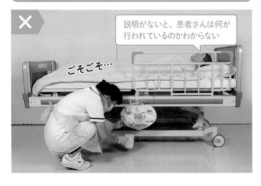

✕

説明がないと、患者さんは何が
行われているのかわからない

ごそごそ…

2 衛生的手洗いを行い、ディスポーザブル手袋、ディスポーザブルエプロンとマスクを装着する。

根拠 手指の病原体を減少させるため。排泄物が看護師の手指や衣服に付着するのを防ぐため。

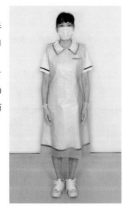

排液の準備をする

3 採尿バッグの排液口の下に尿回収容器を準備する。

根拠 排液口を**開放したと同時に排液がある**ため。

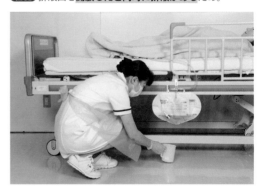

排液する

4 排液口を開放する。

ラウンドウロバッグの場合

● 排尿チューブを少し曲げるようにしてホルダーに固定されている排出口を引き出す。

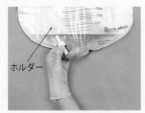

ホルダー

排尿チューブを曲げ、排出口を引き出す

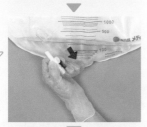

● 排尿チューブを**床側**に傾け排出口を尿回収容器に向ける。

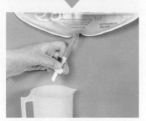

● 排尿チューブ側に倒してあるレバーコックを**排出口側**に倒して排出口を開放し、尿を排出させる。

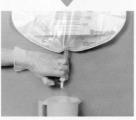

注意 排液中に排尿チューブを引っ張ったり、ねじったりしない。
根拠 破損のおそれがあるため。

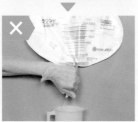

5 採尿バッグを傾けるなどしてバッグ内の尿が**完全に空になるように排液**する。

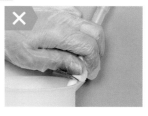

注意 排出口が尿回収容器に触れないように排液する。
根拠 尿回収容器に接触することで感染性微生物が伝播する可能性があり、**逆行性感染の原因となる**ため。

注意 採尿バッグを膀胱より高い位置に持ち上げない。
根拠 尿が逆流して逆行性感染の原因となるため。

6 レバーコックを排尿チューブ側に倒し、しっかりと排出口を閉じる。
根拠 レバーコックを完全に閉じないと、尿が流出してしまうため。

排液後の処理

7 排出口をアルコール綿で拭く。
根拠 尿が付着していると微生物が繁殖し逆行性感染の原因となるため。

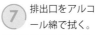
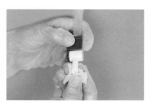

8 排尿チューブを採尿バッグ側に倒し、排尿口をホルダーに戻す。

9 患者さんに終了したことを告げ、尿を廃棄し、ディスポーザブルエプロン、マスク、ディスポーザブル手袋を外して衛生的手洗いを行う。

10 尿量、尿の性状などを看護記録に記載する。

根拠 尿量や尿の性状は患者さんの身体の状態を知るために必要なデータであり、また医療スタッフで共有すべきデータでもあるため。

Column バルーンが膨らむしくみ

　膀胱留置カテーテルには**採尿バッグに接続する部分**と、**滅菌蒸留水の注入口**があります。滅菌蒸留水の注入口からシリンジで滅菌蒸留水を注入するとバルーンが膨らみます。カテーテルの断面図を見ると、細い滅菌蒸留水の通路があることがわかります。

　水を注入する通路はとても細く、生理食塩水を使用すると塩の結晶を生成することがあります。この結晶によって注入通路が詰まってしまうと水が抜けなくなり、**バルーンが膨らみっぱなしとなってしまう**ことから、生理食塩水ではなく滅菌蒸留水を使用します。

　また、膀胱内は無菌状態であるため、万が一バルーンが破損した場合でも滅菌蒸留水を使用することで膀胱内の無菌状態を維持することができます。

図 膀胱留置カテーテルの構造

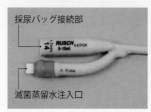
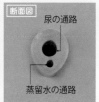

採尿バッグ接続部

断面図　尿の通路

滅菌蒸留水注入口　　蒸留水の通路

膀胱留置カテーテルの抜去は社会復帰への第一歩

膀胱留置カテーテルを使用した排尿は、自然排尿とは大きく異なっています。膀胱留置カテーテルを抜去することで自

然排尿の姿となり、入院している患者さんにとっては排泄自体が自立することで社会復帰へと近づきます。

膀胱留置カテーテルの抜去の注意事項（禁忌、事故防止）

● 禁忌

患者さんが膀胱留置カテーテルを留置していることに痛みや違和感を訴えることがあっても、**膀胱を縫合するような術後の患者さん**では創部の安静のために膀胱留置カテーテルを抜去することはできません。

● 膀胱留置カテーテル抜去の判断

患者さんの身体にとって膀胱留置カテーテルは異物であり、また尿路感染症の原因となります。よって、膀胱留置カテーテルは**できる限り早期に抜去**することが望まれます。そのためには、持続的導尿を中止して膀胱留置カテーテルを抜去しても問題がないかを判断する必要があります。

医師から抜去の許可が出ていても、「トイレ歩行が困難」「おむつを使用するには陰部のただれがひどい」などの問題がある場合、**看護上抜去が難しい**こともあります。患者さんをアセスメントして抜去が可能であると判断された場合に抜去されます。

> アセスメントが
> 難しい場合は、
> 医師だけでなく、
> 理学療法士や管理栄養士
> などに相談することも
> 考慮します

膀胱留置カテーテルの抜去の方法

ここでは膀胱留置カテーテルを抜去する方法を示します。

必要物品

❶ ディスポーザブル手袋
❷ ディスポーザブルエプロン
❸ マスク
❹ シリンジ（10mL以上のもの）
❺ 未滅菌ガーゼ
❻ 防水シーツ
❼ ビニール袋（ゴミ袋）
❽ バスタオル
❾ 綿毛布
❿ 陰部清拭用清浄綿
⓫ 尿器（カテーテル抜去後に患者さんが急に尿意を催したときに使用する）
⓬ 採尿カップ（膀胱留置カテーテル抜去後の最初の排尿を確認する際に使用する）
⓭ 尿器カバー

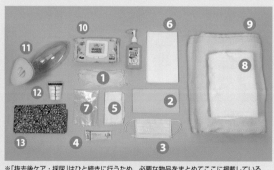

※「抜去後ケア・採尿」はひと続きに行うため、必要な物品をまとめてここに掲載している

手 順

① 患者さんに膀胱留置カテーテルを抜くことを説明し、同意を得る。

（注意）抜去中、**違和感があること**もあらかじめ説明しておく。

感染対策を実施する

② 衛生的手洗いを行い、マスク、ディスポーザブル手袋、ディスポーザブルエプロンを着用する。

（根拠）手指の病原体を減少させるため。看護師の手指や衣服に排泄物が付着するのを防ぐため。

カテーテル抜去の準備をする

③ 患者さんを**仰臥位**とし、防水シーツを患者さんの下半身の下に敷く。

根拠 仰臥位がもっとも援助のしやすい体位であるため。抜去の際、尿でシーツを汚染する危険があるため。

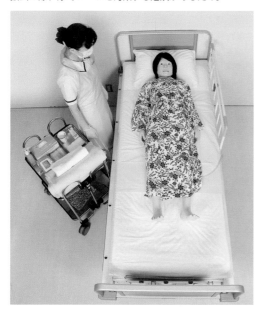

④ おむつを開き、患者さんを看護師側に水平移動させ、布団を綿毛布に替える。左足は綿毛布で、右足はバスタオルでくるむ。

根拠 患者さんの**羞恥心**に配慮し不必要な露出を避けるため。また患者さんの**保温**に努めるため。

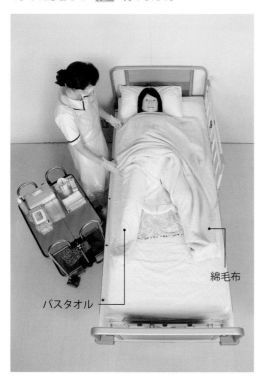

綿毛布

バスタオル

尿を排液する

⑤ 採尿バッグの管内に残っている尿を採尿バッグ内に落としておく。

根拠 膀胱留置カテーテルを抜去したときに尿が**逆流してくることを防ぐ**ため。

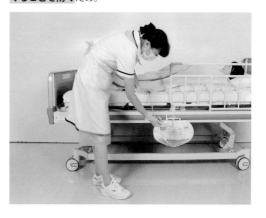

⑥ 膀胱留置カテーテルを固定してあるテープを除去する。

根拠 カテーテルをスムーズに抜去できるようにするため。
注意 テープをはがすときは**カテーテルを引っ張らない**ように注意する。

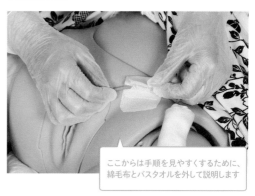

ここからは手順を見やすくするために、綿毛布とバスタオルを外して説明します

バルーンの排液をする

⑦ 滅菌蒸留水注入口を包んでいたガーゼを取り除き、シリンジでバルーン内の滅菌蒸留水を残すことなく引き抜く。滅菌蒸留水注入口に**強めにシリンジを差し込む**と、バルーンのしぼむ勢いで自然に蒸留水がシリンジ内に引き抜かれてくる。

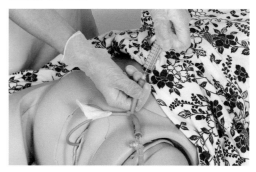

⑧ シリンジ内に引き抜かれた**蒸留水の量が増えなくな**
り、さらにシリンジの内筒を引いてもそれ以上蒸留
水が引けないことを確認する。膀胱留置カテーテルを挿入
した際に注入した滅菌蒸留水の量の記録を参考にするとよ
い。

根拠 バルーンが膨らんだままカテーテルを抜去すると、
尿道損傷を引き起こすため。

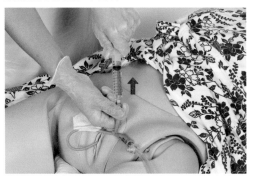

カテーテルを抜去する

⑨ 膀胱留置カテーテルを引き抜くことを患者さんに告
げる。このときに**口で大きく息を吐く**ように伝える。

根拠 口で大きく息を吐くようにすると**自然と身体の力が**
抜けるため。身体に力が入っているとカテーテルがスムー
ズに抜けないため。

女性の場合

陰部にガーゼをあて、ゆっくりと膀胱留置カテーテル
を引き抜く。

根拠 引き抜く速度は**尿道の摩擦が少なく異常な抵抗**
をすぐに感じ取ることができるような速度とする。速
度が速すぎると、異常に気づかず尿道損傷を引き起こ
す危険がある。

注意 カテーテルを引
き抜く方向は、**できる**
だけ尿道の解剖に逆ら
わないようにする。臥
床しているベッドと**水**
平方向に引き抜く。

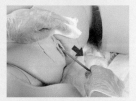

男性の場合

注意 臥床してい
るベッドに対して
45〜90度の方向
に引き抜く。

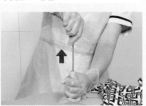

膀胱留置カテーテル抜去後のケア

必要物品 ❶陰部洗浄用清浄綿 ❷尿器

手 順

① 膀胱留置カテーテル抜去後は**尿道口周辺に尿が付着**
しているので、清浄綿などを使用して陰部を清拭す
る。

注意 自分でできる患者さんには羞恥心に配慮し、自分で
清拭してもらう。

② 膀胱留置カテーテル抜去後、すぐに尿意を催す患者
さんには準備しておいた尿器をあてる。

根拠 膀胱留置カテーテルを抜去する際には膀胱内の尿を
ほとんど排出させた状態となっているが、カテーテルの刺
激などによって尿意を訴える患者さんがいることから、安
心させるために実際は排尿がなくても、**すぐに尿器をあて**
る。

注意 膀胱留置カテーテルが何らかの原因で閉塞してしま
ったために一時的に抜去し、新しい膀胱留置カテーテルと
入れ替えるような場合は、**膀胱内に尿が充満している可能**
性があるため、尿器はすぐに使えるようにしておくとよい。

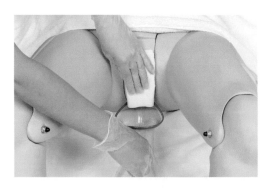

③ 膀胱留置カテーテル抜去後はトイレ歩行をする回数
も増えるため、ベッドサイドの環境整備をしてお
く。

根拠 歩行の妨げになるようなものは転倒の原因となるた
め。

膀胱留置カテーテル抜去後の採尿

必要物品	❶採尿カップ

手 順

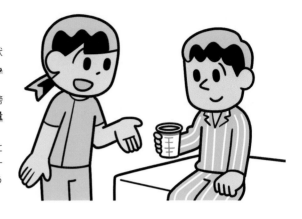

① 膀胱留置カテーテル抜去後の最初の排尿では、量・性状を観察するために採尿カップに**全部の量の尿を取ってもらう**ことを説明し、採尿カップをあらかじめ渡しておく。

根拠 尿意があっても実際の排尿が少ない場合は尿路感染や膀胱刺激症状を起こしている可能性が疑われるため、**1回の尿量が尿意を感じる適切な量であったかを確認する**ため。

注意 採尿することを失念してしまう可能性のある患者さんには**尿意を催したらナースコールで看護師を呼ぶ**ように伝え、ナースコールで呼ばれた際に採尿カップを渡して採尿してもらうようにすると忘れることがない。

応用ポイント

膀胱留置カテーテル抜去に関する応用ポイント

● 膀胱留置カテーテルを抜去する時間帯

膀胱留置カテーテルの抜去は、**午前中や午後の早い時間帯**に行います。

膀胱留置カテーテルを抜去したあとは、必ず**1回目の自然排尿を確認する**必要があり、自然排尿があるまでには数時間を要します（右記参照）。

確認までを含めた時間配分を考える必要があり、また膀胱留置カテーテルを抜去したあとに尿閉などの異常を起こした場合には医師や看護師が多く勤務している時間帯であるほうが対処しやすいことから、上記時間帯に抜去を行います。

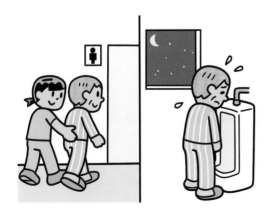

● 膀胱留置カテーテル抜去後に自然排尿がある時間の計算

膀胱留置カテーテル抜去後、**患者さんが尿意を訴える時間はおよそ何時間くらいか**を予測しておく必要があります。抜去後すぐに尿意を訴える場合は**尿路感染や膀胱刺激症状**が疑われ、逆に何時間経っても尿意を訴えないとすれば**尿閉**が疑われます。

以下の考えかたで自然排尿が見られる時間を予測します。

> **例：体重60kgの患者さんの場合。**
> 午前10時に膀胱留置カテーテルを抜去した。

考えかた❶：1時間に尿が生成される速度は？
⇒めやすとして1〜1.5mL/kg体重/時です。体重60kgの患者さんであれば、1時間に60〜90mLの尿が生成されます。

考えかた❷：尿意を感じるのは膀胱内にどれくらいの尿が溜まったときか？
⇒約150〜300mLの尿が膀胱内に溜まると（膀胱の内圧が20cmH$_2$Oを超えると）尿意を感じます。

❶❷から、60kgの患者さんでは約3〜5時間程度で尿意を感じるようになります。結果、午前10時に膀胱留置カテーテルを抜去した体重60kgの患者さんでは、遅くても**午後1〜3時くらい**には尿意が現れると予測できます。

15

浣腸・摘便

浣腸

浣腸とは、肛門から直腸や大腸内に薬液等を注入することです。一般的には、グリセリン浣腸を用いてグリセリンという薬剤を肛門から直腸や大腸内に注入します[1]。

目的

浣腸は、グリセリン浣腸を用いて**直腸や大腸内の便を排出する**ことを目的に行います。健康な人は自分で便を排出できますが、何らかの原因で**便を排出できない場合**や、**検査や治療上の理由から強制的に便を排出する必要がある場合**に浣腸を行います。

表1 浣腸の目的

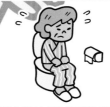

●便秘などにより自分で便を排出できない患者さんの便を排出する

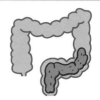

●検査や治療上の理由のために強制的に便を排出する

注意事項

●グリセリン浣腸の禁忌

浣腸で使用するグリセリン浣腸は薬剤です。添付文書に記載されている**「薬剤としての禁忌」に該当する患者さん**にはグリセリン浣腸を使用してはいけません。

表2 グリセリン浣腸の禁忌とその理由[3]

禁忌	理由
●腸管内出血、腹腔内炎症のある患者、腸管に穿孔またはそのおそれのある患者 ●全身衰弱の強い患者 ●下部消化管術直後の患者 ●吐気、嘔吐または激しい腹痛等、急性腹症が疑われる患者	●腸管外漏出による腹膜炎の誘発、蠕動運動亢進作用による症状の増悪、グリセリンの吸収による溶血、腎不全を起こすおそれがある。 ●強制排便により衰弱状態を悪化させ、ショックを起こすおそれがある。 ●蠕動運動亢進作用により腸管縫合部の離解をまねくおそれがある。 ●症状を悪化させるおそれがある。

※グリセリン浣腸の禁忌は添付文書で最新の情報を確認すること

●羞恥心への配慮

排泄は人に見られたくないものです。陰部や排泄物を看護師等の他者に見られることで、患者さんには強い羞恥心が生じます。可能な限り排泄している姿や陰部、排泄物を他者にさらさないような配慮が必要です。

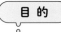 摘便

摘便とは、**直腸内の便を看護師の指で排出する**ことです。何らかの原因により**患者さんが便を自力で排出できない場合**に摘便を行います[2]。

目 的

摘便は、看護師の指を用いて直腸内の便を排出することを目的に行います。傷の痛みなどの症状や筋力の低下などで**便を排出するために腹圧（怒責）をかけられない場合**に摘便を行います。

表3 摘便の目的

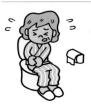

● 傷などの痛みで腹圧をかけられない患者さんの便を排出する

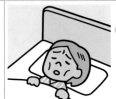

● 筋力の低下などで腹圧をかけられない患者さんの便を排出する

注意事項

● 摘便の禁忌など

看護師の指を肛門から直腸内に入れるため、**肛門周囲や直腸内に病変や手術創がある場合**には実施してはいけません。指で触れることで病変や手術創を傷つけるおそれがあるためです。

肛門に指を入れることで患者さんが反射的に腹圧（怒責）をかけて血圧が変動して循環動態に影響を及ぼすことがあるため、**循環動態が不安定な場合**には実施の可否は慎重に判断します。

表4 摘便の禁忌など

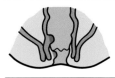

● 肛門周囲や直腸内に病変や手術創がある場合

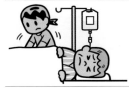

● 循環動態が不安定な場合

● 患者さんの苦痛への配慮

摘便は、肛門に指を入れられることによる**痛みという苦痛**、さらに、**陰部や便という排泄物を見られる苦痛**など、患者さんの身体的・精神的な苦痛が大きいケアです。精神的、身体的な苦痛を最小限にする工夫や配慮をする必要があります。

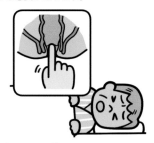

● 羞恥心への配慮

排泄は人に見られたくないものです。陰部や排泄物を看護師等の他者に見られることで、患者さんには強い羞恥心が生じます。可能な限り排泄している姿や陰部、排泄物を他者にさらさないような配慮が必要です。

便秘改善のための看護ケア

　患者さんが便秘だからといって、いきなり浣腸や摘便を実施してはいけません。浣腸ではグリセリンという薬剤を使用することによる**副作用出現のリスク**や、肛門にチューブを挿入することによる**痛みと直腸損傷のリスク**、摘便では直腸内に指を入れることによる**痛みと直腸損傷のリスク**がありま

す。さらにこれらのケアによって肛門や排泄物を看護師に見られるという差恥心による苦痛が生じます。

　これらの苦痛を回避するために、日頃から便秘にならないようなケアを提供することが重要です。

表5 便秘改善のための看護ケア[4]

食生活の見直しと調整	日常生活行動の調整	腹部マッサージ	温罨法
●朝食を摂取する	●排便をがまんしない	●腹部マッサージで腸蠕動運動を促進させる	●腰背部温罨法で腸蠕動運動を促進させる
●水分を多めに摂取する	●離床時間を増やし適度な運動をする		
●食物繊維を多く含む食品を摂取する	●ストレスをためない		

グリセリンの作用[5]

　グリセリン浣腸に含まれるグリセリンは、直腸内で下記3つの作用で便を排出しやすくすると考えられています。

表6 グリセリンの作用

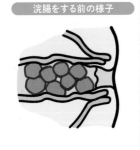

浣腸をする前の様子

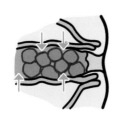

●腸管壁の水分を吸収して腸管に刺激を与えて腸蠕動運動を亢進させる

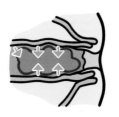

●便への浸透作用により硬い便を柔らかくする

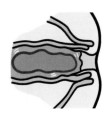

●便の滑りをよくする

グリセリン浣腸の禁忌体位[6]

浣腸は、患者さんが**立位**の状態で実施してはいけません。

立位では腹圧がかかり直腸前壁の角度が**鋭角**になることでグリセリン浣腸のチューブ先端が**直腸前壁**にあたりやすくなり、チューブによって直腸に穴が空いてしまう（**直腸穿孔**）おそれがあるためです。

さらに、立位ではチューブを挿入する肛門を看護師の目で直接観察しにくいため、チューブが正しく肛門に挿入されずにチューブで肛門周囲を傷つけてしまうリスクがあります。

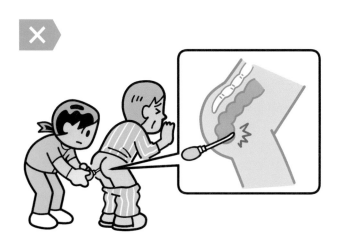

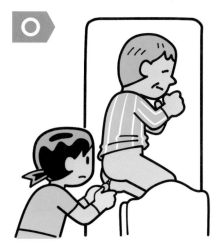

グリセリン浣腸の種類と構造

グリセリン浣腸は薬液の量によっていくつかの種類があります。年齢や症状によって使用するグリセリン浣腸の容量や注入量を調整します。一般的に、成人に使用する場合は**60mLが選択**されます。

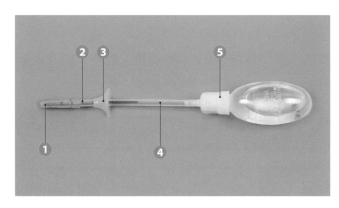

❶キャップ（内側に潤滑剤が塗布されている）
❷目盛り
❸ストッパー
❹レクタルチューブ
❺アダプター

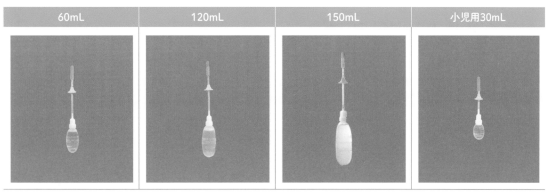

60mL	120mL	150mL	小児用30mL

いずれもグリセリン浣腸「オヲタ」（日医工株式会社）

便の観察

浣腸や摘便で排出された便だけでなくふだんの患者さんの便の回数や量、性状を観察・記録することで、**患者さんの便秘の傾向**を把握することができます。

特に**便の性状**は、「硬い」とか「やわらかい」などの曖昧な表現ではなく、共通の指標（スケール）で記録することが重要です。便の性状は「**ブリストル便形状スケール**」（**表7**）を用いて観察・記録しましょう。

表7 ブリストル便形状スケール[9,10]

消化管の通過時間						
非常に遅い（約100時間） ←						→ 非常に早い（約10時間）
便秘					下痢	
タイプ1	タイプ2	タイプ3	タイプ4	タイプ5	タイプ6	タイプ7
コロコロ便	硬い便	やや硬い便	普通便	やや軟らかい便	泥状便	水様便
硬くコロコロの便（ウサギの糞のような便）	短く固まった硬い便	水分が少なくひび割れている便	適度な軟らかさの便	水分が多くやや軟らかい便	形のない泥のような便	水のような便

※タイプ3〜5が正常な便とされている

浣腸における異常時の対応

● 薬液を注入する際に気分不快が出現した場合

気分不快が生じた場合には、チューブの挿入や薬液の注入が原因で**血圧が急激に上昇・低下している可能性**があります。ただちに薬液注入を中断してチューブを抜去し、**バイタルサイン測定**を行い、異常がある場合には医師に報告しましょう。

● チューブを抜き取った際、チューブとストッパーの付着物に血液が混じっていた場合

血液が混じっている場合、チューブやストッパーによって**肛門や腸壁が傷ついて出血した可能性**があります。肛門周囲を清潔にし、患者さんに痛みなどの**自覚症状の有無や肛門からの出血の有無**を継続して観察し、医師に報告します。

摘便における異常時の対応

● かき出した便や指に血液が付着していた場合

血液が付着していた場合、**固くなった便や指で肛門や腸壁が傷ついて出血した可能性**があります。肛門周囲を清潔にし、患者さんに痛みなどの**自覚症状の有無や肛門からの出血の有無**を継続して観察し、医師に報告します。

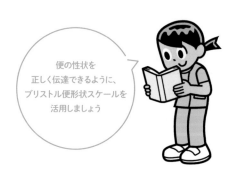

便の性状を
正しく伝達できるように、
ブリストル便形状スケールを
活用しましょう

浣腸

必要物品

① ワゴン
② 速乾性擦式アルコール手指消毒薬
③ ディスポーザブル手袋
④ ディスポーザブルエプロン
⑤ 綿毛布
⑥ グリセリン浣腸（グリセリン浣腸「オヲタ」60mL）
⑦ お湯入りの容器
⑧ 防水シーツ
⑨ ビニール袋（ゴミ袋）
⑩ 和式便器または洋式便器
⑪ トイレットペーパー
⑫ 尿器・便器カバー
⑬ （男性の場合）男性用尿器
⑭ 手ふき（おしぼり）

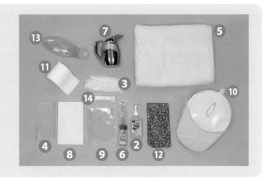

手順

準備

① 患者さんに浣腸を行うことを説明し、同意を得る。

> 便が出にくいようなので、これから浣腸をしますがよろしいでしょうか？

必要物品を準備する

② 尿器や便器にはカバーを掛ける。

根拠 尿器や便器を持ち運ぶ際に尿器や便器を他者に見られることで患者さんが排泄することを周囲に知らせてしまい、患者さんが羞恥心を感じるのを防ぐため。

③ 3～4回ほど折りたたんで**20cm程度**の長さにしたトイレットペーパーを便器の底部に敷く。

根拠 便が便器の底部にこびりつかないようにして片付けを容易にするため。

④ 3～4回ほど折りたたんで**10cm程度**の長さにしたトイレットペーパーを準備する。

根拠 浣腸を抜去した際に肛門を押さえるため。

女性の場合

⑤ 3～4回ほど折りたたんで**20cm程度**の長さにしたトイレットペーパーを準備する。

根拠 排尿時に尿が飛散しないよう使用するため。

⑥ グリセリン浣腸は**体温程度**になるように袋ごと湯に入れ、温めておく。

根拠 温度が高すぎると腸粘膜が炎症を起こす可能性があり、温度が低すぎると腸壁の毛細血管が収縮して血圧を上昇させる原因となる可能性があるため。[7]

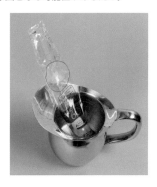

援助する環境を整える

⑦ 床頭台や椅子、オーバーベッドテーブルをじゃまにならない位置に移動させる。ベッド上の私物は患者さんに許可を得て床頭台の上などに移動する。

根拠 援助を効率よく行うため。

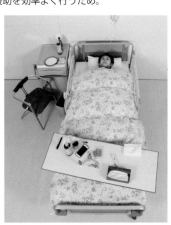

⑧ カーテンを閉める。

根拠 患者さんの羞恥心に配慮するため。

⑨ ベッドの高さを援助しやすい高さに調整する。

根拠 ベッドが低すぎると看護師が中腰の姿勢となり腰を痛めてしまうため。

⑩ 衛生的手洗いを行い、ディスポーザブル手袋とディスポーザブルエプロンを装着する。

根拠 手指の病原体を減少させるため。看護師の手指や衣服に排泄物等が付着するのを防ぐため。

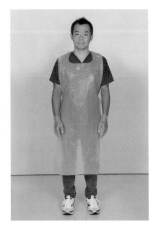

⑪ 掛け布団を綿毛布に替える。

根拠 厚みのある掛け布団は援助のじゃまになるため、薄くて保温性があり露出も防ぐことができる綿毛布に交換する。

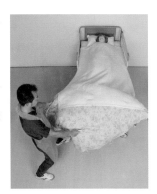

防水シーツを敷く

⑫ 殿部に防水シーツを敷く。

根拠 万が一排泄物がこぼれたときにシーツの汚染を最小限にするため。

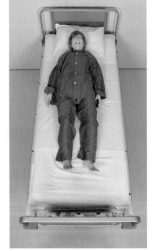

ここでは手順が見やすいように綿毛布を外した状態で解説します

患者さんの体位を整える

⑬ 患者さんの左側の柵をつけ、患者さんを**左側臥位**にして、前傾姿勢になってもらう。さらに、膝も軽く曲げてもらい、下半身の寝衣と下着を脱がせて殿部を露出する。露出を最小限にするため、綿毛布で覆う。

根拠 左側臥位にすることで、解剖学的に薬液がよりスムーズに腸内に流入するため。腰や膝を曲げることで、側臥位が安定するため。

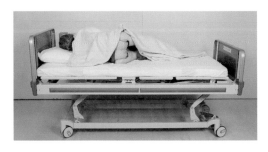

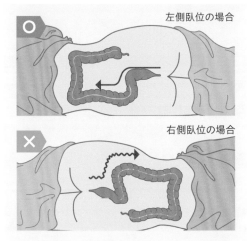

左側臥位の場合

右側臥位の場合

物品をベッド上に配置する

⑭ 必要物品をベッド上に配置する。

根拠 援助をスムーズに実施することで殿部を露出する時間を短縮し、患者さんの羞恥心を最小にするため。

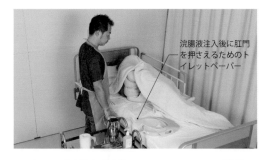

浣腸液注入後に肛門を押さえるためのトイレットペーパー

男性の場合

便器の他に、尿器を準備、配置する。

168

グリセリン浣腸の挿入と薬液の注入

浣腸器の準備をする

① グリセリン浣腸を袋から取り出し、ストッパーの先端を赤ラインの**先端（約5cm）**に合わせる（成人の場合）。

根拠 肛門括約筋（かつやくきん）より内側の腸内に薬液を注入し、なおかつ、直腸壁を傷つけない長さである約5cmより深くチューブが腸内に入り込まないように、ストッパーは約5cmの位置とする。

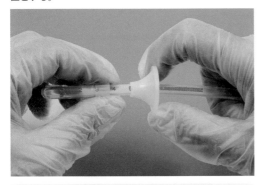

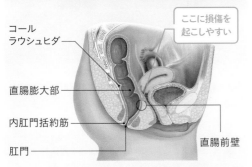

コール
ラウシュヒダ

直腸膨大部

内肛門括約筋

肛門

ここに損傷を
起こしやすい

直腸前壁

② グリセリン浣腸を看護師の**前腕内側**にあてて、適温であることを確認する。

根拠 前腕内側は他の部位と比較して温点分布の密度が高く温度を感じやすい部位であるため。

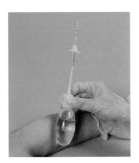

③ チューブを**上向き**にし、アダプターを左右どちらかに1回転して開栓する。

根拠 開封と同時に薬液がこぼれないようにチューブは上向きにする。

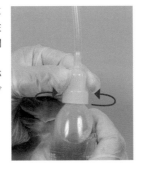

④ キャップを回しながら外す。

根拠 キャップ内側の潤滑剤をチューブ先端全体に塗布するため。 ※潤滑剤が不足している場合は追加する

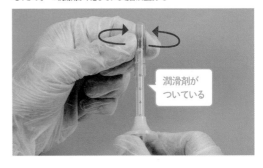

潤滑剤が
ついている

⑤ 容器部分を軽く握って薬液をチューブ先端まで満たし、チューブ内の空気を抜く。

根拠 空気が腸内に入るのを防ぐため。

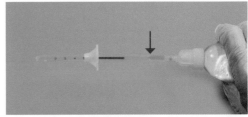

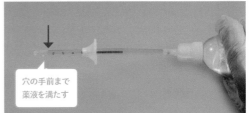

穴の手前まで
薬液を満たす

患者さんの準備をする

⑥ 利き手と反対の手で肛門が見えるように殿裂を広げる。

根拠 挿入部位を目視することで、誤った部位への挿入を防ぐため。

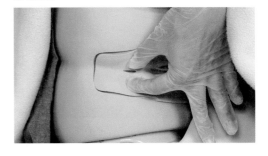

⑦ 患者さんにこれからチューブを挿入することを説明し、**口でゆっくり息**をしてリラックスするように促す。

根拠 口呼吸をすることで肛門の緊張がほぐれ、チューブ挿入時の痛みを軽減し、挿入しやすくするため。

浣腸チューブを挿入する

8 チューブの先端を持って肛門にチューブを挿入する。**1〜2cm**挿入したら、その後ストッパーを持ちながら、ゆっくり挿入する。

根拠 チューブは柔らかい素材でできているため、短くチューブを把持することで確実に肛門に挿入できる。

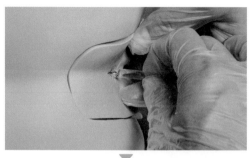

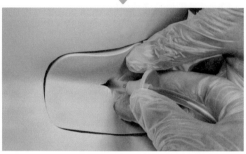

注意 チューブが途中で挿入できなくなった場合や挿入中に抵抗感・違和感を感じたときは、それ以上挿入せずに抜去する。

根拠 深く挿入し過ぎるとチューブの先端が直腸壁にぶつかり、直腸粘膜を傷つける恐れがあるため。

9 ストッパーまでチューブを挿入したら、利き手とは反対の手でチューブを把持する。

根拠 これ以降の手順でチューブの深さが変化しないようにするため。

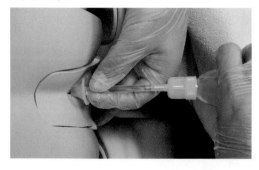

薬液を注入する

10 薬液を注入することを患者さんに伝え、再度口でゆっくり息をしてリラックスするように促す。

根拠 口呼吸をすることで腹圧を軽減させ、薬液がすぐに肛門から排出されるのを防ぐため。

---

11 薬液を少しずつゆっくりと注入する。

根拠 注入速度が速すぎると薬液が肛門から漏れ出すことがあるため。

注意 このとき、便意が生じたり、気分不快が生じた場合にはすぐに注入を中止する。便意が生じた場合には排便の援助を行う。気分不快が生じた場合には循環動態等に影響が生じている可能性があるため、すぐにバイタルサイン測定を行う。

チューブを抜く

12 注入後はチューブを静かに抜き取り、肛門をトイレットペーパーで押さえる。

注意 肛門から薬液が漏れ出すのを防ぐため。

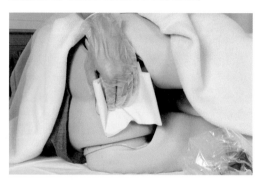

薬液注入後から排泄

チューブを観察する

1 チューブを抜き取った際、チューブとストッパーの付着物に**血液**が混じっていないかを必ず確認してから廃棄する。血液が混じっていた場合にはすぐに医師に報告する。

根拠 血液が混じっている場合、挿入部位周辺に何らかの損傷が生じた可能性があるため。

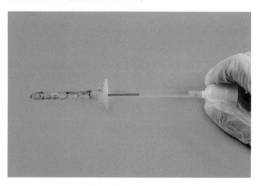

2 患者さんには側臥位か仰臥位のまま3〜10分、可能な範囲で**便をがまん**するように伝える。ナースコールを渡し、便が出そうになったら看護師を呼んでもらうように伝える。

根拠 薬液を腸内に注入することで便意が生じるが、すぐに排便してしまうと薬液だけが排出されてしまうため。

便器をあてる

(3) 患者さんに呼ばれるか、**3〜10分**経過したら患者さんを仰臥位にし、便器をあてる。

根拠 薬液注入後、便が軟化・膨張して腸蠕動が活発になるまでの所要時間が3〜10分程度であるため[8]。

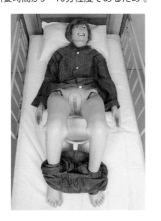

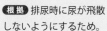

女性の場合

排泄してもらう

(4) トイレットペーパーの端を恥骨あたりを覆うようにあて、その部分を患者さん自身に押さえてもらい、もう一方の端はそのまま便器の中に垂らす。

根拠 排尿時に尿が飛散しないようにするため。

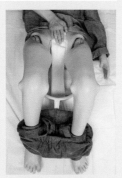

男性の場合

排泄してもらう

(4) 尿器をあて、患者さんに把持してもらう。

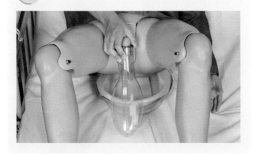

陰部や肛門を清拭する

(5) 排便・排尿後、陰部や肛門に付着した尿や便を拭き取り、便器や尿器を外す。
＊詳細については**P.125〜126**参照

(6) 尿器にはキャップをする。便器にはふたをする。

根拠 排泄物のにおいを拡散させないため。

(7) 尿器や便器にはカバーをかける。

根拠 尿器や便器を持ち運ぶ際に尿器・便器や排泄物を他者に見られることで生じる患者さんの羞恥心を最小にするため。

(8) 防水シーツを取り除く。

(9) ディスポーザブル手袋とディスポーザブルエプロンを外し、ビニール袋（ゴミ袋）に捨てる。衛生的手洗いを行う。

後片づけ

(1) 衛生的手洗いを行う。

(2) 患者さんに下着と寝衣を着せる。

(3) 手ふきで患者さんに手を拭いてもらう。

根拠 患者さんが陰部周囲や尿器に触れているため。また、排泄後の手洗いの代わりとして行う。

(4) 綿毛布を掛け布団に替える。

(5) 床頭台や椅子、オーバーベッドテーブル、患者さんの私物などを元の位置に戻す。

(6) ベッドの高さを元の高さに戻す。

(7) カーテンを開ける。

(8) ナースコールが確実に使用できる位置にあり、患者さんも理解しているかどうかを確認する。

根拠 ナースコールは患者さんがすぐに使用できるように準備しておく必要があるため。

(9) 援助が終わったことを患者さんに伝える。

(10) 使用器具・排泄物の処理を行う。
＊詳細については**P.126〜127**参照

(11) 浣腸や排便に関する情報を記録する。

根拠 浣腸の実施時間や排便の有無、量、性状などは患者さんの身体状態に関する重要な情報となるため。

摘便

必要物品

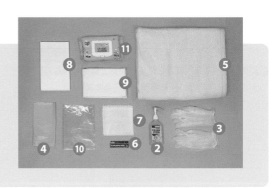

1. ワゴン
2. 速乾性擦式アルコール
   手指消毒薬
3. ディスポーザブル手袋(2組)
4. ディスポーザブルエプロン
5. 綿毛布
6. 潤滑剤
7. ガーゼ
8. 防水シーツ
9. おむつ
10. ビニール袋(ゴミ袋)
11. 陰部用清拭用具
    (おしりふき)

手順

準備

① 患者さんに摘便を行うことを説明し、同意を得る。

> 便がおなかにたまってしまっているようなので、便を指でかき出す処置をしますが、よろしいでしょうか?

② 必要物品を準備する。

援助する環境を整える

③ 床頭台や椅子、オーバーベッドテーブルをじゃまにならない位置に移動させる。ベッド上の私物は患者さんから許可を得て床頭台の上などに移動する。
根拠 援助を効率よく行うため。

④ カーテンを閉める。
根拠 患者さんの羞恥心に配慮するため。

⑤ ベッドの高さを援助しやすい高さに調整する。
根拠 ベッドが低すぎると看護師が中腰の姿勢となり腰を痛めてしまうため。

⑥ 衛生的手洗いを行い、ディスポーザブル手袋とディスポーザブルエプロンを装着する。
根拠 手指の病原体を減少させるため。看護師の手指や衣服に排泄物が付着するのを防ぐため。

⑦ 掛け布団を綿毛布に替える。
根拠 厚みのある掛け布団は援助のじゃまになるため、薄くて保温性があり露出も防ぐことができる綿毛布に交換する。

防水シーツを敷く

⑧ 殿部に防水シーツを敷く。
根拠 万が一排泄物がこぼれたときにシーツの汚染を最小限にするため。

患者さんの体位を整える

⑨ 側臥位をとる側のベッド柵をつけ、患者さんを**側臥位**にして、前傾姿勢になってもらう。さらに、膝も軽く曲げてもらい、下半身の寝衣と下着を脱がせて殿部を露出する。露出を最小限にするため、綿毛布で覆う。
根拠 腰や膝を曲げることで、側臥位が安定するため。

⑩ 腰部から大腿部におむつを敷く。
根拠 排泄物を受け止めるため。

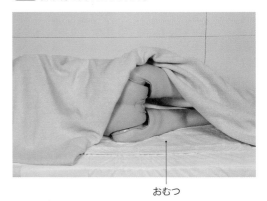

おむつ

> 羞恥心に配慮して殿部の露出は最小になるようにしましょう

摘便実施

指に潤滑剤を塗布する

1 潤滑剤をガーゼに垂らし、看護師の**利き手の示指**に十分潤滑剤を塗布する。

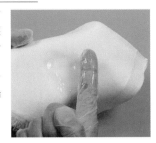

根拠 潤滑剤を塗布することで肛門に指を挿入しやすくするため。

2 利き手と反対の手で肛門が見えるように殿裂を広げる。

根拠 挿入部位を目視することで、誤った部位への挿入を防ぐため。

3 患者さんにこれから指を挿入することを説明し、**口でゆっくり息**をしてリラックスするように促す。

根拠 口呼吸をすることで肛門の緊張がほぐれ、指挿入時の痛みを軽減し、挿入しやすくするため。

肛門に指を挿入する

4 指を**ゆっくり**肛門に挿入する。

根拠 ゆっくり指を挿入することで肛門をゆっくりと広げ、痛みを軽減することができるため。

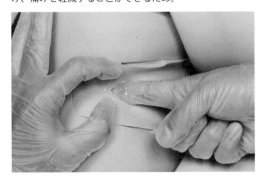

5 挿入した指先の感覚を頼りに、便の硬さや位置などを把握する。

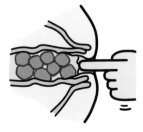

根拠 便を指で排出する際に肛門を傷つけないために硬さや大きさは重要な情報となるため。

便塊をかき出す

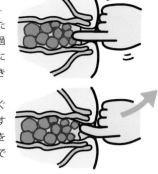

6 指が便に触れたら、肛門を通過できる程度の大きさに便をほぐしながらかき出す。

根拠 便を小さくほぐすことで肛門を通過する際の損傷のリスクを最小限にすることができるため。

7 便をかき出すたびに便や指を観察し、**血液の付着**がないかどうかを確認する。血液が付着していた場合には援助を中断し、すぐに医師に報告する。

根拠 血液の付着がある場合には、何らかの損傷が生じた可能性があるため。

8 **指で触れる範囲**に便がなくなったら、摘便が終了したことを患者さんに伝える。

あと片づけ

1 ディスポーザブル手袋を外してビニール袋（ゴミ袋）に捨て、衛生的手洗いを行ってから新しいディスポーザブル手袋を装着する。

2 肛門周囲を陰部用清拭用具で清拭する。
＊清拭の注意点は**P.126**参照

3 おむつと防水シーツを取り除く。

4 ディスポーザブル手袋とディスポーザブルエプロンを外し、ビニール袋（ゴミ袋）に捨てる。

5 衛生的手洗いを行う。

6 患者さんに下着と寝衣を着せる。

7 ～ **13** は、浣腸の あと片づけ **4** ～ **10** （**P.171**）と同様に行う。

14 摘便や排便に関する情報を記録する。

根拠 摘便の実施時間や排便の有無、量、性状などは患者さんの身体状態に関する重要な情報となるため。

〈引用文献〉
1. 和田攻, 他：看護大事典 第2版. 医学書院, 東京, 2010：642.
2. 和田攻, 他：看護大事典 第2版. 医学書院, 東京, 2010：2062.
3. グリセリン浣腸「オヲタ」添付文書（2022年6月改訂）.
4. 任和子著者代表：基礎看護学〈3〉基礎看護技術2 第17版. 医学書院, 東京, 2017：87.
5. グリセリン浣腸液50%「マイラン」添付文書 第6版.
6. 医薬品医療機器総合機構（2012）：PMDA医薬安全情報 No 34 グリセリン浣腸の取扱い時の注意について.
7. 江口正信：根拠から学ぶ基礎看護技術 新訂版. サイオ出版, 東京, 2015：105.
8. 任和子著者代表：基礎看護学〈3〉基礎看護技術2 第17版. 医学書院, 東京, 2017：92.
9. Lewis SJ, Heaton KW：
Stool Form Scale as a Useful Guide to Intestinal Transit Time.
Scandinavian Journal of Gastroenterology 1997；32（9）：920-924.
10. 日本消化器病学会関連研究会 便秘の診断・治療研究会：
慢性便秘症診療ガイドライン2017. 南江堂, 東京, 2017：42.

体位変換

体位とは、**身体の空間における位置や姿勢の状態**をいいます。体位変換とは、**自分で体位を変えられない**患者さんや**治療上体位を変えてはいけない**患者さんを、ふさわしい身体の向きや姿勢に変えて体位を整えることをいいます。

表1 代表的な体位

立 位	座 位	臥 位
●足で起立した姿勢	●骨盤と大腿部を底面とした体位 ●起座位、長座位、端座位など	●頭部から下肢までが平面上に位置して横たわった体位 ●仰臥位、側臥位、腹臥位、ファウラー位など

ADL高い ◄───────	ADL	───────► ADL低い
不 安 定 ◄───────	安定性	───────► 安　　定
小 さ い ◄───────	介助量	───────► 大 き い

※体位の種類と特徴は**P.176〜177**参照

目　的

● 同一体位による患者さんの**苦痛を予防・軽減**する。
● **廃用症候群**を予防する。
● 食事や排泄、治療などに必要な体位をとる。

注意事項

●病気だから安静が必要?

患者さんや家族は「病気だから安静が必要」と考えることが少なくありません。たしかに安静は大切ですが、過度の安静は廃用症候群につながり患者さんにとって不利益となってしまいます。
安静のとり過ぎによる不利益があることも患者さんや家族に説明しましょう。

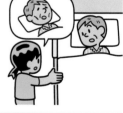

●安静=動かさない、ではない

治療上必要があっても、患者さんをまったく動かさない状態にしてはいけません。皮膚の同一部位に圧が加わり続けることで**褥瘡発生のリスク**が急激に高まるためです。
可能な範囲で体位変換を行い褥瘡予防をしましょう。

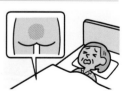

●医師の指示がある場合

医師の指示によって安静度に制限がある場合、その**安静度を超えて患者さんを動かしてはいけません。**

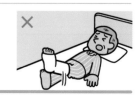

体位変換の基礎知識

廃用症候群とは[3,4]

まったく活動しない状態が続いたり活動量が低下すると、身体の機能低下が起こりさまざまな症状が生じます（**表2**）。こうした機能低下や障害を総称して廃用症候群といいます。廃用症候群は特に**高齢者で起こりやすい**といわれています。

廃用症候群は患者さん自身の活動量の低下や、**治療に伴う安静**によって生じます。

活動・休息援助技術

16
体位変換

表2 長期臥床によるおもな廃用症候群

局所症状	全身症状	精神・神経症状
●関節拘縮　●褥瘡 ●筋萎縮 ●骨萎縮（骨粗鬆症） ●尿路結石 ●静脈血栓症	●起立性低血圧 ●心肺機能の低下 　（心拍出量の低下・肺活量の低下） ●誤嚥性肺炎 ●消化器の機能低下（便秘・食欲低下）	●知的活動の低下 ●うつ傾向 ●自律神経の不安定 ●姿勢・運動調節機能の低下

北川公子 著者代表：系統看護学講座 専門分野Ⅱ 老年看護学 第9版. 医学書院, 東京, 2018：142. より引用

良肢位とは[5]

良肢位とは、関節の拘縮が生じにくい予防的な姿勢をいいます。たとえ拘縮を起こしたとしても日常生活動作に及ぼす影響が最も少ない肢位です。また、良肢位は患者さんに苦痛が少なく、全身の筋肉がリラックスできる姿勢でもあります。

図 良体位の例

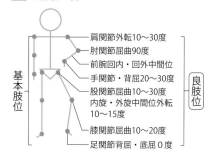

基本肢位

肩関節外転10〜30度
肘関節屈曲90度
前腕回内・回外中間位
手関節・背屈20〜30度
股関節屈曲10〜30度
内旋・外旋中間位外転
10〜15度
膝関節屈曲10〜20度
足関節背屈・底屈０度

良肢位

安楽への配慮の重要性

健康であれば、自分で身体を動かして安楽な体位をとることができます。しかし、疾患などによって自由に身体を動かせない場合には、看護師が体位変換などの体位を整える援助を行います。このような場合、治療に支障が生じないように、廃用症候群が生じないようになど、医療の目的のみを優先してはいけません。患者さんの安楽にも配慮することが重要です。

安楽かどうかは必ず患者さんに確認しましょう。臥位では、支持基底面積を広くとることで姿勢が安定し、患者さんがリラックスできる姿勢となります。

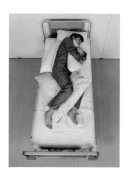

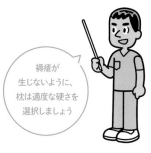

褥瘡が生じないように、枕は適度な硬さを選択しましょう

支持基底面とは[6]

支持基底面とは人や物体を支える床や地面の面積のことで、人の場合、床に接している面積や足を含む両足の間の面積をいいます。支持基底面に重心線（重心から垂直方向に下ろした線）が交わると安定した姿勢となります。

///部＝支持基底面

安定している

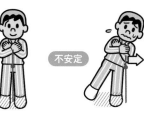

不安定

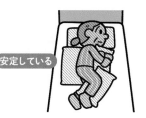

安定している

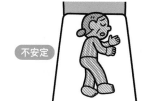

不安定

体位の種類[7,8]

●仰臥位・背臥位：ベッドは平らな状態で、患者さんは仰向けの状態

<長所>
・座位やファウラー位などと比較して、姿勢保持にかかわる抗重力筋が働かないため、**エネルギー消費が少ない**
・安静保持時によく使われる
・支持基底面が広く安定している

<短所>
・患者さんはベッド周囲が見えず、天井しか見えない
・背中側の骨突出部位に圧が集中しやすい

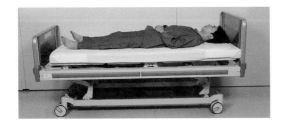

仰臥位・背臥位での褥瘡好発部位

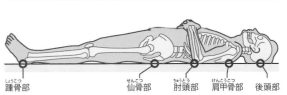

踵骨部　仙骨部　肘頭部　肩甲骨部　後頭部

●セミファウラー位：ベッドの頭側を約20〜30度に上げた状態
●ファウラー位：ベッドの頭側を約45〜60度に上げた状態

<長所>
・仰臥位と比較して、角度が大きいほど重力により横隔膜が下がり呼吸がしやすい
・仰臥位と比較して、ベッド周囲が見渡しやすい

<短所>
・角度が大きいと重心が高くなり不安定になる
・仙骨部・座骨部に圧が集中しやすい

セミファウラー位	ファウラー位	セミファウラー位での褥瘡好発部位

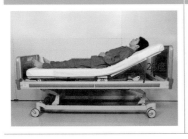
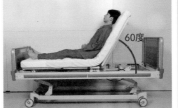
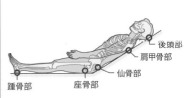

60度

後頭部
肩甲骨部
仙骨部
踵骨部　座骨部

●側臥位（30度、90度）：ベッドが平らな状態で、患者さんの体を左右どちらかに角度をつけた体位。身体の右側を下にした側臥位を右側臥位、左側を下にした側臥位を左側臥位という

<長所>
・背部にかかる圧を小さくすることができる
・仰臥位と比較して食事摂取がしやすい
・仰臥位と比較して誤嚥しにくい

<短所>
・仰臥位と比較して、支持基底面が小さく重心が高いため、不安定である
・長時間持続すると圧反射により体の下側（低い位置）の生理機能が低下し、体の下側（低い位置）の体温が低くなる

30度の側臥位	90度の側臥位	90度側臥位での褥瘡好発部位

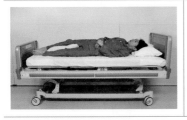
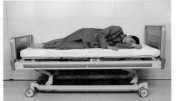
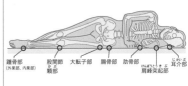

踵骨部（外果部、内果部）　股関節顆部　大転子部　腸骨部　肋骨部　肩峰突起部　耳介部

● **腹臥位**：ベッドは平らな状態で、患者さんはうつ伏せの状態

<長所>
・沈下性肺炎の予防になる
・背部に圧がかからない

<短所>
・胸腹部が圧迫されるため、呼吸がしづらい
・足関節を底屈したままにすると尖足が発生しやすい

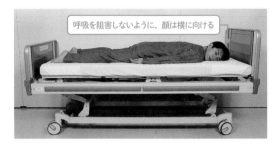

呼吸を阻害しないように、顔は横に向ける

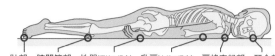

腹臥位での褥瘡好発部位

趾部　膝関節部　性器(男性の場合)　乳房(女性の場合)　肩峰突起部　耳介部

● **端座位**：ベッドの端に足を下ろし、座位となった体位

<長所>
・重心が高くなり、立ち上がるのに必要な重心の移動が容易となる

<短所>
・背もたれがない状態のため不安定である

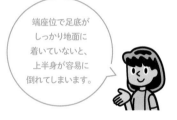

端座位で足底がしっかり地面に着いていないと、上半身が容易に倒れてしまいます。

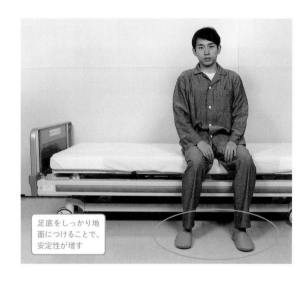

足底をしっかり地面につけることで、安定性が増す

● **その他の体位**

膝胸位	砕石位(載石位)	骨盤高位(トレンデンブルグ位)	ジャックナイフ位	シムス位

観察ポイント

皮膚の状態の観察

　褥瘡は、圧迫されている場所の**血流が悪くなったり滞ったりする**ことが原因で発生します。しかも、褥瘡ができる患者さんはもともと体力の低下等があるため、一度褥瘡ができてしまうと**なかなか治らない**という特徴があります。

　褥瘡予防には圧力や剪断力をかけないことが重要ですが、どんなに注意深くケアをしていても褥瘡は突然発生してしまいます。

　そこで重要なのが日々の観察です。患者さんの皮膚を定期的にしっかりと目視して、**褥瘡発生のリスク**が存在しないかを全身くまなく観察しましょう。

仰臥位から90度側臥位への体位変換

必要物品

❶ワゴン　❷速乾性擦式アルコール手指消毒薬

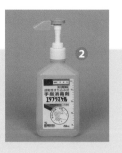

手順

体位変換の準備

① 患者さんに側臥位への体位変換を行うことを説明し、同意を得る。

> これから体の向きを横向きに変えますがよろしいでしょうか

② 必要物品を準備する。

③ 床頭台や椅子、オーバーベッドテーブルをじゃまにならない位置に移動させる。ベッド上の私物は患者さんに許可を得て床頭台の上などに移動する。
根拠 援助を効率よく行うため。

④ カーテンを閉める。
根拠 患者さんの羞恥心に配慮するため。

⑤ ベッドの高さを援助しやすい高さに調整する。
根拠 ベッドが低すぎると看護師が中腰の姿勢となり腰を痛めてしまうため。

⑥ 衛生的手洗いを行う。
根拠 手指の病原体を減少させるため。

⑦ 掛け布団を外し、じゃまにならない位置に置く。

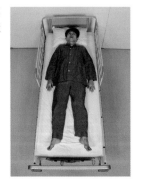

仰臥位から90度側臥位へ体位変換

① 看護師は**側臥位をとる側**のベッドサイドに立ち、柵を外す。

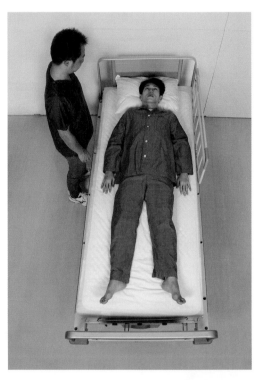

② 枕を看護師側に少しずらし、患者さんの顔を側臥位の方向に向ける。
根拠 側臥位となったときに枕から頭が落ちてしまうのを防ぐため。また、**あらかじめ顔を横に向けておく**ことで、側臥位をとりやすくするため。

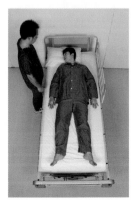

③ **側臥位をとる側の腕**を、患者さんの顔の前に位置するように移動する。
根拠 側臥位にした際に腕が体の下に入り込まないようにするため。

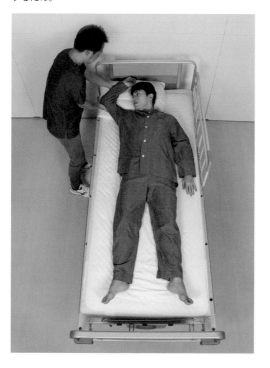

身体をまとめて体位変換しやすくする

④ 反対側の腕は**胸の上**に置く。
根拠 側臥位にした際に腕が背中側に落ちてしまうのを防ぐため。

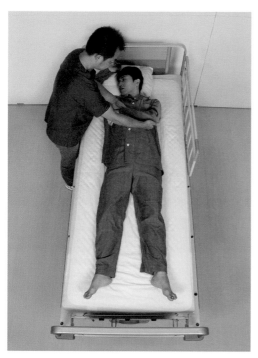

⑤ 両膝を立て、かかとがなるべく殿部の近くに来るようにする。
根拠 かかとをなるべく殿部の近くにすると、膝の位置が高くなり、側臥位をとるときに必要な看護師の力を軽減できるため。

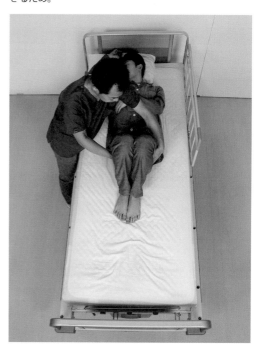

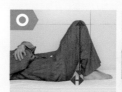
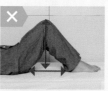

かかとを近づけると膝が高くなる　　かかとが遠いと膝が低くなる

側臥位にする

⑥ 患者さんの**肩と膝**に手を添え、まず膝を手前に倒し、体幹が動き始めたら肩を引き寄せるようにする。
根拠 膝から動かすことで看護師が側臥位にする力が少なくてすむため。

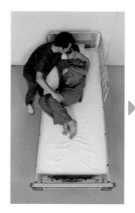
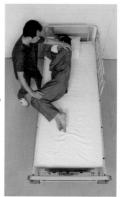

体位を安定させる

7 膝を看護師側に引くように屈曲させ、柵をつける。

根拠 膝を屈曲させることで下肢が安定した側臥位を保持できるため。

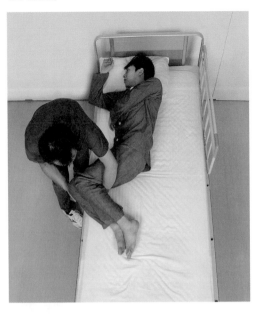

8 患者さんの背部側に移動し、柵を外したあと、腰を看護師側に引くようにし、屈曲させる。

根拠 腰を屈曲させることで体幹が安定した側臥位を保持できるため。

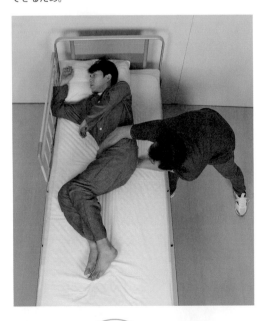

腰と膝を曲げることで、安定した側臥位になります

ベッド環境を整える

9 寝衣やシーツのしわをのばす。

根拠 シーツや寝衣のしわが体の下側にあるとしわによって皮膚の一部に過度の圧が加わり、褥瘡発生の原因となるため。

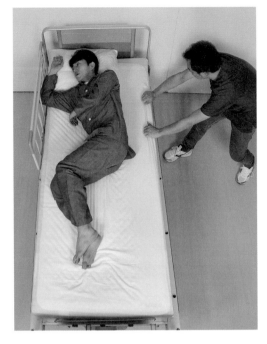

10 布団を掛ける。

※45度、30度の側臥位では、患者さんの背部に枕等を入れて角度を調整する。

根拠 枕を入れることで、支持基底面積を増やして姿勢を安定させることができる。

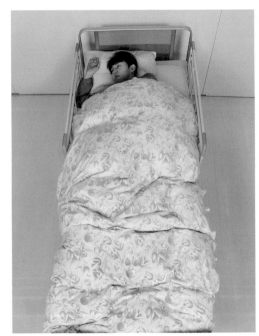

片づけ

① 床頭台や椅子、オーバーベッドテーブル、患者さんの私物などを元の位置に戻す。

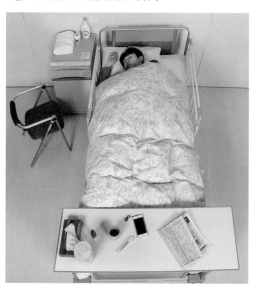

② ベッドの高さを元の高さに戻す。

③ カーテンを開ける。

④ ナースコールが確実に使用できる位置にあり、患者さんも理解しているかどうかを確認する。

根拠 ナースコールは患者さんがすぐに使用できるように準備しておく必要があるため。

⑤ 衛生的手洗いを行う。

根拠 手指の病原体を減少させるため。

⑥ 援助が終わったことを患者さんに告げる。

> **確認ポイント**
>
> 側臥位は不安定なため、患者さんがベッドから転落しないように看護師がベッドサイドから離れる場合などにはベッド柵を活用しましょう。

〜〜 水平移動 （看護師2人でバスタオルを使用した水平方向の移動）

> **必 要 物 品**
>
> ❶ワゴン ❷バスタオル ❸速乾性擦式アルコール手指消毒薬

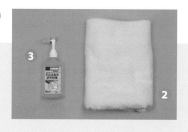

> **確認ポイント**
>
> 近年、患者さんの移乗や移動で発生する看護師の腰痛が問題視されており、厚生労働省は中央労働災害防止協会等を通じて、看護師が患者さんを抱え上げずに福祉用具を活用することを推奨しています[9]。
> 本連載で紹介する水平移動の手順では、看護師の腰への負担を最小にすることを目的に手軽に入手できるバスタオルを使用した方法を紹介します。

手 順

水平移動の準備

① 患者さんに体の水平移動を行うことを説明し、同意を得る。

> 体の位置を動かしますが、
> よろしいでしょうか

② 必要物品を準備する。

③ 援助する看護師は**身長差が少ない人同士**で行う。

根拠 身長差があるとベッドの高さと身長が合わない看護師が中腰の姿勢となり腰を痛めてしまうため。

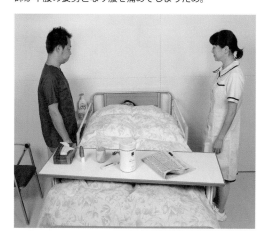

④ 床頭台や椅子、オーバーベッドテーブルをじゃまに
ならない位置に移動させる。ベッド上の私物は患者
さんに許可を得て床頭台の上などに移動する。
根拠 援助を効率よく行うため。

⑤ カーテンを閉める。
根拠 患者さんの羞恥心に配慮するため。

⑥ ベッドの高さを援助しやすい高さに調整する。
根拠 ベッドが低すぎると看護師が中腰の姿勢となり腰を
痛めてしまうため。

⑦ 衛生的手洗いを行う。
根拠 手指の病原体を減少させるため。

⑧ 掛け布団と枕を外し、じゃまにならない位置に置
く。

水平移動

側臥位へ体位変換して、バスタオルを敷く

① P.178の 仰臥位から90度側臥位へ体位変換 手順①～⑥に
沿って、患者さんを仰臥位から側臥位にする。

② 患者さんの背中の下にバスタオルの半分を敷く。**患
者さんの頭の位置にもバスタオルを敷く**ようにする。
根拠 バスタオルで患者さんを移動する際、頭がバスタオ
ルの上に乗っていないと、タオルで頭を支えることができ
ずに頸部が後屈してしまうため。

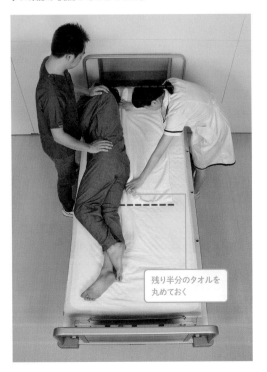

残り半分のタオルを
丸めておく

③ 患者さんを**仰臥位**にし、患者さんの左側の看護師が
患者さんの右側を軽く持ち上げるようにしながら、
背中の下にあるバスタオルの残り半分を引き出す。

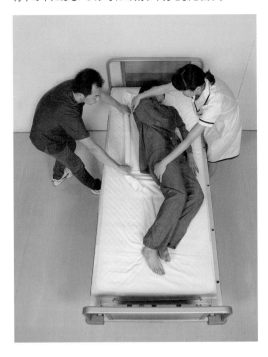

④ 患者さんの腕を**胸の前で組む**ようにする。
根拠 患者さんを移動させたときに手が引きずられないよ
うにするため。

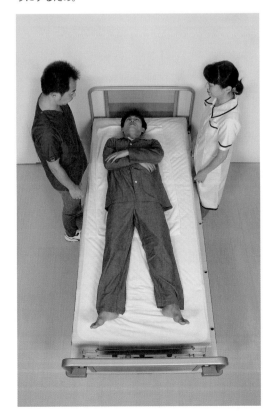

バスタオルを把持し、移動の準備をする

5 患者さんの**頸部から肩**と、**腰部**のバスタオルを上から握り込むようにつかみ、バスタオルをたぐり寄せてなるべく患者さんの体に近い位置で把持する。

根拠 患者さんの体の近い位置を把持することで、移動に必要な力を小さくすることができるため。

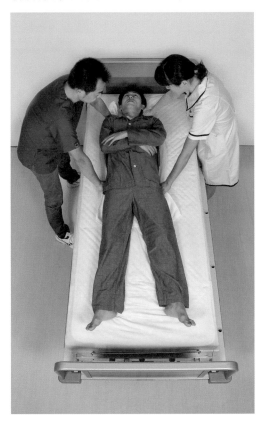

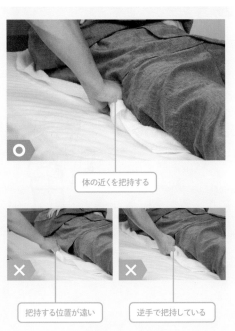

体の近くを把持する

把持する位置が遠い

逆手で把持している

6 患者さんに声をかけ、移動することを伝える。このとき、首に力を入れて**頭部を支える**ようにしてもらう。

根拠 身体が持ち上がった際に頸部が後屈して頭が引きずられるのを防ぐため。

●首に力を入れることができない患者さんの場合には、手順⑤でバスタオルを、頭部に近い位置と腰部で把持するようにする。

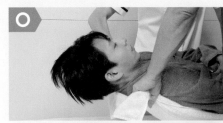

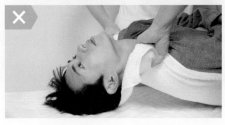

水平移動をする

7 看護師同士で声を掛け合い、患者さんをほんの少し持ち上げ、移動させる。

根拠 患者さんの背部とシーツの摩擦が最小となるにはほんの少し持ち上げるだけでよいため。

注意 このとき患者さんをひきずらないようにする。

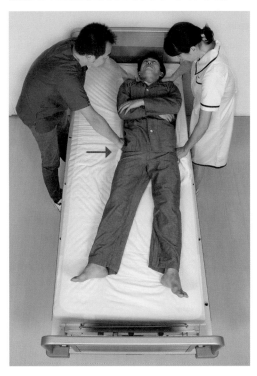

側臥位にし、バスタオルを引き抜く

⑧ もう一度、**P.178**の 仰臥位から90度側臥位へ体位変換 手順①〜⑥に沿って、患者さんを仰臥位から側臥位にする。

⑨ バスタオルの半分を患者さんとシーツの間に小さくまとめて軽く押し込む。

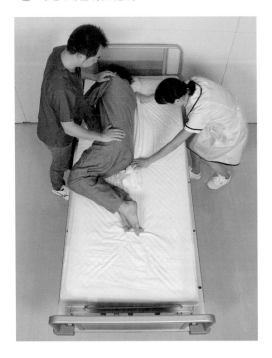

⑩ 患者さんを**仰臥位**にし、患者さんの左側の看護師が患者さんの右側を軽く持ち上げるようにしながら、背中の下にあるバスタオルを引き抜く。

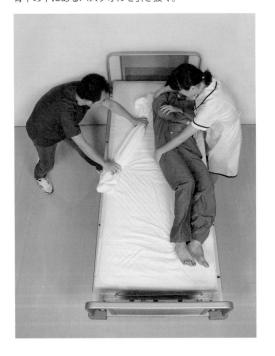

ベッド環境を整える

⑪ 寝衣やシーツのしわをのばす。

根拠 シーツや寝衣のしわが体の下側にあるとしわによって皮膚の一部に過度の圧が加わり、褥瘡発生の原因となるため。

⑫ 枕を戻す。

⑬ 布団を掛ける。

片づけ

① 床頭台や椅子、オーバーベッドテーブル、患者さんの私物などを元の位置に戻す。

② ベッドの高さを元の高さに戻す。

③ カーテンを開ける。

④ ナースコールが確実に使用できる位置にあり、患者さんも理解しているかどうかを確認する。
根拠 ナースコールは患者さんがすぐに使用できるように準備しておく必要があるため。

⑤ 衛生的手洗いを行う。
根拠 手指の病原体を減少させるため。

⑥ 援助が終わったことを患者さんに告げる。

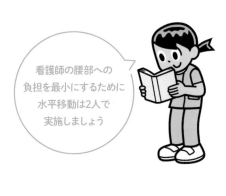

看護師の腰部への負担を最小にするために水平移動は2人で実施しましょう

仰臥位からベッドアップした際のポジショニング

仰臥位からベッドアップをすると患者さんの背中や腰などに**剪断力**といわれる「ずれ」の力が加わります。ずれの力が加わり続けると、皮膚に余計な圧力が加わり褥瘡が発生する要因となります。そのため、**背抜き**をしてずれの力を解消する必要があります。

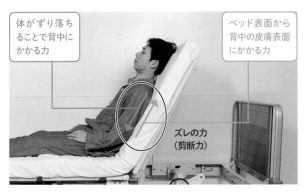

体がずり落ちることで背中にかかる力

ベッド表面から背中の皮膚表面にかかる力

ズレの力（剪断力）

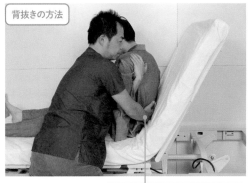

背抜きの方法

患者さんの背中を浮かせて剪断力を解消し、手のひらで軽く背中をなでて背中のしわをのばす

さらに、ベッドアップすると体がベッドの足側にずり落ちてきてしまいます。ずり落ちることで再び患者さんの背中や腰に剪断力が生じてしまいます。そこで、**足側をギャッチアップ**してずり落ちないようにすることも必要です。

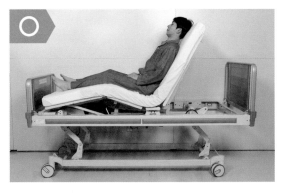

〇

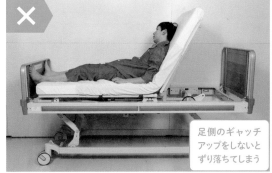

✕

足側のギャッチアップをしないとずり落ちてしまう

〈引用文献〉
1. 和田攻，他：看護大事典 第2版．医学書院，東京，2010：1858，2355．
2. 同上：424，1148，1857，2925．
3. 香春知永，齋藤やよい：基礎看護技術 改訂第3版．南江堂，東京，2018：237-238．
4. 任和子著者代表：系統看護学講座 基礎看護学〈3〉基礎看護技術Ⅱ 第17版．医学書院，東京，2017：106．
5. 和田攻，他：看護大事典 第2版．医学書院，東京，2010：1858，2941．
6. 同上：2710．
7. 香春知永，齋藤やよい：基礎看護技術 改訂第3版．南江堂，東京，2018：244-245．
8. 任和子著者代表：系統看護学講座 基礎看護学〈3〉基礎看護技術Ⅱ 第17版．医学書院，東京，2017：110-113．
9. 厚生労働省，中央労働災害防止協会：医療保健業の労働災害防止（看護従事者の腰痛予防対策）．

17 移乗・移送

移動とは、**ある場所から他の場所へ移ること**をいいます。病院では患者さんが、病室から検査室や手術室などへ移動します。自力で移動できない患者さんを安全に移動させるためには車椅子やストレッチャー、担架など移動を補助する道具を使います。

移乗とは、車椅子、ストレッチャー、担架などの**移動を補助する道具へ乗り移る動作（または、その逆）**のことをいいます。

移送とは、患者さんを移動の補助をする道具に移乗させたあとに、**移動したい目的地まで運ぶこと**をいいます。

目 的

自力で移動できない患者さんを**安全に目的地まで運ぶこと**が移動援助の目的です。ここで一番大切なのは"安全"です。患者さんの安全はもちろんですが、**介助する側の安全**も守られなければなりません。

そのためには、どのような移乗・移送方法で移動すべきか、**患者さんのADLの状態や介助者の人数**などをアセスメントして適切な方法を選択する必要があります。

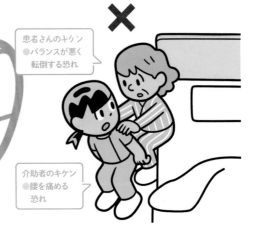

患者さんのキケン
●バランスが悪く
　転倒する恐れ

介助者のキケン
●腰を痛める
　恐れ

注意事項

● **患者さんの安全への配慮**

座位が保持できない患者さんは、車椅子から転落する恐れがあります。また、**立位が不安定な患者さん**は、移乗の際に転倒する恐れがあります。まずは患者さんのADLを十分にアセスメントし、車椅子の使用可否や移乗の介助方法を検討しましょう。

移動を補助する道具

車椅子	ストレッチャー
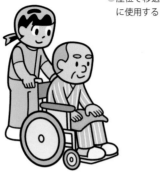 ●座位で移送する場合に使用する	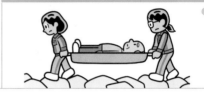 ●臥位で移送する場合に使用する

	担架
	●臥位で移送する場合で、ストレッチャーが走行できない場所で使用する

車椅子の種類

車椅子にはさまざまな種類があります（**表1**）。

患者さんの身体機能をアセスメントして、その患者さんにふさわしい車椅子を選ぶようにします。

表1 車椅子の種類

自走用標準車椅子	介助用標準車椅子	リクライニング車椅子
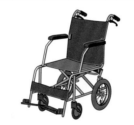	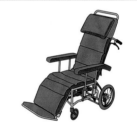	
●患者さんが後輪の外側についているハンドリムを操作して自走できる。介助者も操作できる。	●患者さんは操作できない。介助者がハンドルで操作する。	●リクライニング機能がついた車椅子

車椅子の部位の名称

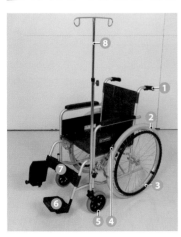

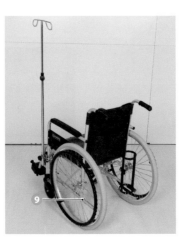

❶手押しハンドル　❷後輪
❸ハンドリム　　　❹ブレーキ（ストッパー）
❺前輪　　　　　　❻フットレスト
❼レッグレスト　　❽点滴スタンド（連結型）＊
❾ティッピングレバー

＊P.190以降の手順では連結型ではなく、独立したスタンドを使用しています

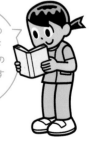

車椅子の各部位の点検（次ページ）が患者さんと介助者の安全につながります

車椅子の点検

車椅子を使用する前に、必ず不具合がないかを点検します。点検するときは、折りたたんである車椅子を**患者さんが座れる状態**にして実施します。

● 後輪の空気が抜けていないか？

車椅子の後輪のタイヤを親指で押したときに、**容易にへこむ**ようであれば空気が不足しています（空気圧が低くなっている）。空気入れで適切な空気圧になるまで空気を入れます。

（根拠）後輪の空気圧が低いと移送の際にスムーズな操作ができ ず、介助者の負担が増えるだけでなく患者さんの乗り心地も悪くなるため。また、空気圧が低いまま使用し続けるとタイヤが破損するため。

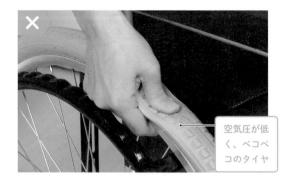

適切な空気が入っているタイヤ

空気圧が低く、ペコペコのタイヤ

● ブレーキ（ストッパー）がかかるか？

車椅子の後輪のブレーキ（ストッパー）をかけた状態で、車椅子を前後に動かして、後輪が動かないことを確認します。

（根拠）車椅子が不用意に動かないようにブレーキ（ストッパー）の効果をあらかじめ確かめておく必要があるため。

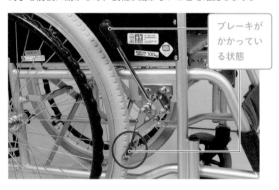

ブレーキがかかっている状態

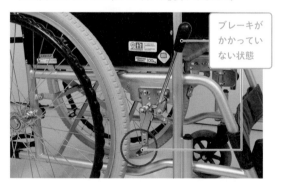

ブレーキがかかっていない状態

● レッグレストのゆるみ、破損がないか？

車椅子のレッグレストに**ゆるみ**がないか、**破損**していないか、目で見て、触れてみて確認します。

（根拠）レッグレストがゆるんでいたり破損していると、患者 さんの足をフットレストで保持できないため。また、移送中に、**足がフットレストから落ちて怪我をする危険**があるため。

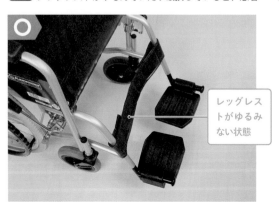

レッグレストがゆるみない状態

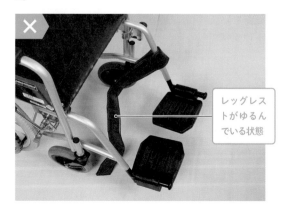

レッグレストがゆるんでいる状態

●フットレストがスムーズに動くか？

　フットレストを可動域いっぱいに動かして、スムーズに動くかを確認します。

根拠 患者さんが車椅子に移乗する際にはフットレストを上げ、移乗のじゃまにならないようにする必要があるため。移送の際には患者さんの足を安定して乗せられる位置にする必要があるため。

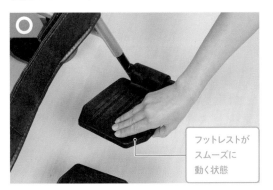

フットレストが
スムーズに
動く状態

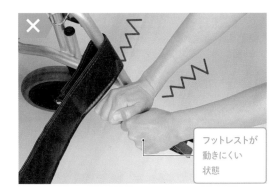

フットレストが
動きにくい
状態

ストレッチャーの部位の名称

図1 ストレッチャーの部位の名称

❼セーフティロック

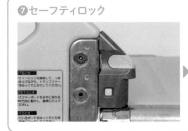 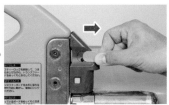 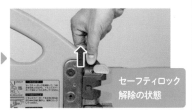

セーフティロック
解除の状態

❶キャスターロックペダル　❷移動用マット
❸高さ調節ハンドル　❹サイドレール
❺点滴スタンド
❻センターホイール切り替えペダル
❼セーフティロック

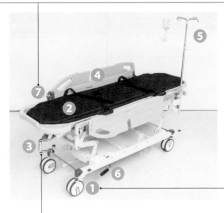

❸高さ調節ハンドル

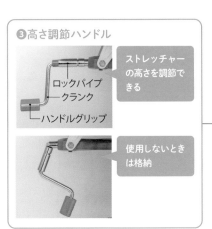

ロックパイプ
クランク
ハンドルグリップ

ストレッチャー
の高さを調節で
きる

使用しないとき
は格納

❶キャスターロックペダル

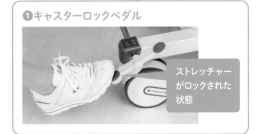

ストレッチャー
がロックされた
状態

活動・休息援助技術

17　移乗・移送

端座位が可能な患者さんのベッドから車椅子への移乗

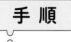 **必要物品** ❶車椅子　❷膝掛け（バスタオルなど）

手順

準備

1 患者さんにベッドから車椅子に移乗することを説明し、同意を得る。

> これから車椅子に移って検査室までまいります。よろしいでしょうか？

2 床頭台や椅子、オーバーベッドテーブルをじゃまにならない位置に移動させる。ベッド上の私物は患者さんに許可を得て床頭台の上などに移動する。
根拠 援助を効率よく行うため。また、ベッドサイドに車椅子を置くスペースを確保するため。

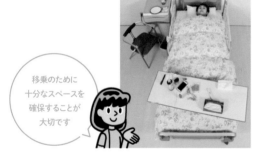

> 移乗のために十分なスペースを確保することが大切です

3 ベッドを患者さんが膝を90度に曲げて端座位をとったときに床に足底がつく高さにする。
根拠 患者さんが立ち上がりやすい高さであるため。

移乗の援助

車椅子を準備する

1 ベッドサイドの**患者さんに近い位置**に車椅子を配置する。
根拠 患者さんが立ち上がってから座るまでの距離を最小にするため。

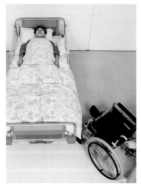

2 車椅子のブレーキ（ストッパー）をかけ、フットレストを上げておく。
根拠 車椅子のブレーキ（ストッパー）をかけずに患者さんを移乗すると転落の恐れがあるため。フットレストを下げたままの状態で患者さんが移乗時に足を乗せてしまうと転倒する恐れがあるため

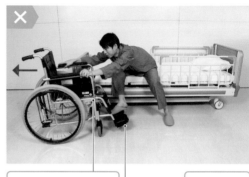

> ブレーキがかかっていない（そのため、車椅子が後ろに進んでしまっている）

> フットレストが下がったままになっている

3 はきものを準備して布団をじゃまにならない位置に移動し、患者さんを端座位とする。患者さんには片手で柵をつかんでもらい、もう片方の手はベッドの上に置き、体を支えてもらう。
根拠 安定した端座位とするため。

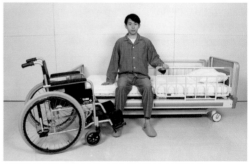

※転倒リスクが高い患者さんでは、かかとのあるはきものを準備する

> 安定した姿勢となるようにベッド柵につかまってもらいましょう

ベッドの端に腰掛けさせる

④ 患者さんの**殿部**を両手で挟むように保持し、患者さんの重心を左右に移動させながら、ベッドの端に患者さんを移動させ、**浅く腰掛けさせる**。

根拠 ベッドの端に患者さんを移動させることによって立ち上がりやすくするため。また患者さんの体重を左右に移動させることで、ベッドと殿部の接触が小さくなり、ベッドの端までの移動が容易になるため。

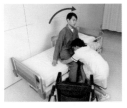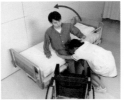

足を置く位置を調整する

⑤ 患者さんのかかとをベッド側に引く。

根拠 患者さんのかかとを引くことで立ち上がりやすくなるため。

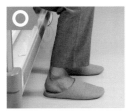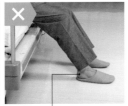

かかとを引いていない

⑥ **車椅子を配置した側の看護師の足**を後ろに引き（看護師から見て左側に車椅子を配置した場合は看護師の左足を後ろに引く）、もう一方の足を患者さんの**足と足の間**に入れる。

根拠 患者さんを回転させて車椅子に座らせるときに看護師の足がじゃまにならないようにするため。

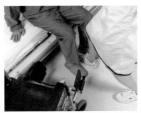

患者さんを支える

⑦ 患者さんの両腕を看護師の首に回してもらう。このとき、看護師の顔は**車椅子の配置してある側**を向いているようにする。

根拠 患者さんを立ち上がりやすくするため。看護師は安全のため移乗先である車椅子を視野に入れておく必要があるため。

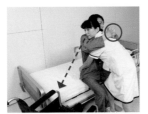

⑧ 患者さんの腰部にある寝衣をしっかりとつかむ。

根拠 万が一患者さんが転倒した際に、患者さんの体を支えるため。

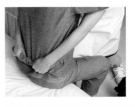

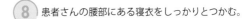
確認ポイント

移乗の際に看護師が患者さんの腰背部を支えるだけでは、転倒しそうな患者さんを支えることができません。そこで本手順では、より確実に患者さんを支えられる方法として患者さんの衣服をつかむ方法を採用しています。

ベッドから立ち上がる

⑨ 立ち上がることを患者さんに知らせ、看護師の膝を曲げて腰を落とし、患者さんにはお辞儀をしてもらうようにして立ち上がらせる。

根拠 腰を落とすことで看護師の腰への負担が軽減するため。お辞儀の動作で重心がスムーズに移動し、看護師の負担が軽減するため。

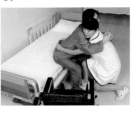

回転させる

⑩ 車椅子側に患者さんの背部がくるように**患者さんを中心に回転**させる。

根拠 患者さんの移動距離を極力短くして転倒のリスクを最小にするため。

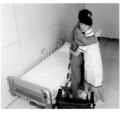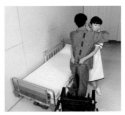

着座させる

⑪ 看護師の膝を曲げて腰を落とし、患者さんにはお辞儀をするような動作で車椅子に着座させる。

根拠 膝を曲げることで看護師の腰への負担が軽減するため。お辞儀の動作で重心がスムーズに移動し、看護師の負担が軽減するため。

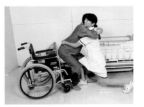

⑫ 看護師は患者さんの背後に移動し、患者さんの**両腋窩**から腕を差し込み、腕を組ませてつかみ、上体を前傾させたあとに看護師側に引き寄せて患者さんを座面に**深く**座らせる。

(根拠) 上体を前傾させることで看護師の負担を軽減できるため。

確認ポイント

このとき、患者さんの上体を垂直に持ち上げてしまうと、患者さんが持ち上がるだけで深く腰かけることはできません。患者さんの上体を前傾させ看護師側に引きよせるのがポイントです。

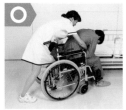 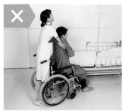

足をフットレストに乗せる

⑬ フットレストを下げ、患者さんの足を乗せる。

(根拠) フットレストに患者さんの足を乗せずに移送すると、患者さんの足が引きずられけがをするため。

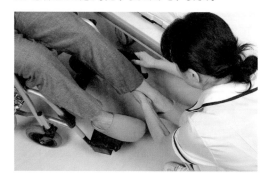

⑭ 膝掛けを掛け、援助が終わったことを患者さんに告げる。

(根拠) 移送中に寒さを感じないようにするため。

端座位が可能な患者さんのベッドから車椅子への移乗
（点滴、膀胱留置カテーテルが留置されている場合）

必要物品	❶車椅子　❷点滴スタンド　❸膝掛け（バスタオルなど）　❹採尿バッグカバー　❺ひも

手順

準備

① 患者さんにベッドから車椅子に移乗することを説明し、同意を得る。

② 床頭台や椅子、オーバーベッドテーブルをじゃまにならない位置に移動させる。ベッド上の私物は患者さんに許可を得て床頭台の上などに移動する。

(根拠) 援助を効率よく行うため。また、ベッドサイドに車椅子を置くスペースを確保するため。

③ ベッドの高さを、患者さんが端座位をとったときに膝を90度に曲げて床に足の裏がつく高さにする。

(根拠) 患者さんが立ち上がりやすい高さであるため。

④ 採尿バッグにカバーをかける。

ベッドの高さは看護師の操作しやすい高さではなく「患者さん」に合わせます

移乗の援助

車椅子を準備する

① 点滴スタンドを、点滴が留置されている側のベッドサイドに移動し、車椅子は同じ側の患者さんに近い位置に配置する。

(根拠) 移乗の際にできるだけ点滴ルートが引っ張られないようにするため。

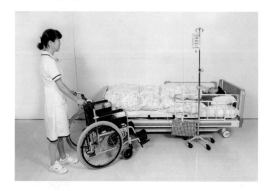

② 車椅子のブレーキ（ストッパー）をかけ、フットレストを上げておく。

(根拠) 車椅子のブレーキ（ストッパー）をかけずに患者さんを移乗すると転落の恐れがあるため。フットレストを下げたまま移乗すると転倒の恐れがあるため。

③ はきものを準備して布団をじゃまにならない位置に移動し、患者さんを端座位とする。患者さんには片手で柵をつかんでもらい、もう片方の手はベッドの上に置き、体を支えてもらう。

根拠 安定した端座位とするため。

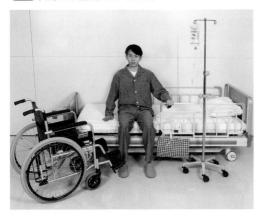

点滴スタンドを移動する

④ 点滴スタンドを車椅子に近く、移乗の妨げにならない位置に移動させる。

根拠 移乗の際にできるだけ点滴ルートが引っ張られず、また移乗のじゃまにならないようにするため。

採尿バッグを移動する

⑤ 採尿バッグを、**患者さんが車椅子に移乗する動線をじゃましない位置**に移動する。移動するときには**膀胱より高い位置**に採尿バッグを持ち上げない。持ち上げる場合は、採尿バッグの管をチューブ鉗子でクランプし、**移動後にクランプを解放する**。

根拠 移乗中にカテーテルが患者さんの足に絡まり、事故抜去や尿道損傷を引き起こす恐れがあるため。また、患者さんが転倒する危険もあるため。採尿バッグを膀胱の位置より高く上げると尿が膀胱内に逆流し、逆行性感染の原因となるため。

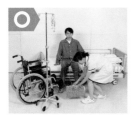 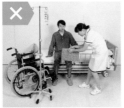

ベッドの端に腰掛けさせる

⑥ 患者さんの殿部を両手で挟むように保持し、患者さんの重心を左右に移動させながら、ベッドの端に患者さんを移動させベッドに浅く腰掛けさせる。

根拠 ベッドの端に患者さんを移動させることによって立ち上がりやすくするため。また患者さんの体重を左右に移動させることでベッドと殿部の接地面が小さくなり、ベッドの端までの移動が容易になるため。

足を置く位置を調整する

⑦ 患者さんのかかとをベッド側に引く。

根拠 患者さんのかかとを引くことで立ち上がりやすくなるため。

⑧ 車椅子を配置した側の看護師の足を後ろに引き（看護師から見て左側に車椅子を配置した場合は看護師の左足を後ろに引く）、もう一方の足を患者さんの足と足の間に入れる。

根拠 患者さんを回転させて車椅子に座らせるときに看護師の足がじゃまにならないようにするため。

患者さんを支える

⑨ 点滴ルートを引っ張らないように注意しながら患者さんの両腕を看護師の首に回してもらう。このとき、看護師の顔は車椅子の配置してある側を向いているようにする。

根拠 患者さんを立ち上がりやすくするため。看護師は安全のため移乗先である車椅子を視野に入れておく必要があるため。

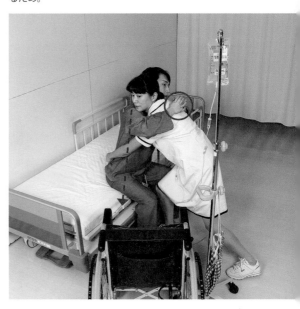

⑩ 患者さんの腰部にある寝衣をしっかりとつかむ。

根拠 万が一患者さんが転倒した際に、患者さんの体を支えるため。

ベッドから立ち上がる

⑪ 立ち上がることを患者さんに知らせ、看護師の膝を曲げて腰を落とし、患者さんにはお辞儀をしてもらうようにして立ち上がらせる。

根拠 膝を曲げることで看護師の腰への負担が軽減するため。お辞儀の動作で重心がスムーズに移動し、看護師の負担が軽減するため。

回転させる

12 膀胱留置カテーテルが引っ張られないように注意しながら、車椅子側に患者さんの背部がくるように患者さんを中心に回転させる。

根拠 患者さんの移動距離を極力短くして転倒のリスクを最小にするため。

着座させる

13 点滴ルート、膀胱留置カテーテルが引っ張られないように注意しながら、看護師の膝を曲げ腰を落とし、患者さんにはお辞儀をするような動作で車椅子に着座させる。

根拠 膝を曲げることで看護師の腰への負担が軽減するため。お辞儀の動作で重心がスムーズに移動し、看護師の負担が軽減するため。

14 看護師は患者さんの背後に移動し、患者さんの両腋窩から腕を差し込み、腕を組ませて**点滴の刺入部を避けて**つかみ、上体を前傾させたあとに看護師側に引き寄せて、患者さんを座面に深く座らせる。

根拠 点滴刺入部をつかむと、留置されている点滴針が血管を突き破る危険があるため。上体を前傾にすることで看護師の負担を軽減できるため。

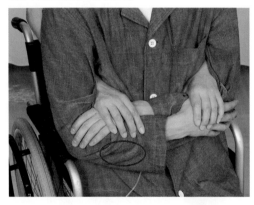

点滴刺入部だけでなく患部などもつかまないようにしましょう

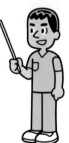

足をフットレストに乗せる

15 点滴ルートや採尿バッグの管を挟まないように注意しながらフットレストを下げ、患者さんの足を乗せる。

根拠 フットレストに患者さんの足を乗せずに移送すると、患者さんの足が引きずられけがをするため。

点滴ルート・ドレーンなどの確認をする

16 点滴ルートの**接続部がゆるんでいないか**、**留置針は抜けていないか**、刺入部からの**漏れや周囲の発赤・腫脹**(ほっせき)がないかを確認し、点滴スタンドを患者さんの**前方**に移動する。点滴の**滴下速度**を指示通りに合わせる。

根拠 移乗する際に点滴ルートが引っ張られた可能性があるため。ベッドから車椅子に移乗して落差が変化し点滴の滴下速度が変わった可能性があるため。

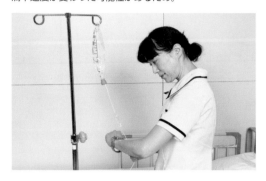

17 点滴ルートや、採尿バッグの管が**車椅子の車輪に巻き込まれるような位置**にないか確認する。また採尿バッグは**患者さんの膀胱より低い位置**にあるか確認する。

根拠 採尿バッグを膀胱の位置より高く上げると尿が膀胱内に逆流し、逆行性感染の原因となるため。

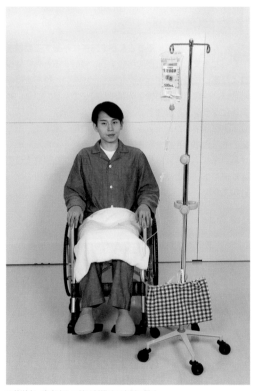

※移送中、患者さんの腕は肘掛けの内側に置く。

18 膝掛けを掛け、援助が終わったことを患者さんに告げる。

根拠 移送中に寒さを感じないようにするため。

車椅子での移送のポイント

● 坂を上る場合、くだる場合

坂を上る場合、くだる場合は**表2**のとおりです。

表2 坂を上る場合、くだる場合

坂を上る場合	坂をくだる場合
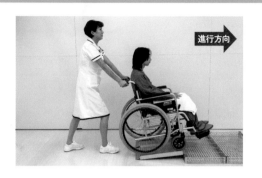	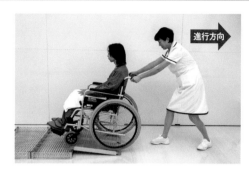
	● 患者さんが車椅子から転落しないように、後ろ向きにくだる

進行方向

● 段差の乗り越えかた

段差を乗り越えるときは上る場合、くだる場合で手順が異なります。

段差を上る場合

1 前輪を段差に押し当てる。

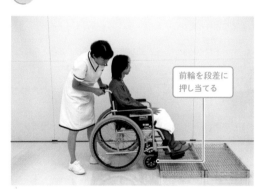

前輪を段差に
押し当てる

2 手押しハンドルを下方向に押し下げると同時に、ティッピングレバーを踏み込み、前輪を持ち上げる。

※このとき、患者さんが驚かないように必ず事前に患者さんに声をかける。

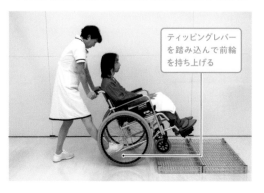

ティッピングレバー
を踏み込んで前輪
を持ち上げる

3 前輪が段差を乗り越えたら後輪を段差に押しつける。

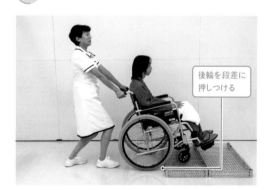

後輪を段差に
押しつける

4 手押しハンドルを持ち上げるようにして後輪を段差の上に持ち上げる。

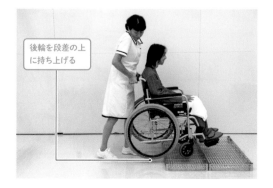

後輪を段差の上
に持ち上げる

段差をおりる場合

① 手押しハンドルを持ち上げるようにして後輪から段差をおりる。

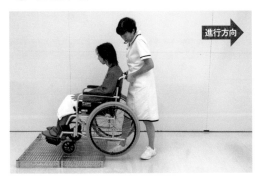

進行方向

② 手押しハンドルを下方向に押し下げると同時に、ティッピングレバーを踏み込み、前輪を持ち上げて後退する。

※このとき、患者さんが驚かないように必ず事前に患者さんに声をかける。

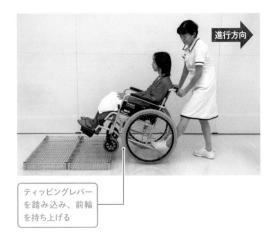

進行方向

ティッピングレバーを踏み込み、前輪を持ち上げる

車椅子移送時の注意点

車椅子移送時の注意点は**表3**のとおりです。

表3 車椅子移送時の注意点

保温	●移送で病室外に出るときには患者さんが寒くないように、上着の着用や膝掛けの使用を考慮しましょう。
羞恥心への配慮	●採尿バッグ等が他者の目に触れて患者さんが羞恥心を感じないように、採尿バッグにはカバーをかけるなどの配慮をしましょう。
動いていないときはブレーキ(ストッパー)をかける	●事故防止のため、移動していないときには必ずブレーキ(ストッパー)をかけます。患者さんが乗車していないときや、エレベータ内などでも忘れずにブレーキ(ストッパー)をかけましょう。
安楽な移送	●スピード出し過ぎや急な方向転換は、気分不快やめまい、吐き気の原因となります。患者さんにとって安楽な移送を心がけましょう。
患者さんの観察	●車椅子移送中は患者さんの顔を観察することができません。こまめに声をかけて異常の早期発見に努めましょう。
点滴・ドレーン類の事故防止	●点滴や持続的導尿、ドレーンなどの管が患者さんの身体や車輪などに引っかかったり絡まったりすることによる事故抜去に注意が必要です。また、点滴ルート内への空気の混入や持続的導尿での尿の逆流にも注意しましょう。
車椅子の事故防止	●患者さんの体や衣服が車椅子の車輪に巻き込まれたりフットレストなどに挟まったりしないように注意しましょう。

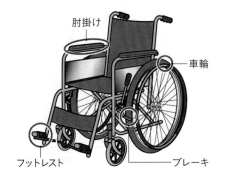

肘掛け

車輪

フットレスト

ブレーキ

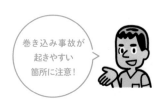

巻き込み事故が起きやすい箇所に注意!

ここでは2人の看護師で、移動用マットを使用して移乗し、移送する方法を説明します。

根拠 看護師2人で移乗することによって、より患者さんの安全を確保することにつながり、看護師自身の**腰痛などを防**ぐことにもつながるため。また、移動用マットを使用することで移乗の際に生じるベッドと患者さんとの**摩擦が減り**、患者さん・看護師の双方の負担が減るため。

ベッドからストレッチャーへの移乗

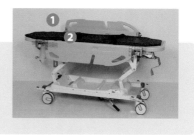

必要物品

❶ストレッチャー　❷移動用マット

手順

*ストレッチャーを患者さんの右側に準備する場合

準備

① 患者さんにベッドからストレッチャーに移乗することを説明し、同意を得る。

> これからストレッチャーに移っていただき検査室までまいります。よろしいですか？

② 床頭台や椅子、オーバーベッドテーブルをじゃまにならない位置に移動させる。ベッド上の私物は患者さんに許可を得て床頭台の上などに移動する。また移乗の際に危険となるものはそばに置かないようにする。
根拠 援助を効率よく行うため。ストレッチャーへ移乗するため特にベッドサイドにストレッチャーを置くことができる空間をつくる必要がある。

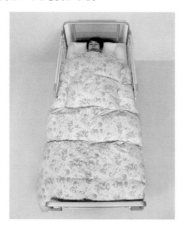

③ ベッドの高さを患者さんの移乗の際に看護師が**中腰にならない高さ**に調節する。
根拠 看護師の腰が中腰となると腰を痛める危険があるため。

④ 布団や掛けもの、枕を外す。
根拠 援助をしやすくするため。

移乗

移動用マットに乗せる

① ベッド柵を外して患者さんを左右どちらかの側臥位とし、**移動用マット**を患者さんの背中とベッドの間に入れ込む。

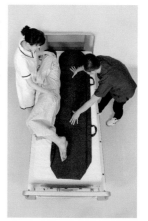

② 患者さんを仰臥位にし、移動用マットを患者さんの背中とベッドの間から引き出す。このとき、患者さんが**移動用マットの中心に位置している**ことを確認する。
根拠 移乗のときに、患者さんが移動用マットの上から転落しないようにするため。

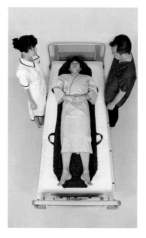

ストレッチャーを準備する

③ 患者さんの右側のベッドサイドにストレッチャーを準備する。このとき原則としてストレッチャーの**高さ調節ハンドルが患者さんの足側にくる**ようにする。

(根拠) 病室ではベッドの頭側が壁に接していることがほとんどである。ストレッチャーの高さ調節ハンドルが患者さんの頭側にあると調節ハンドルが壁側に位置することになり、ベッドとストレッチャーの高さの調節が困難になるため。

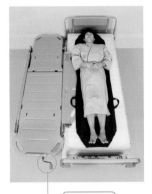

足側にくるようにする

＊高さ調節ハンドルが足側にあることがわかるよう、意図的に格納していない。

ストレッチャーの高さを調整する

④ ストレッチャーを**ベッドと平行**に、またベッドとの**隙間を空けない**ように設置し、ストレッチャーの高さとベッドの高さを合わせる。サイドレールをトランスファーボードとして使用するため、サイドレールに**なだらかな傾斜がつく高さ**に合わせ、キャスターロックペダルの赤を踏み**ロックする**。

(根拠) ストレッチャーの高さがベッドより低いと、サイドレールが移乗のじゃまになるため。

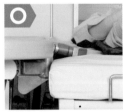 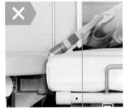

サイドレールが移乗のじゃまになっている

⑤ 患者さんに両腕を胸の上で組んでもらい、看護師は**移動用マットの取っ手を把持**する。

(根拠) 移動時に患者さんの腕が引きずられるのを防ぐため。

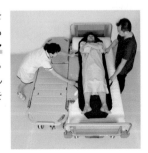

ストレッチャーに移乗する

⑥ 看護師同士で声をかけ合い、息を合わせて移動用マットをストレッチャー上まで**水平にスライド**させ、患者さんを移乗させる。

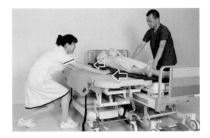

(根拠)

● 移動用マットは**摩擦の少ない素材**で、水平にスライドするだけでスムーズに患者さんを移乗させることができるため。

● 移動用マットを水平にスライドさせることで看護師の**身体への負担を少なくする**ため。

● 移動用マットを持ち上げると患者さんが**移動用マットから転落**する危険があるため（下掲写真参照）。

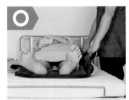 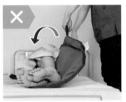

⑦ ストレッチャーの中心に患者さんを移乗させ、サイドレールを上げ、セーフティロックをかける。

(根拠) ストレッチャーの幅はベッドと比較して狭いので転落を防止するため。

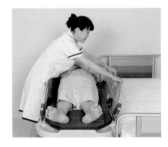

⑧ 枕を入れ、固定用ベルトを装着する。

(根拠) 移送中の安全のため。

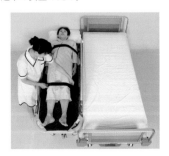

⑨ 布団を掛ける。

根拠 移送中の保温のため。

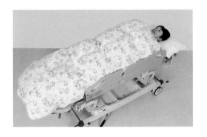

⑩ 移乗が終わったことを患者さんに告げ、**大きく寝返りを打ったり起き上がったりしない**よう説明する。

根拠 転落の危険があるため。

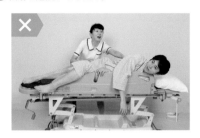

ストレッチャーでの移送のポイント

●移送の進行方向

ストレッチャーでの移送は安全のため原則として2人以上の看護師で行います。患者の頭側の**看護師は患者の表情を観**察し、患者の**足側の看護師は進行方向の安全を確認**します。移送は患者の**足側**から進むようにします。

図2 ストレッチャー移送時の足側・頭側に立つ看護師の役割

頭側に立つ看護師
● ストレッチャーを押すとともに、移送中はつねに患者さんの観察をし、異常の早期発見に努める役割
● 顔色が観察しやすいので、小さな異変も見逃さないように観察する

足側に立つ看護師
● 移送経路でほかの人とぶつかったりしないよう、舵を取る役割

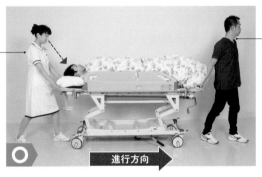

進行方向

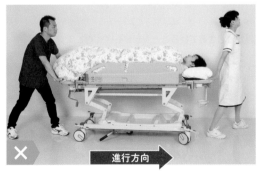

進行方向

●角の曲がり方

曲がり角の手前で速度を落とし、頭側を軸にして足側を振るようにしてストレッチャーを動かして角を曲がります。頭が大きく振られると気分不快を起こす恐れがあるためです。

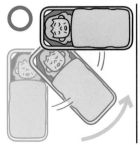

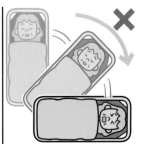

● 坂を上る場合、くだる場合

表4 坂を上る場合、くだる場合

坂を上る場合	坂をくだる場合
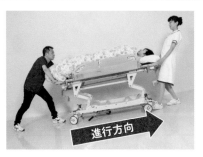	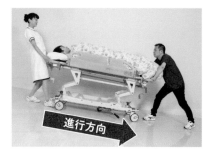
●頭側から進む	●足側から進む
根拠 頭部が低くなると患者さんの苦痛や気分不快の原因となるため	根拠 頭部が低くなると患者さんの苦痛や気分不快の原因となるため

応用ポイント

点滴、膀胱留置カテーテルが留置されている患者さんのベッドからストレッチャーへの移乗

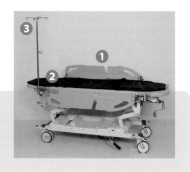

必要物品

❶ストレッチャー　❷移動用マット　❸点滴スタンド　❹採尿バッグカバー

ここでは、患者さんの**右前腕に点滴が留置されている**ことを想定して解説します。

手順

*ストレッチャーを患者さんの左側に準備する場合

P.197「ベッドからストレッチャーへの移乗」の準備①～③を参照し、移乗の準備を行う。また、採尿バッグにカバーを掛ける。

移乗

移動用マットに乗せる

① 患者さんを左右どちらかの側臥位とし、**移動用マット**を患者さんの背中とベッドの間に入れ込む。

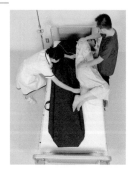

② 患者さんを仰臥位にし、移動用マットを患者さんの背中とベッドの間から引き出す。このとき、患者さんが移動用マットの中心に位置していることを確認する。

根拠 移乗のときに、患者さんが移動用マットの上から転落しないようにするため。

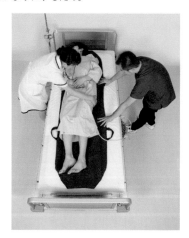

ストレッチャーを準備する

③ 患者の左側のベッドサイドにストレッチャーを準備する。このとき原則としてストレッチャーの高さ調節ハンドルが**患者さんの足側**にくるようにする。続いて、ベッドに掛けてある採尿バッグを外し、患者さんの**膀胱の位置より上に持ち上げない**ようにしてストレッチャーに移動しておく（持ち上げる場合はチューブ鉗子でクランプする）。

根拠 病室ではベッドの頭側が壁に接していることがほとんどである。ストレッチャーの高さ調節ハンドルが患者さんの頭側にあると**調節ハンドルが壁側に位置する**ことになり、ベッドとストレッチャーの高さの調節が困難になるため。

また、採尿バッグを患者さんより高い位置に持ち上げると、一度体外に流出した尿が膀胱内に逆流し、**逆行性感染の原因**となるため。

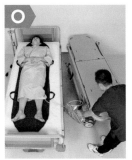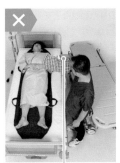

膀胱より高い位置に採尿バッグを上げている

点滴スタンドを移動する

④ ベッド全体を足側に移動させ、点滴スタンドが移動できる程度の隙間をつくり、点滴スタンドをストレッチャーの**頭側**に移動させる*。

根拠 移乗後の患者さんの位置で**点滴ルートが引っ張られない範囲であり**、**かつ移乗のじゃまにならない位置**であるため。

*隙間をつくることが難しい場合には、いったん点滴を点滴スタンドから外し、足側から点滴スタンドだけをストレッチャーの頭側に移動させたあとに点滴を戻す。

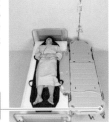

採尿バッグはここに移動させる

ストレッチャーの高さを調整する

⑤ ストレッチャーをベッドと平行に、また**ベッドとの隙間を空けないように**設置し、**ストレッチャーの高さとベッドの高さを合わせる**。サイドレールをトランスファーボードとして使用するため、サイドレールになだらかな傾斜がつく高さに合わせ、キャスターロックペダルの**赤**を踏みロックをする。

根拠 ストレッチャーの高さがベッドより低いと、サイドレールが移乗のじゃまになるため。

⑥ 患者さんの両腕を胸の上で組んでもらい、看護師は移動用マットの**取っ手を把持**する。

根拠 移動時に患者さんの腕が引きずられるのを防ぐため。

ストレッチャーに移乗する

⑦ 看護師同士で声をかけ合い、息を合わせて移動用マットをストレッチャー上まで**水平にスライドさせ**、患者さんを移乗させる。

根拠 P.198手順⑥の **根拠** を参照

注意 点滴や膀胱留置カテーテルが留置されており、スライドさせるときにチューブ類を誤って引っ張ってしまうことがないようにするため、移動用マットがスライドする動線上にチューブ類がないことや、スライドしたあともチューブに余裕があることを確認してからスライドさせる。

⑧ ストレッチャーの中心に患者さんを移乗させ、サイドレールを上げ、セーフティロックをかける。

根拠 ストレッチャーの幅はベッドと比較して狭く、転落を防止するため。

注意 サイドレールを上げるときは点滴や膀胱留置カテーテルなどのチューブ類を挟まないように注意する。

⑨ 枕を入れ、固定用のベルトを装着する。布団を掛ける。

根拠 移送中の保温のため。

注意 布団を掛ける前に、点滴や膀胱留置カテーテルなどのチューブ類が患者さんの体の下にないかを確認する。

⑩ ストレッチャーにストレッチャー用点滴スタンドを立て、点滴スタンドにある点滴を掛け替える。

根拠 移送がしやすいようにするため。

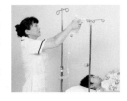

⑪ 点滴ルートの**接続部が緩んでいないか、点滴針は抜けていないか**、刺入部からの**漏れや周囲の発赤、腫脹はないか**を確認する。また点滴が**指示どおりの滴下速度になっているか**を確認する。

根拠 移乗する際に**何らかの力が点滴ルートに加わった**可能性があるため。また、ベッドからストレッチャーに移乗したことによって**落差が変化**し、点滴の滴下速度に影響を与えている可能性があるため。

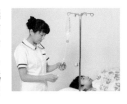

⑫ 移乗が終わったことを患者さんに告げ、**大きく寝返りを打ったり起き上がったりしない**よう説明する。

根拠 転落の危険があるため。

〈引用文献〉
1. 中央労働災害防止協会：医療保健業の労働災害防止
   （看護従事者の腰痛予防対策）．2014．
   https://www.mhlw.go.jp/file/06-Seisakujouhou-11200000-Roudoukijunkyoku/
   0000092615.pdf（2022/10/7アクセス）

18

歩行介助

　なんらかの原因により**自立して安全に歩行できない**患者さんの歩行を助けたり見守ったりすることを、歩行介助といいます[1]。

目 的

　入院中の患者さんは、**杖などを使った新しい歩行様式の獲得や、治療・疾病の予防、筋力の維持・向上のリハビリ**などを目的として歩行訓練を行います。歩行介助の目的は、このような歩行訓練の目的が達成できることだけではなく、安全に歩行できるように介助したり見守ることです。

患者さんの歩行訓練

●杖歩行の練習

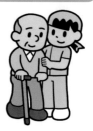

●歩行器での歩行練習

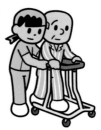

●疾病の予防・治療
●筋力の維持・向上

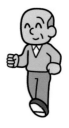

注意事項

　自立歩行の患者さんでも、歩行介助の必要な患者さんでも、**転倒するリスクはゼロではありません**。転倒すると骨折などによりADLが低下するだけでなく、生命へのリスクも生じます。だからといって、歩行せず寝たきりのままではADLがどんどん低下してしまいます。

　患者さんが転倒しないように援助するのはもちろんのこと、転倒しても被害が最小限となるように備えておくことが重要です。

歩行介助の基礎知識

歩行補助器具の種類と特徴²

歩行介助の際に使用する歩行補助器具の種類とその特徴は**表1**のとおりです。

表1 歩行補助器具の種類と特徴

杖			
T字杖	多脚杖	ロフストランドクラッチ	松葉杖
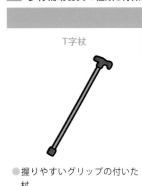	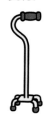	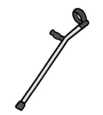	
●握りやすいグリップの付いた杖	●T字杖よりも支持基底面が広く安定性にすぐれている	●グリップとカフにより握力が弱い場合でも使用できる	●（他の杖と比較して）体重をしっかりと支えることができる

歩行器		
固定型歩行器	交互歩行器	車輪つき歩行器
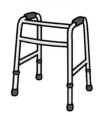	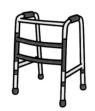	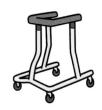
●両手で歩行器を持ち上げて移動する	●左右片方ずつ歩行器を持ち上げて移動する	●肘や腋窩で体重を支えるようにして移動する

観察ポイント

歩行介助の観察のポイント

歩行介助では安全に歩行ができるように、**歩行中だけでなく歩行前も十分な観察を行い**、安全に歩行ができるかどうかをアセスメントします（**表2・P.204表3**）。また、いつどこで転倒事故が発生しても対処できるように、院内PHSを手元に準備するなどの対策を立てておきましょう。

表2 歩行前の観察ポイントとアセスメントの視点

①安全な歩行を阻害する身体的な要因はないか	●意識レベル　●表情や言動　●活気や意欲　●関節可動域（ROM） ●疼痛や呼吸困難など歩行を阻害する要因の有無や程度
②安全な歩行を阻害する環境要因はないか	●はきものの種類やサイズ　●ズボンの裾の長さ　●歩行補助器具は安全に使用できるか ●歩く場所は安全か（障害物や滑りやすくないかなど）
③歩行を中断させる要因はないか	●便意や尿意の有無　●酸素ボンベや輸液の残量　●輸液ポンプやシリンジポンプのバッテリー残量 ●検査やリハビリテーション等の予定

表3　歩行中の観察ポイントとアセスメントの視点

①安全な歩行を阻害する 身体的な要因はないか	●意識レベル　●表情や言動　●活気や意欲　●疼痛や呼吸困難など歩行を阻害する要因の有無や程度 ●疲労感　●便意や尿意の有無
②歩行自体は安全か	●患者さんの目線の高さ　●歩幅や歩く速さ　●歩行補助器具の使用方法は適切か ●歩く場所は安全か（障害物や滑りやすくないか、人の往来など）　●足を引きずっていないか ●姿勢は適切か（前傾姿勢になっていないか）
③治療が問題なく 継続できているか	●酸素ボンベや輸液の残量　●輸液ポンプやシリンジポンプのバッテリー残量 ●点滴静脈内注射の流量（滴下数）　●カテーテルなどの事故抜去が起きていないか

歩行介助の基本技術

歩行介助のポイント

　歩行介助では歩行補助器具の有無にかかわらず、転倒に備えることが重要です。

　さらに、酸素療法や点滴静脈内注射、膀胱留置カテーテル

やその他のカテーテルがある場合には、治療が中断することのないように、また、**事故抜去が起こらないように注意する**必要があります。

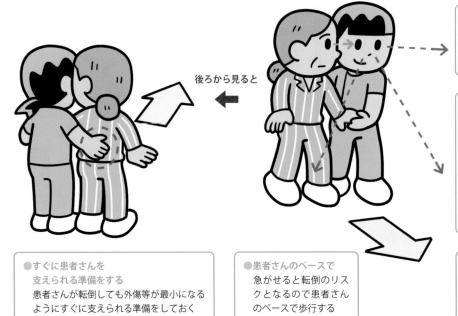

後ろから見ると

●患者さんの視線は
前方に
足元を見ると前傾
姿勢となり危険

●介助は患側で
・麻痺がある場合は
患側への転倒リス
クがあるため、患
側で介助する
・杖を使用する場合
は健側で杖を持
ち、杖の反対側で
介助する

●すぐに患者さんを
支えられる準備をする
患者さんが転倒しても外傷等が最小になる
ようにすぐに支えられる準備をしておく

●患者さんのペースで
急がせると転倒のリス
クとなるので患者さん
のペースで歩行する

●看護師は患者さん
だけでなく周囲も
観察
患者さんの足元や
表情だけでなく周
囲の安全にも注意
する

歩行中は
転倒防止のため、
段差などの転倒しやすい
環境についても
注意しましょう

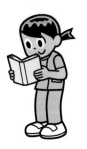

杖を使用した歩行の方法（3動作歩行）

> **手 順**

① 杖を前に出す。

ポイント 杖を歩幅と同じくらい前方につく。

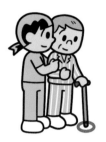

② 杖とは反対の足（患側）を前に出す。

ポイント 杖をしっかり地面につけてから足を前に出す。

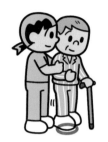

③ 杖側の足（健側）を前に出す。

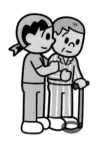

階段を上る場合

> **手 順**

① 杖を一段上に出す。

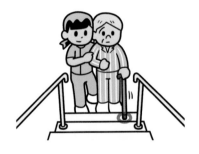

② 杖側の足（健側）から1段のぼる。

ポイント 杖をしっかり地面につけてから足を前に出す。

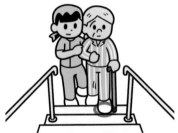

③ 杖とは反対の足（患側）で1段のぼる。

ポイント 患側は段差に引っかかりやすいので、しっかり持ち上げるようにする。

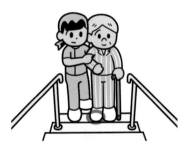

階段をくだる場合

> **手 順**

① 杖を一段下に出す。

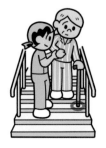

② 杖とは反対の足（患側）で1段さがる。

ポイント しっかりと健側に体重を乗せながら患側の足を前に出す。

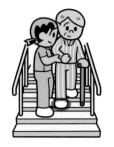

③ 杖側の足（健側）で1段さがる。

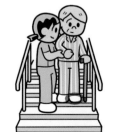

〈引用文献〉
1. 和田攻，他: 看護大事典第2版，医学書院，東京，2010：2694.
2. 和田攻，他: 看護大事典第2版，医学書院，東京，2010：2694，2741.

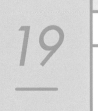

19

関節可動域訓練
（自動・他動運動の援助）

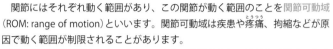

関節にはそれぞれ動く範囲があり、この関節が動く範囲のことを関節可動域（ROM: range of motion）といいます。関節可動域は疾患や疼痛、拘縮などが原因で動く範囲が制限されることがあります。

関節可動域が制限されないように、また、制限された可動域を改善するために行う援助を関節可動域訓練といいます[1]。

目 的

関節可動域訓練の目的は、**患者さんの疾患や症状などによって関節可動域が制限されないようにすること**、また、**制限されてしまった可動域を改善すること**です。

関節可動域が制限されるとADLに重大な影響が生じるため、関節可動域を維持、改善することは患者さんのQOLにもかかわる重要な援助です。

●自由に移動できない

●排泄がうまくできない

● 関節可動域の制限が生じる

●着替え・入浴がうまくできない

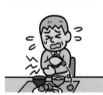
●食事がうまく食べられない

QOLの
低下

注意事項

● 関節可動域を超えて動かさない

各関節には動く範囲（角度）と方向があります。関節の動く範囲と方向を無視して動かすと疼痛が生じるだけでなく、脱臼などの事故につながります。また、関節可動域は年齢や個人ごとに大きく変動するという特徴もあります。

まずは、正しい関節可動域を理解し、訓練を行う患者さんの可動域を把握したうえで、援助を計画します。

● 他職種と連携する

関節可動域訓練はいつ、どの関節の動きを、どのくらいまで回復させるのかなどの目標を設定して行います。看護師だけでなく、医師やリハビリテーションスタッフなどと連携して、目標の設定や目標達成のための方法、実施回数、負荷量などを決定します。

関節可動域訓練の基礎知識

関節可動域

表1 おもな関節可動域表示と測定法（2022年4月改訂）

部位名	運動方向	参考可動域角度	基本軸	移動軸	測定肢位および注意点	関節可動域訓練の例
肩（肩甲帯の動きを含む）	屈曲（前方挙上）	0-180	肩峰を通る床への垂直線（立位または座位）	上腕骨	前腕は中間位とする。体幹が動かないように固定する。脊柱が前後屈しないように注意する。	P.209 肩関節の屈曲・伸展
	伸展（後方挙上）	0-50				
	外転（側方挙上）	0-180	肩峰を通る床への垂直線（立位または座位）	上腕骨	体幹の側屈が起こらないように90°以上になったら前腕を回外することを原則とする。	P.209 肩関節の外転・内転
	内転	0				
		0-75	肩峰を通る床への垂直線	上腕骨	20°または45°肩関節屈曲位で行う。立位でも行う。	
	外旋	0-60	肘を通る前額面への垂直線	尺骨	上腕を体幹に接して、肘関節を前方に90°に屈曲した肢位で行う。	―
	内旋	0-80	上腕骨	橈骨	前腕は中間位とする。	P.210
肘	屈曲	0-145	上腕骨	橈骨	前腕は回外位とする。	P.210 肘関節の屈曲・伸展
	伸展	0-5				
前腕	回内	0-90	上腕骨	手指を伸展した手掌面	肩の回旋が入らないように肘を90°に屈曲する。	P.210 前腕の回内・回外
	回外	0-90				
手	屈曲（掌屈）	0-90	橈骨	第2中手骨	前腕は中間位とする。	P.210 手関節の屈曲・伸展
	伸展（背屈）	0-70				

表1 おもな関節可動域表示と測定法（つづき）

部位名	運動方向	参考可動域角度	基本軸	移動軸	測定肢位および注意点	関節可動域訓練の例
股	屈曲	0-125	体幹と平行な線	大腿骨（大転子と大腿骨外顆の中心を結ぶ線）	骨盤と脊柱を十分に固定する。屈曲は背臥位、膝屈曲位で行う。伸展は腹臥位、膝伸展位で行う。	P.211 股関節と膝関節の屈曲
	伸展	0-15				
	外転	0-45	両側の上前腸骨棘を結ぶ線への垂直線	大腿中央線（上前腸骨棘より膝蓋骨中心を結ぶ線）	背臥位で骨盤を固定する。下肢は外旋しないようにする。内転の場合は、反対側の下肢を屈曲挙上してその下を通して内転させる。	－
	内転	0-20				
	外旋	0-45	膝蓋骨より下ろした垂直線	下腿中央線（膝蓋骨中心より足関節内外果中央を結ぶ線）	背臥位で、股関節と膝関節を90°屈曲位にして行う。骨盤の代償を少なくする。	－
	内旋	0-45				
膝	屈曲	0-130	大腿骨	腓骨（腓骨頭と外果を結ぶ線）	屈曲は股関節を屈曲位で行う。	P.212 股関節と膝関節の屈曲
	伸展	0				－
足関節・足部	背屈	0-20	矢状面における腓骨長軸への垂直線	足底面	膝関節を屈曲位で行う。	P.211 足関節の屈曲 足関節の伸展
	底屈	0-45				

Jpn J Rehabil Med 2021；58：1188-1200、日本足の外科学会雑誌 2021,Vol.42：S372- S385,日整会誌 2022;96:75-86.より一部改変して転載

関節可動域訓練の種類（自動運動と他動運動）

　自動運動とは**身体の部位を患者さんの意思で動かす運動**で、他動運動とは**身体の部位を患者さんの意思とは関係なく他者や機械で動かす運動**をいいます[2]。

　まずは看護師による他動運動からはじめ、可能であれば患者さん自身が健側肢を使って自己他動運動をすることも検討しましょう。

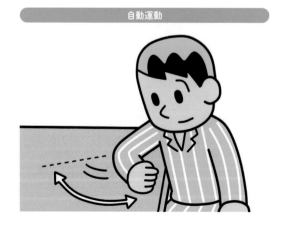

自動運動

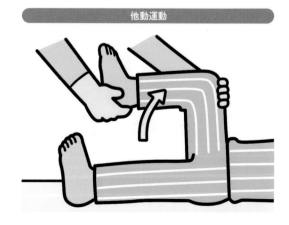

他動運動

観察ポイント

　1回の関節可動域訓練で可動域の制限が大きく改善することはありません。**表2**のような観察ポイントで援助のたびに観察、記録して、長期的な視点でアセスメントしましょう。

表2 関節可動域訓練での観察ポイント

●関節可動域訓練の場所、時間　●実施した関節運動　●実施前の関節可動域　●実施後の関節可動域　●関節の可動性　●筋力
●疼痛などの自覚症状の有無や程度　●患者さんの表情や言動、意欲、疲労度

関節可動域訓練の基本技術

≫ おもな関節の関節可動域訓練[3]

●肩関節の屈曲（前方挙上）・伸展（後方挙上）

屈　曲	伸　展
肩峰付近に手を添えて、患者の手関節付近を把持し、ゆっくり屈曲させる。 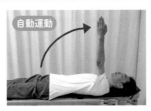 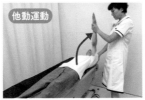	上肢をベッド端から出す。肩峰付近に手を添えて、患者さんの手関節を下から把持し、ゆっくり伸展させる。 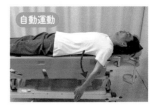 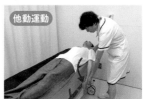

●肩関節の外転（側方挙上）・内転

	内　転	外　転	外転（側方挙上）
肩峰付近に手を添えて、患者の手関節付近を把持し、ゆっくり外転させる。肩関節が90度になったら前腕を回外させる。	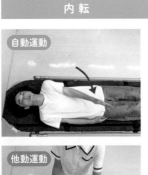 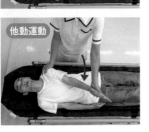	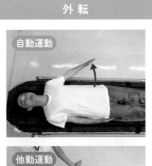 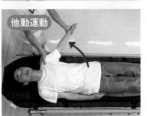	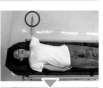 前腕を外転させる 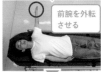 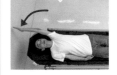

●肘関節の屈曲・伸展

肘関節と手関節付近を把持し、ゆっくり屈曲・伸展させる。

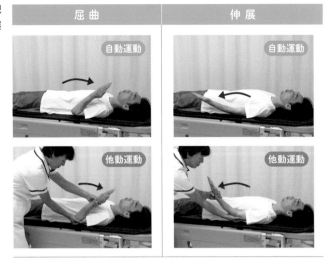

●前腕の回内・回外

肘関節と手関節付近を把持し、肘関節を90度屈曲位とする。ゆっくり回内・回外させる。

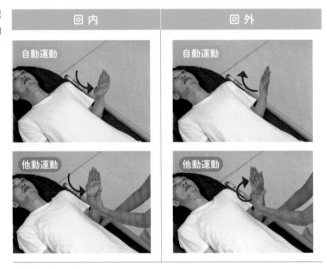

●手関節の屈曲（掌屈）・伸展（背屈）

屈曲（掌屈）	伸展（背屈）

肘関節を90度屈曲位とする。手関節付近と手背を把持し、ゆっくり屈曲させる。

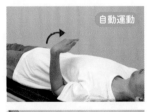

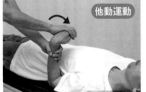

肘関節を90度屈曲位とする。手関節付近と手掌を把持し、ゆっくり伸展させる。

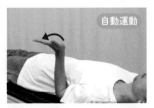

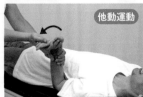

● 股関節と膝関節の屈曲

動かさない側の大腿は固定する。運動側の膝関節は屈曲させて膝関節を把持する。ゆっくり股関節を屈曲させる。

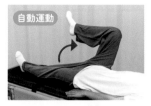

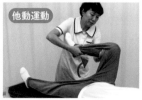

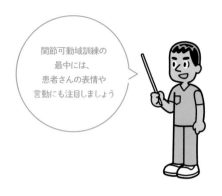

関節可動域訓練の最中には、患者さんの表情や言動にも注目しましょう

● 足関節の屈曲（底屈）

足関節と足背部を把持する。ゆっくり屈曲（底屈）させる。

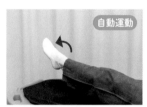

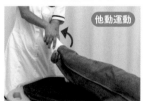

● 足関節の伸展（背屈）

下肢を挙上する。踵骨を把持し、看護師の前腕に患者の足背を押し当てるようにしてゆっくり伸展（背屈）させる。

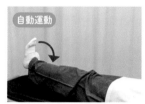

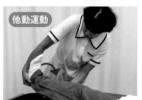

関節可動域訓練[3]の注意点

● 痛みをがまんさせない

痛みによって筋収縮が生じ、関節可動域がさらに制限される可能性があります。痛みをがまんすることのないよう、患者さんに伝えます。また、痛みを取り除く援助も関節可動域訓練と併せて考慮しましょう。

● 四肢は面で支え、ゆっくり動かす

四肢を持ち上げるときには指でつまみ上げるのではなく、下から手掌全体で支えるように持ち上げ、動かすときにはゆっくりと動かします。

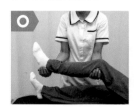

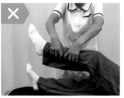

● 患側だけでなく健側も動かす

動かさないと拘縮の原因になる可能性があるため、患側だけでなく健側も同じように動かします。他動的な関節可動域訓練に慣れてきたら、健側で患側の自己他動運動ができるように指導することも考慮しましょう。

● 患者さんが継続できる工夫も取り入れる

毎回の運動を記録したり、ROMの変化をグラフに示したりすると、関節可動域訓練の成果が視覚化されて、継続する意欲につながります。

＜引用文献＞
1. 和田攻, 他: 看護大事典第2版. 医学書院, 東京, 2010：621.
2. 和田攻, 他: 看護大事典第2版. 医学書院, 東京, 2010：1322, 1920.
3. 隈元庸夫編: 臨床ROM-測定からエクササイズまで. ヒューマン・プレス, 神奈川, 2017：244-251.
4. 沖田実編: 関節可動域制限―病態の理解と治療の考え方. 三輪書店, 東京, 2013：174.

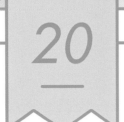

20

清拭

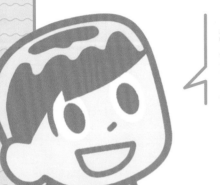

清拭とは、なんらかの理由で**入浴やシャワー浴ができない患者さんの身体の清潔を保つための援助**です。清拭はベッド上で行うため、入浴やシャワー浴に比べて呼吸や循環に負担が少なく、また転倒・転落の危険が激減します。そのため清拭は入浴やシャワー浴の負荷に耐えられない患者さんや、ADLの状態から入浴やシャワー浴によって転倒・転落の可能性がある患者さんに選択されます。

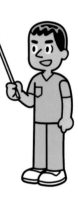

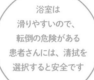

浴室は滑りやすいので、転倒の危険がある患者さんには、清拭を選択すると安全です

目 的

清拭の目的は、**皮膚の清潔を保ち患者さんが爽快感を得る**ことです。その他にも清拭を行うことでさまざまな効果があります（**表1**）。

全身清拭は、患者さんの全身の皮膚を観察するよい機会となります。

注意事項

●事故防止

お湯やタオルが適温でないと患者さんは不快に感じます。温度が高すぎる場合は、**患者さんに熱傷が生じる危険**があります。

石けん清拭では、石けん成分が皮膚に残ってしまうと**皮膚炎**を起こしたり、患者さんの皮膚に適さない清拭剤を使用することで**皮膚トラブル**を起こすことがあるので注意します。

ドレーンやカテーテル、点滴が挿入されている患者さんに清拭を行うときは、それらが**事故抜去されないように十分に注意**しましょう。

●患者さんへの配慮

肌をさらすことは**羞恥心**を伴い、また**寒さ**も感じます。不要な露出を避けるようにします。

触れたり動かすことで痛みが出現したり増強する患者さんには、あらかじめ**触れてほしくない箇所はどこか、体を動かすときはどのようにしたらよいか**を聞き、援助方法に反映させましょう。

患者さんが「寒いから」「やりたくないから」と言ったからといって、清拭をしないのは適切でないことがあります。たとえば術後1日目の患者さんは創痛があっても、血液や消毒薬の付着による**皮膚トラブルを防止する**ために清拭が必要です。患者さんに理由を説明し理解してもらえるよう努めましょう。

清拭の基礎知識

清拭の効果

清拭には**表1**のように多くのメリットがあります。

表1 清拭の効果

関節の運動ができる	全身を観察することができる	
●自動的・他動的に関節を動かすことで運動となる	●以下を確認する機会となる ▶皮膚：発赤や傷などの有無 ▶腹部：ガスや便の貯留の有無 ▶下腹部：尿の貯留の程度 ▶下肢：深部静脈血栓症の徴候の有無 ▶足指：白癬や血流障害の有無	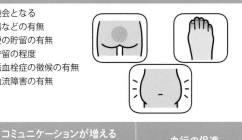

腸蠕動運動の促進 入浴に近い体感が得られる	褥瘡の予防	コミュニケーションが増える リラックスできる	血行の促進
●腹部や腰部を熱布で温めることで腸蠕動運動を促進する[1] ●熱布で身体を温めることで入浴に近い体感を得ることができる	●体位変換をすることによって褥瘡予防となる	●ケアをしながら患者さんとコミュニケーションをとるよい機会となる ●タッチングをすることでリラックスできる	●皮膚への刺激によって血行が促進される
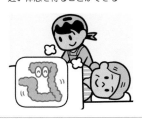	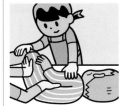	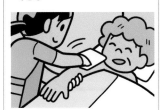	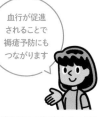血行が促進されることで褥瘡予防にもつながります

清拭の種類

●拭く部分による区別

❶全身清拭：患者さんの頭皮を除く全身を拭くこと[2]
❷部分清拭：患者さんの一部分を拭くこと

●拭く道具による区別

❶石けん清拭	❷清拭剤を使った清拭	❸沐浴剤を使った清拭	❹温湯清拭	❺熱布清拭
泡立てた石けんで皮膚を洗浄し、石けん成分を拭き取る方法	清拭剤を使用して拭く方法	沐浴剤を希釈した温湯を使用して拭く方法	54〜55℃の温湯を用いて身体を拭くタオルを準備する方法[3]	身体を拭く熱い布を準備する、またはタオル蒸し器で温められた熱いタオルを使用する方法
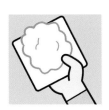	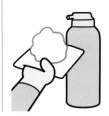	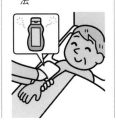	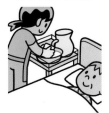	

● 方法の選択

　患者さんの状態に合わせて、清拭とほかの援助を組み合わせることも考慮します。例えば、オムツを使用している患者さんでは、**全身清拭に加えて陰部洗浄を行う**ことで、陰部の清潔を保つことができます。

　全身の石けん清拭は援助に時間を要するため、患者さんの身体への負担も増します。**とくに汚れのひどい箇所のみ石け**ん清拭を実施することで患者さんへの負荷を減らすことができます。また、1回で全身を清潔にしようとするのではなく、数回、または数日間の予定で、**石けん清拭や洗髪、手浴、足浴などを組み合わせて全身の清潔を保つ計画を立てる**のもよいでしょう。

石けんが汚れを落とすしくみ

　石けんなどが汚れを落とす主成分は界面活性剤です。界面活性剤は親油基と親水基を持っています。マッチ棒でたとえると、火薬の側が親水基で棒の部分が親油基です（**図1**）。

　石けんに含まれた界面活性剤が水に溶け込み、油汚れに界面活性剤の親油基が取りつきます。

　界面活性剤の親油基が汚れを取り囲み、**水に引っ張られる性質がある"マッチ棒の火薬側"**の親水基が汚れを水中に浮かび上がらせることで、汚れは落とされます。

図1 界面活性剤の構造とはたらき

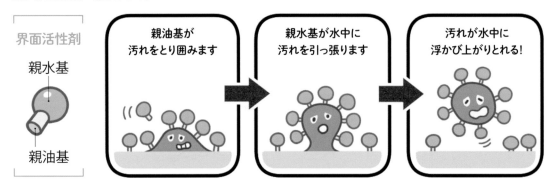

界面活性剤

親水基
親油基

親油基が汚れをとり囲みます → 親水基が水中に汚れを引っ張ります → 汚れが水中に浮かび上がりとれる！

ウォッシュクロスの扱いかた

　フェイスタオルより小さいタオルをウォッシュクロスとよびます。清拭では小さくて取り回しのよいウォッシュクロスを使用します。

　ウォッシュクロスは下のようにたたみ、持ちます。この持ちかたには、**タオルの温度が下がりにくくなる**、患者さんに直接当たる面に**厚みが出て患者さんが心地よく感じる**、ウォッシュクロスの平らな面が確保できて**患者さんの皮膚を拭き**やすくなる、などの利点があります。

注意 ウォッシュクロスの縁は**内側**に入れて持つ。

根拠 縁が表面に出た状態で持つと、動かすたびに薄い1枚のウォッシュクロスがひらひらとゆれ、そこから**ウォッシュクロスの温度がどんどん下がる**ため。温度の下がった部分が患者さんに触れることで患者さんは冷たいと感じ、**不快に感じる**。

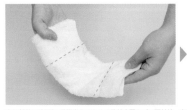

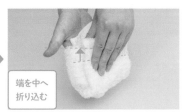

端を中へ折り込む

本江朝美：改訂版 看護学生のための臨地実習ナビ，照林社，東京，2019：90より引用

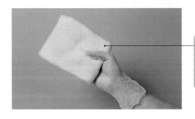

患者さんに直接当たる面（厚みがあり平ら）

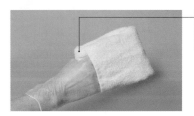

縁は内側に入れて持つ

拭きかたとポイント

拭く方向は、「末梢から中枢へ拭く」、「毛並みに沿って拭く」などさまざまな方法がありますが、拭きかたによって**血流や皮膚の温度は大きく変化しない**という研究や、交感神経を抑制する効果があるとの研究[4]もあり、唯一の正しい拭きかたは定まっていないのが現状です。本書では、拭く方法ではなく清拭の目的を達成するために必要な3つのポイントに注目します（**表2**）。清拭では**これらのポイントが充足する方法を選択する**ことが重要です。

表2 拭きかたのポイント

皮膚の汚れを落とす	患者さんが気持ちよいと感じる	汚れを清潔な部分につけない
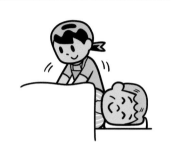		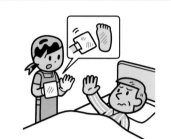
●ウォッシュクロスを動かす方向にとらわれず、汚れを確実に落とす	●患者さんが快適な温度や拭き方で援助する	●汚れた部分を拭いたタオルはそのまま使用しない

観察ポイント

皮膚の観察

清拭はふだん見ることのできない患者さんの皮膚を直接観察できるよい機会です。直接手で触れて、目で見て患者さんの皮膚の状態を観察します。特に仙骨部、肩甲骨部、踵骨部などの**褥瘡好発部位**（**図2**）は注意して観察します。

図2 褥瘡の好発部位（仰臥位の場合）

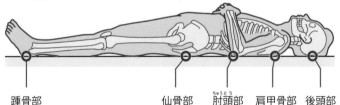

踵骨部　　仙骨部　肘頭部　肩甲骨部　後頭部

ドレーンやチューブ類の観察

ドレーンやチューブ類を固定しているテープによる**皮膚のかぶれ**がないか確認します。

ドレーンや膀胱留置カテーテルを固定している**テープは毎日貼り替え、同じ場所に再度テープを貼らない**よう、テープの位置を必ず変えるようにします。

ドレーンやチューブ類が**直接皮膚に接しないようにテープの貼りかたを工夫する**（**図3**）ことや、**ガーゼでチューブ類を包んでから皮膚に固定する**などします。

皮膚のかぶれやびらん、皮膚剥離などを発見した場合は、その部位にカテーテルやテープが当たることを避けます。皮膚の状態をよく観察し、記録に残して医師に報告します。

図3 ドレーン・チューブ類固定の工夫（オメガ留め）

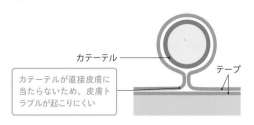

カテーテル

テープ

カテーテルが直接皮膚に当たらないため、皮膚トラブルが起こりにくい

清拭の基本技術

患者さんの準備と清拭の計画

● バイタルサインを測定し、患者さんの顔色や活気を観察し、**清拭ができる状態であるか**どうか判断します。
● 創痛など痛みが強い患者さんは事前に鎮痛薬を使用して、**痛みを最少にして清拭する**などの配慮が必要です。
● 患者さんの状態に合わせて、全身清拭か部分清拭か、陰部洗浄を実施するかなど計画を立て、必要物品を準備します。
● 事前に患者さんに**排泄を済ませる**ように促します。
● 患者さんに面会者が訪れる、検査の予定がある、などを事前に確認し、**その時間を避けて実施する**ように計画します。

環境整備

● 室温は**22〜26℃**を基準にし、患者さんが肌を露出したときに寒さを感じない温度にします。
● 空気の動きが生じることで患者さんが寒さを感じるため、エアコンは電源を切り、窓は閉めます。
● 患者さんが肌を露出するため、プライバシーに配慮して**窓のブラインドやカーテンを閉め、病室のドアも閉めます**。

全身清拭

● ここでは2人の看護師で全身清拭を実施します。
（根拠）1人より**短時間で行うことができ**、患者さんの負荷を軽減できるため。また、患者さんを看護師2人で観察することにより、事故抜去が予防でき、創部などを**愛護的に扱うことができる**ため。
● 同時に寝衣交換も実施します。
（根拠）身体を清潔にすると同時に寝衣も清潔にすることで、より爽快感が得られるため。

必要物品

❶ワゴン
❷速乾性擦式アルコール手指消毒薬
❸ディスポーザブル手袋
❹ディスポーザブルエプロン
❺ビニール袋（ゴミ袋）
❻温タオル（ウォッシュクロス）
　（ビニール袋などに入れる）
　（8本程度）
❼陰部用清拭用具
　（おしりふき）
❽綿毛布
❾バスタオル
　（3枚程度）
❿着替えの寝衣
⓫下着
⓬清拭車

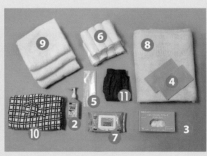

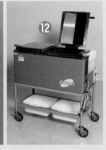

手 順

準備

① 患者さんに全身清拭を実施することを説明し、**同意を得る**。
　〔これから温かいタオルで身体を拭きます。よろしいですか？〕

② 床頭台や椅子、オーバーベッドテーブルをじゃまにならない位置に移動させる。ベッド上の私物は患者さんに許可を得て床頭台の上などに移動する。
（根拠）援助を効率よく行うため。

③ ベッドサイドに必要物品を準備する。

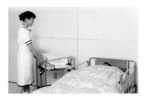

④ カーテンを閉める。
（根拠）患者さんの差恥心に配慮するため。
＊室温やエアコンの風は事前に調整されているため、ここでは省く

⑤ ベッドの高さを援助しやすい高さに調整する。
（根拠）ベッドが低すぎると看護師が中腰の姿勢となり、腰を痛めてしまうため。

(6) 衛生的手洗いを行い、ディスポーザブル手袋と、ディスポーザブルエプロンを装着する。

根拠 手指の病原体を減少させるため。水分や飛沫等が看護師の手指や衣服に付着することを防ぐため。

(7) 掛け布団を外し綿毛布に替える。

根拠 厚みのある掛け布団は援助のじゃまになるため、薄くて保温性があり露出も防ぐことができる綿毛布に交換する。

顔～頸部の清拭

ウォッシュクロスを持つ

(1) ウォッシュクロスを**P.214「ウォッシュクロスの扱いかた」**の基本的な持ちかたにし、**一度看護師自身の前腕**にあて温度を確認する。

根拠 熱傷を避けるため温度確認を行う。ディスポーザブル手袋をしていると温度を正確に感じることができないことから、体の他の部位と比較して温点分布の密度が高く温度を感じやすい前腕で温度の確認を行う。

注意 この確認はウォッシュクロスを**新しいものに替えるたびに必ず行う。**

> 温度確認は本来、ウォッシュクロスを取り替えるたびに行いますが、今回は掲載スペースの都合上割愛しています

顔を拭く

(2) ウォッシュクロスを示指に巻きつけるように持ち、患者さんの目を目の**中心から目頭に向かって**、次に目の**中心から目尻に向かって**2段階に分けて拭く。**拭くたびにウォッシュクロスを清潔な面に変える。**

根拠 感染防止のため。一度使った不潔な面は感染源となる。また2段階で拭くことにより、目頭および目尻にたまった**汚れや微生物が目の中に入るのを避ける**ことができる。

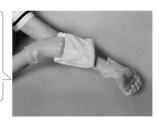

❶青矢印(中心→目頭)
❷赤矢印(中心→目尻)の順に拭く

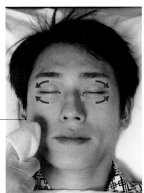

(3) 同様の持ちかたで**額、頬、顎を**拭き、次に**鼻を**拭く。

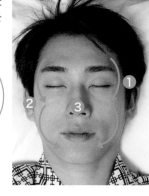

> 「3」の数字を書くようにして拭くと拭きやすいです

(4) **顎の下から頸部**にかけて拭き、続いて**耳と耳の裏**を拭く。

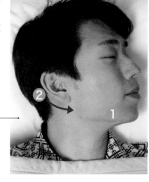

❶顎の下から頸部
❷耳と耳の裏

右上肢～殿部の清拭

(1) 患者さんの右側のベッド柵を外し、綿毛布の下で寝衣の帯を外す。患者さんの**右側の袖**を脱がせる。患者さんの**右上肢**を綿毛布から出してバスタオルで覆う。

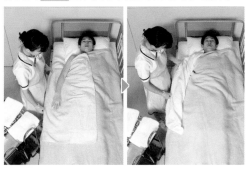

右上肢を拭く

(2) バスタオルを開いて**手首から肘まで**を拭く。

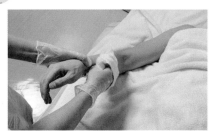

③ **肘から肩**を拭く。

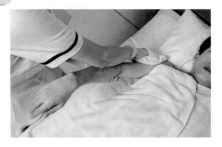

④ 腕を軽度**外転**させ、**腋窩**を拭く。

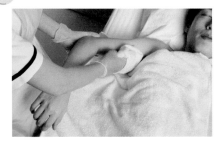

⑤ ウォッシュクロスを広げて患者さんの手を包むようにしながら、**手掌**や手背、指の間を拭く。

(根拠) 指の間はウォッシュクロスの基本的な持ちかたをすると拭きにくくなるため。

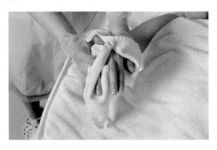

⑥ 拭き終わった箇所は開いていた**バスタオルで押し拭き**する。

(根拠) 皮膚に水分が残ると、気化熱により皮膚の熱が奪われて患者さんが寒さを感じたり、皮膚トラブルの原因となるため。

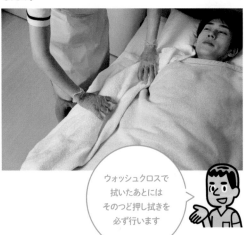

ウォッシュクロスで拭いたあとにはそのつど押し拭きを必ず行います

⑦ そのまま右腕をバスタオルで覆い、上半身の綿毛布を外し、前胸～腹部を露出する。

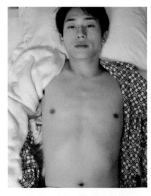

前胸～腹部を拭く

⑧ **前胸～腹部**を拭く。

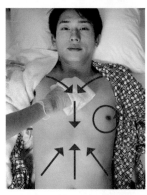

⑨ 右腕を覆っていたバスタオルで右上肢と前胸腹部を覆い、胸腹部を押し拭きする。綿毛布をかけ**綿毛布の下でバスタオルを外す**。

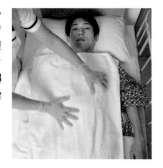

左側臥位にする

⑩ 患者さんの左側のベッド柵を外し、枕を左側に少し引き、患者さんを**左側臥位**とする。寝衣を脱がせ、ベッドと患者さんの間に押し込んで背部を露出し、その後バスタオルで覆う。

(根拠) 左側臥位をとったとき、頭が落ちないようにするため。

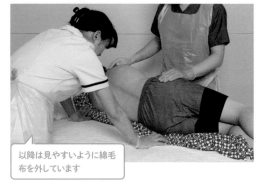

以降は見やすいように綿毛布を外しています

背部〜腰部を拭く

⑪ 覆っていたバスタオルを引き上げて背部を露出し、**後頭部**と**背部・腰部**を拭く。

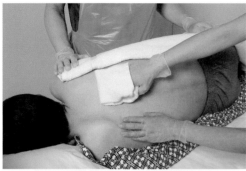

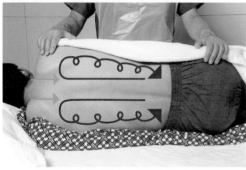

⑫ 拭き終わったら引き上げていたバスタオルを使って背部を押し拭きし、**そのままそのバスタオルで背部と殿部を覆う。**

根拠 不必要な露出を避けるため。

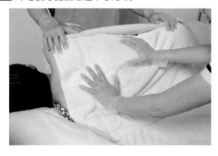

右殿部を拭く

⑬ バスタオルの下の下着をずらし患者さんの**右の殿部**を拭く。

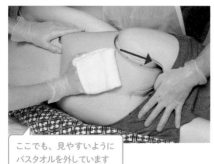

> ここでも、見やすいように
> バスタオルを外しています

⑭ 拭き終わったら**殿部を覆っていたバスタオルで押し拭きする。**

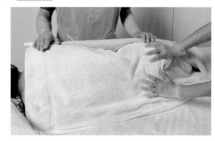

⑮ バスタオルを外し、新しい寝衣の右腕を通す。

根拠 何度も側臥位へ体位変換しなくて済むようにするため。

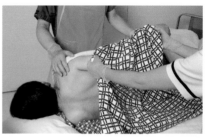

⑯ 新しい寝衣を患者さんとベッドの間に入れ込む。

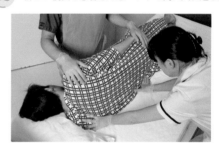

左殿部〜左上肢の清拭

右側臥位にする

① 枕を右側に少し引き、患者さんを**右側臥位**とする。着ていた寝衣を引き出し、左側の袖を脱がせ、バスタオルで覆う。

根拠 不必要な露出を避けるため。右側臥位をとったときに頭が落ちないようにするため。

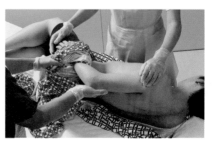

左殿部を拭く

②バスタオルの下の下着をずらし、患者さんの**左の殿部**を拭く。拭き終わったら殿部を覆っていたバスタオルで押し拭きし、そのまま下着を脱がせる。

根拠 すでに右側の殿部の下着が脱げているので左側の殿部を脱がすことで容易に取り去ることができるため。

> ここでも、見やすいようにバスタオルを外しています

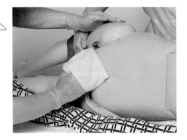

③新しい寝衣を引き出し、バスタオルを外す。

④患者さんを**仰臥位**にして、綿毛布をかける。

⑤患者さんの左上肢を綿毛布から出してバスタオルで覆う。

左上肢を拭く

⑥P.217～218 右上肢～殿部の清拭 の手順②～⑥を参考に左上肢の清拭を行う。

⑦拭き終わったら左上肢を綿毛布の下に戻し、バスタオルを外し、新しい寝衣の袖に通す。

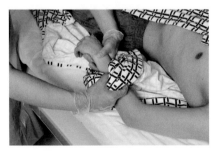

下肢の清拭

①下肢を綿毛布から出し、バスタオルで覆う。

> 綿毛布だけでなく、バスタオルも活用しましょう

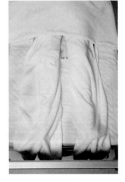

②**足関節**から**膝関節**の間を拭く。

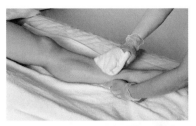

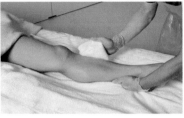

③**膝関節**から**鼠径部**の間を拭く。

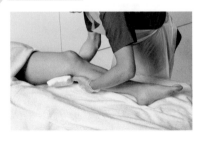

④ウォッシュクロスを広げ、看護師の指を覆うようにして持ち、指の間を拭く。また、足背と足底を拭く。

根拠 指の間はウォッシュクロスの基本的な持ちかたでは拭きにくくなるため。

注意 足関節より末梢を拭いたタオルで下腿や大腿を拭くと、患者さんが不快に感じることがあるため、下肢の清拭では**「足関節より末梢」は最後に拭く**とよい。

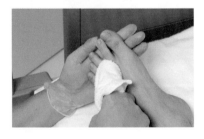

⑤下肢をバスタオルで押し拭きし、綿毛布をかけ、バスタオルを外す。

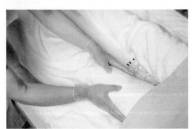

陰部の清拭

① 患者さんに陰部用清拭用具（おしりふき）を渡し、自分で陰部を拭いてもらう。その後、患者さんの手も清拭する。

根拠 陰部の清拭は羞恥心が強いため、可能な限り患者さん自身で拭いてもらう。また、陰部を触れた手を清潔にするために手を清拭する。

※患者さん自身で清拭できない場合は看護師が行う。

着衣とあと片づけ

① ディスポーザブル手袋を交換し、患者さんの両下肢に新しい下着を通す。

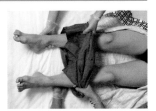

② 患者さんに腰を浮かせてもらい、1人の看護師が患者さんの**腰を支え**、もう1人の看護師が**下着を履かせ、新しい寝衣の帯を通し、裾を引き下げる**。

根拠 寝衣のしわは、褥瘡の原因となるため。

③ 浴衣の場合、襟を右前合わせとし、帯は横結びとする。

根拠 左前合わせや縦結びは死に装束（死者の着かた）といわれ、忌み嫌われているため。

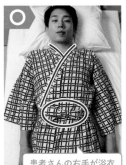
○
患者さんの右手が浴衣の合わせから内側に入れば「右前合わせ」

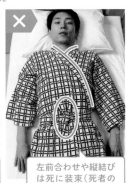
×
左前合わせや縦結びは死に装束（死者の着かた）

④ 綿毛布を外して布団をかけ、ベッド柵を戻す。

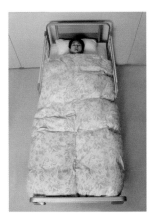

⑤ ディスポーザブル手袋とディスポーザブルエプロンを外し、ビニール袋（ゴミ袋）に入れ、衛生的手洗いを行う。

根拠 手指の病原体を減少させるため。

⑥ 床頭台や椅子、オーバーベッドテーブル、患者さんの私物などを元の位置に戻す。

⑦ ベッドの高さを元の高さに戻す。

⑧ カーテンを開ける。

⑨ ナースコールが確実に使用できる位置にあり、患者さんも理解しているかどうかを確認する。

根拠 ナースコールは患者さんがすぐに使用できるように準備しておく必要があるため。

⑩ 衛生的手洗いを行う。

根拠 手指の病原体を減少させるため。

⑪ 援助が終わったことを患者さんに告げる。

⑫ 看護記録に全身清拭の実施、実施時の患者さんの体調や様子、皮膚の観察結果などを記録する。

応用ポイント

◢ リハビリテーションを兼ねて患者さん自身に拭いてもらう

患者さんが自分で体を拭くことは運動となり、**廃用症候群を予防**します。患者さんが**自分でできるところは積極的に自分で拭いてもらう**ようにはたらきかけます。

〈引用文献〉
1. 日本看護技術学会 技術研究成果検討委員会 温罨法班：便秘症状の緩和のための温罨法Q&A Ver.4.0. 2021：34.
2. 公益財団法人日本看護科学学会：看護行為用語の定義一覧. https://www.jans.or.jp/modules/committee/index.php?content_id=33 (2022/10/7アクセス)
3. 藤野靖博，加藤法子，於比呂美，他；清拭時の湯を適温に維持・管理するための方法の検証. 福岡県立大学看護学研究紀要 10(1)；2012：33-38.
4. 安ケ平伸枝：上肢を異なる2方向で拭いた時の自律神経系反応の比較. 日本看護技術学会誌 3(1)；2004：51-57.

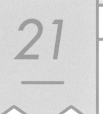

21

手浴・足浴

手浴（しゅよく）とは、**指先から手首までを湯につけて洗う**ことです。

日常生活では、手でさまざまなものに触れています。健康であれば、汚れたものに触れたあとや食事の前には手を洗い、また日々の入浴で手を清潔にしています。

しかし、疾患や症状、治療上の制限によって手洗いや入浴ができない場合は、手の清潔を保つことが困難となります。このような患者さんに提供するケアが手浴です。

足浴（そくよく）とは、**足先から足首あるいは下腿（かたい）までを湯につけて洗う**ことです。

歩行ができる場合、歩行のたびに足が履きものや靴下とこすれ合って皮膚表面に付着している汚れが取り除かれます。さらに、日々の入浴でも足の汚れが除去されて足の清潔が保たれます。

しかし、歩行や入浴ができない場合、足の清潔を保つのが困難となります。このような患者さんに提供するケアが足浴です。

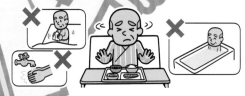 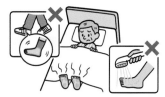

目 的

手浴や足浴は**表1**のような効果を目的として行います。

とくに足浴は**入浴に比べて身体的な負担が小さく、入浴と同じような爽快感が得られる**ことが明らかになっています。入浴したくてもできない患者さんに対して足浴を行うことで、入浴と同じような爽快感を得てもらうことができます。

注意事項

●事故防止

手浴や足浴では湯を使用します。湯の温度が高すぎると患者さんに**熱傷**が生じる危険性があります。**患者さんの手や足に湯が触れる前**に、必ず看護師が湯の温度は適切かどうかを確認します。

●気化熱による不快感

手浴や足浴で手足が温まっても、気化熱で皮膚表面の熱が奪われてしまい患者さんが寒く感じることがあります。湯から出した手足はそのままにせず、**すぐに水分を取り除き**、気化熱によって奪われる熱を最小限にしましょう。

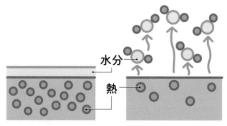

水分
熱

●水分が蒸発するときに皮膚の熱を奪っていく
➡皮膚の温度が下がり、寒く感じる

手浴・足浴の基礎知識

手浴・足浴の効果

手浴や足浴には**表1**のような効果があります。

表1 手浴・足浴の効果

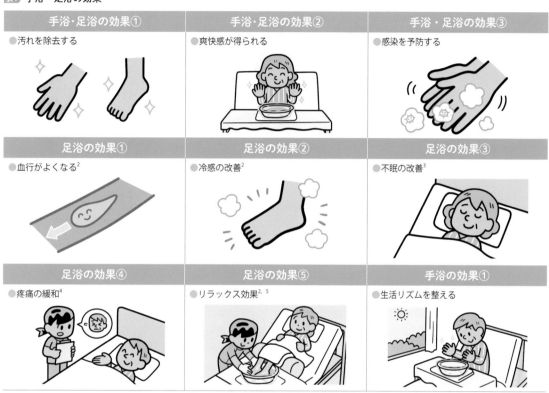

手浴・足浴の効果①	手浴・足浴の効果②	手浴・足浴の効果③
●汚れを除去する	●爽快感が得られる	●感染を予防する
足浴の効果①	**足浴の効果②**	**足浴の効果③**
●血行がよくなる[2]	●冷感の改善[2]	●不眠の改善[3]
足浴の効果④	**足浴の効果⑤**	**手浴の効果①**
●疼痛の緩和[4]	●リラックス効果[2, 5]	●生活リズムを整える

手浴・足浴の体位

手浴・足浴はさまざまな体位で行うことができます(**表2**)。

表2 手浴・足浴の体位

	仰臥位	側臥位	ファウラー位、セミファウラー位	端座位	座位
手浴					
足浴		患者さんに合わせて体位を選択しましょう			

手浴・足浴の実施時間

　手浴や足浴はその目的によって実施時間が決まります（**表3**）。手浴や足浴の目的とする効果が最大限に発揮される時間を考慮して実施時間を決めましょう。

表3 手浴・足浴の実施時間の一例

目的	生活リズムを整える	不眠の改善	疼痛緩和
援助の タイミング	●食事の前	●入眠前	●疼痛が強くなる時間の前

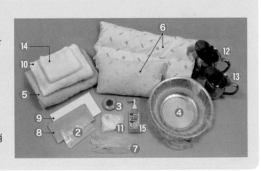

観察ポイント

皮膚の観察

　手指や足趾の間は皮膚と皮膚が重なるため、**汚れがたまりやすい**だけでなく**白癬などの疾患が生じるリスクが高い**部位です。そのため、手浴や足浴をした際にはしっかりと観察を行います。

　また湿潤は白癬の原因となるため、手浴や足浴で**濡れたあとにはしっかりと水分を拭き取る**必要があります。

手浴・足浴の基本技術

ファウラー位での手浴・足浴

必要物品

❶ワゴン
❷ビニール袋（ゴミ袋）
❸温度計
❹6割程度湯の入ったベースン※
❺綿毛布
❻体位保持用枕
❼ディスポーザブル手袋
❽ディスポーザブルエプロン
❾防水シーツ
❿バスタオル
⓫ビニール袋に入れ、洗浄剤を含ませた洗浄用ガーゼ（2枚）
⓬湯入りピッチャー
⓭水入りピッチャー
⓮フェイスタオル（看護師の手拭き用）
⓯速乾性擦式アルコール手指消毒薬

※湯入りベースンは、あらかじめビニール袋で覆う

根拠 ベースンは複数の患者さんが使用するので、患者さんの手足や手足に触れた湯がベースンに付着し感染源となるのを予防するため。

手 順

準備

① 患者さんに手浴または足浴を行うことを説明し、**同意を得る**。

> これから手（足）をお湯できれいに洗いますが、よろしいでしょうか

② 必要物品を準備する。床頭台や椅子、オーバーベッドテーブルをじゃまにならない位置に移動させる。ベッド上の私物は患者さんに許可を得て床頭台の上などに移動する。
（根拠）援助を効率よく行うため。

③ カーテンを閉める。
（根拠）患者さんの羞恥心に配慮するため。

④ ベッドの高さを援助しやすい高さに調整する。
（根拠）ベッドが低すぎると看護師が中腰の姿勢となり腰を痛めてしまうため。

⑤ 掛け布団を綿毛布に替える。
（根拠）掛け布団は援助のじゃまになるため、薄くて保温性があり露出も防ぐことができる綿毛布に交換する。

⑥ 手浴では患者さんを手浴する手とは反対側に平行移動する。

⑦ ベッドを**ファウラー位**にギャッチアップし、**背抜き**を行う。
（根拠）ギャッチアップすることで生じる背中への剪断力(せんだんりょく)は褥瘡(じょくそう)の原因となるため。

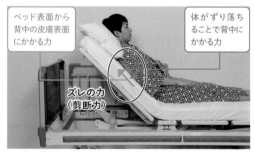

ベッド表面から背中の皮膚表面にかかる力

体がずり落ちることで背中にかかる力

ズレの力（剪断力）

背抜きの方法

患者さんの背中を浮かせて剪断力を解消し、手のひらで軽く背中をなでて背中のしわをのばす

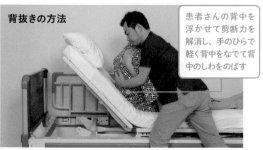

⑧ 衛生的手洗いを行い、ディスポーザブル手袋とディスポーザブルエプロンを装着する。
（根拠）手指の病原体を減少させるため。水分や飛沫等が看護師の手指や衣服に付着することを防ぐため。

手浴

① 寝衣をまくり**肘関節**(ちゅう)あたりまで露出する。
（根拠）寝衣が濡れないようにするため。

防水シーツ、バスタオルを敷く

② 体位保持用枕で腕の位置を整え、ベッドの上に、**防水シーツ、バスタオルの順**で敷く。
（根拠）周囲が濡れないようにするため。また、ベースンから手を出したあとすぐにバスタオルで拭き取れるように、バスタオルをあらかじめ敷いておく。

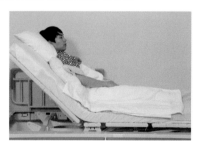

③ 湯入りのベースンをベッド上に移動させる。

湯の温度を確認する

④ ベースンの湯の温度が温度計で**40℃前後**であることを確認する。さらに、**看護師の前腕内側**(ぜんわんないそく)に湯をかけて温度が適温であることを確認する。
（根拠）熱傷を避けるため温度確認を行う。ディスポーザブル手袋をしていると温度を正確に感じることができないので、体の他の部位と比較して**温点分布の密度が高く温度を正確に感じやすい**(おんてんぶんぷ)前腕で温度の確認を行う。

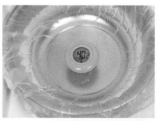

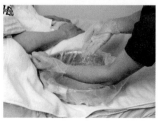

⑥ 温度が適温であることを確認できたら、患者さんの手を湯に入れる。

手を湯につける

⑦ 患者さんの手を**5分**程度湯につける。ときどき患者さんに温度を確認し、調整する。

根拠 垢や汚れを落とすためには5分程度湯につけるのが効果的であるため[6]。

手を洗浄する

⑧ 手を湯から出し、洗浄剤を含ませた洗浄用ガーゼで手を洗浄する。指間は、看護師の指にガーゼを巻きつけるようにして洗浄する。洗浄後は湯の中に手を戻す。

根拠 指間は皮膚が密着して汚れがたまりやすい部位のため。

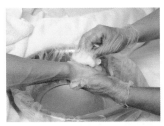

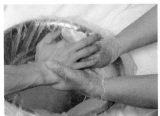

湯の温度を確認する

⑨ ピッチャー内の湯の温度が**ベースンよりも少し高い**ことを温度計と看護師の前腕内側で確認する。

根拠 ピッチャーでかける湯は上がり湯で、洗浄成分を洗い流すだけでなく、患者さんに爽快感を感じてもらえるようにベースンよりも少し高めの温度とする。

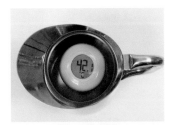

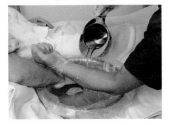

⑩ 手を湯から出し、ピッチャーの湯を少し患者さんの手にかけ適温であるか確認し、温度を調整する。

根拠 温度が適温かどうかは患者さんの個人差があるため、患者さんに確認してもらう。

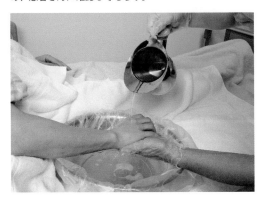

洗浄成分を洗い流す

⑪ 温度が適温であることを確認できたら、ピッチャーの湯を患者さんの手にかけ、洗浄成分をしっかりと洗い流す。

根拠 洗浄成分が皮膚に残ると、皮膚トラブルの原因となるため。

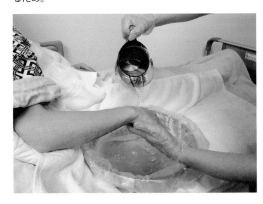

バスタオルで水分を拭く

⑫ 洗浄成分をきれいに洗い流したらベースンを患者さんの足側にずらし、敷いてあるバスタオルの上に手を置き、そのバスタオルで覆う。

根拠 濡れた手をそのままにしておくと、気化熱によって手の熱が奪われてしまい、患者さんが寒いと感じるため。

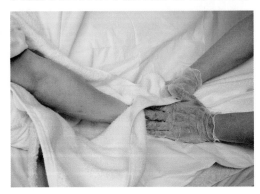

(13) バスタオルで患者さんの手をしっかりと拭く。特に**指間には水分が残らないようにする**。

根拠 指間が濡れているままだと**白癬**（はくせん）の原因となるため。

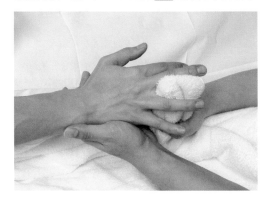

(14) ベースンの湯を新しいものにかえて、手順①〜⑬に沿って反対の手の手浴を行う。

(15) ベースンをワゴンに移動し、ディスポーザブル手袋を外す。

(16) 衛生的手洗いを行う。

根拠 手指の病原体を減少させるため。

足浴

(1) 寝衣をめくり**膝関節**（しつかんせつ）あたりまで露出する。

根拠 寝衣が濡れないようにするため。

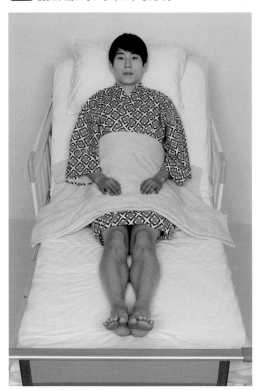

(2) 綿毛布で両下肢を包み込む。体位変換用枕を**大腿**（だいたい）**に押しつける**ようにして膝をしっかり立てる。

根拠 開脚位にならないようにするため。また、膝をしっかり立てることで、ベースンに足を入れた際に下腿背面がベースンの縁にあたるのを防ぐため。

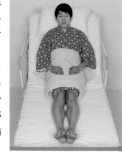

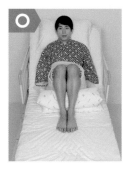
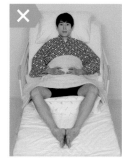

防水シーツ、バスタオルを敷く

(3) 足下に防水シーツ、バスタオルの順で敷く。

根拠 シーツが濡れないようにするため。また、ベースンから足を出したあとすぐにバスタオルで拭き取れるように、バスタオルをあらかじめ敷いておく。

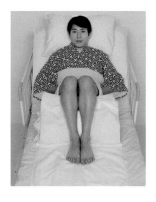

(4) 湯入りのベースンをベッド上に移動させる。

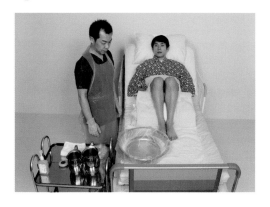

清潔・衣生活援助技術

21 手浴・足浴

湯の温度を確認する

5 ベースンの湯の温度が温度計で**40℃前後**であることを確認する。さらに、看護師の前腕内側に湯をかけて温度が適温であることを確認する。

根拠 熱傷を避けるため温度確認を行う。ディスポーザブル手袋をしていると温度を正確に感じることができないので、体の他の部位と比較して温点分布の密度が高く温度を正確に感じやすい前腕で温度の確認を行う。

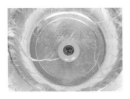 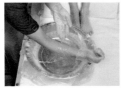

6 患者さんの片足を持ち上げ、その下にベースンを移動させる。

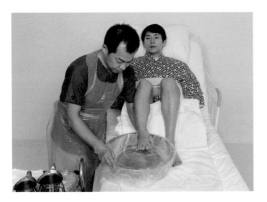

7 ベースンの湯を患者さんの足背(そくはい)にかけて、温度が適温であるか確認し温度を調整する。

根拠 温度が適温かどうかは患者さんの個人差があるため、必ず患者さんに確認してもらう。

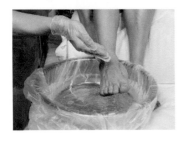

足を湯につける

8 温度が適温であることを確認できたら、患者さんの足を片足ずつ湯に入れる。患者さんの**両足底がベースンの底につくように**する。

根拠 患者さんの足底がベースンの底につくようにすると姿勢が安定するため。

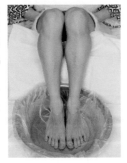

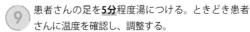

9 患者さんの足を**5分**程度湯につける。ときどき患者さんに温度を確認し、調整する。

根拠 垢や汚れを落とすためには5分程度湯につけるのが効果的なため[6]。

足を洗浄する

10 片方の足を湯から出し、洗浄剤を含ませた洗浄用ガーゼで足を洗浄する。趾間(しかん)は、看護師の指にガーゼを巻きつけるようにして洗浄する。洗浄後は湯の中に足を戻す。

根拠 趾間は皮膚が密着して汚れがたまりやすい部位のため。

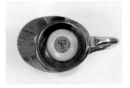 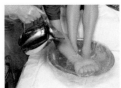

11 反対の足も同様に洗浄する。

湯の温度を確認する

12 ピッチャー内の湯の温度が**ベースンよりも少し高い**ことを温度計と看護師の前腕内側で確認する。

根拠 ピッチャーでかける湯は上がり湯で、洗浄成分を洗い流すだけでなく、患者さんに爽快感を感じてもらえるようにベースンよりも少し高めの温度とする。

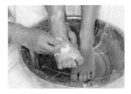 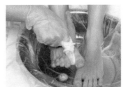

洗浄成分を洗い流す

13 片方の足を湯から出し、ピッチャーの湯を少し患者さんの足背にかけ、適温であるか確認し温度を調整する。

根拠 温度が適温かどうかは患者さんの個人差があるため、必ず患者さんに確認してもらう。

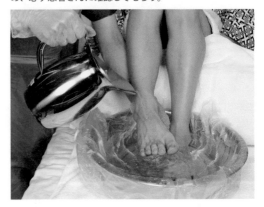

バスタオルで水分を拭く

⑭ 石けん成分をきれいに洗い流したら、敷いてあるバスタオルの上に足を置きそのバスタオルで覆う。

根拠 濡れた足をそのままにしておくと、気化熱によって足の熱が奪われてしまい、患者さんが寒いと感じるため。

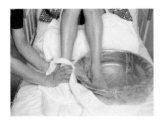

⑮ 反対の足も同様に洗い流し、バスタオルで覆う。

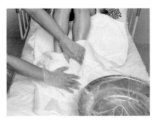

⑯ ベースンをワゴンに移動し、ディスポーザブル手袋を外す。

⑰ 衛生的手洗いを行う。

根拠 手指の病原体を減少させるため。

⑱ バスタオルで患者さんの足をしっかりと拭く。特に趾間には水分が残らないようにする。

根拠 趾間が濡れているままだと白癬の原因となるため。

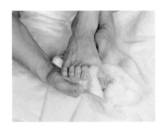

⑲ ベッド上の物品をワゴンに戻す。

あと片づけ

① 患者さんの寝衣を元に戻す。

② ギャッチアップしていたベッドを元に戻す。

③ 綿毛布を外して布団を掛け、ベッド柵を戻す。

④ 床頭台や椅子、オーバーベッドテーブル、患者さんの私物などを元の位置に戻す。

⑤ ベッドの高さを元の高さに戻す。

⑥ カーテンを開ける。

⑦ ナースコールが確実に使用できる位置にあり、患者さんも理解しているかどうかを確認する。

根拠 ナースコールは患者さんがすぐに使用できるように準備しておく必要があるため。

⑧ 援助が終わったことを患者さんに告げる。

⑨ 衛生的手洗いを行う。

根拠 手指の病原体を減少させるため。

⑩ 看護記録に患者さんの援助をしたこと、体調や皮膚の観察をしたことを記録する。

応用ポイント

爪切り

温湯によって爪がふやけて切りやすくなるので、爪切りを行う場合は**手浴や足浴のあと**に行うことをお勧めします。

爪の切りかたは**P.270「26 整容」**を参照してください。

＜引用・参考文献＞
1. 任和子 著者代表：系統看護学講座基礎看護学[3]基礎看護技術Ⅱ 第17版 医学書院，東京，2017：199-204.
2. 菱沼典子，他：看護実践の根拠を問う 改訂第2版．南江堂，東京，2007：91-101.
3. 吉永亜子，他：睡眠を促す援助としての足浴についての文献検討．日本看護技術学会誌 2005；4(2)：4-13.
4. 古田めぐみ，他：がん患者の疼痛緩和における足浴とアロママッサージの試み．催眠と科学 2010；23-24(1)：63-66.
5. 荒川千登世：足浴の心理的効果と身体に及ぼす影響．日本看護科学会誌 1996；16(2)：136-137.
6. 高田節子，他：足浴の洗浄効果に関する実験的研究．第5回日本看護学会抄録 成人分科会Ⅰ 1974；6(2)：79-82.

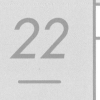

22

洗髪

　洗髪とはなんらかの理由で入浴やシャワー浴ができない、またはできても髪を洗うことができない患者さんの髪や頭皮を洗い清潔を保つための援助です。

　洗髪を行う場所や方法にはさまざまなものがありますので、適切なものを選択します。

目 的

　洗髪の目的は、**髪・頭皮の清潔**を保ち患者さんが**爽快感を得る**、頭皮への刺激によって血行を促進して**新陳代謝を高める**、頭皮の**生理機能を維持**する、患者さんや周囲の人が清潔に感じる、外観を整えることで**回復への気持ちが高まる**、などがあります。

清潔を保つ 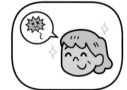　血行を促進する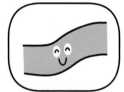

回復への気持ちが高まる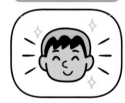

注意事項

● 事故防止

❶熱傷

　洗髪の湯の温度が冷たすぎるのは患者さんに不快感を与えますが、温度が高すぎると患者さんに**熱傷を負わせる危険**があります。

❷皮膚トラブル

　洗髪後、シャンプーの成分をしっかり流さなかったために頭皮に**炎症**が起きたり、**かゆみの原因**となったりします。

● 患者さんへの配慮

　汚れを落とすために必要な洗髪の頻度と、個人の好みや生活習慣によって洗髪頻度は異なります。髪や頭皮の状態だけでなく、患者さんの**もともとの生活習慣など**を総合的に考慮して、洗髪の頻度などの援助計画を立てましょう。

　また、洗髪は清拭などと比較して患者さんから「洗髪してほしい」と**言い出しにくいケア**です。髪が汚れているときは治療の妨げにならない範囲で**看護師から声をかける**ことも、患者さんへの配慮となります。

洗髪の基礎知識

洗髪の種類

● ベッド上で行う洗髪

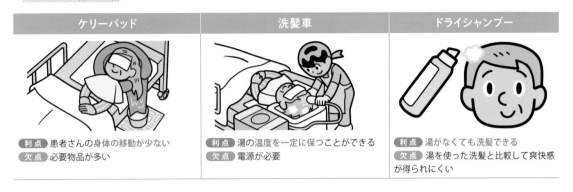

ケリーパッド	洗髪車	ドライシャンプー
利点 患者さんの身体の移動が少ない 欠点 必要物品が多い	利点 湯の温度を一定に保つことができる 欠点 電源が必要	利点 湯がなくても洗髪できる 欠点 湯を使った洗髪と比較して爽快感が得られにくい

● 洗髪台で行う洗髪

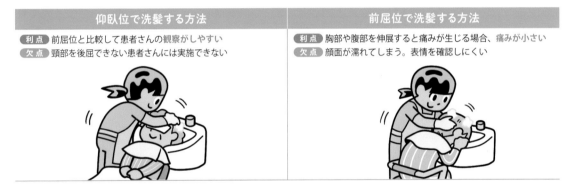

仰臥位で洗髪する方法	前屈位で洗髪する方法
利点 前屈位と比較して患者さんの観察がしやすい 欠点 頸部を後屈できない患者さんには実施できない	利点 胸部や腹部を伸展すると痛みが生じる場合、痛みが小さい 欠点 顔面が濡れてしまう。表情を確認しにくい

洗髪方法の選択

湯が使えるか、洗髪台まで移動できるか、治療上の制約はないか、など複数の情報からアセスメントし、患者さんにとって適切な方法を選びましょう（図1）。

図1 洗髪方法選択のアルゴリズム

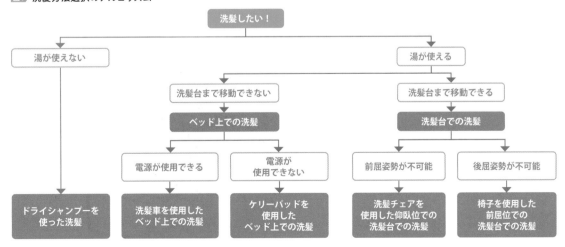

効果的な洗髪

●洗髪前のブラッシング

・洗髪の前に髪をヘアブラシでとかします。

・ブラッシングすることで髪や毛穴についた埃や汚れを浮き立たせることができるので、洗髪のときにこれらが落ちやすくなります。

・髪が絡まっているまま洗髪すると髪を傷めることがあるため、これを防ぐためにブラッシングします。

●予洗

・シャンプーをつける前に湯で髪を洗い流すことを**予洗**といいます。

・予洗はシャンプーを泡立てるために髪を湿らせるということではなく、髪全体を十分に"洗い流す"ことを指します。

・美容の分野では**1〜2分間**かけて十分に流し、しっかりと予洗をすると髪の汚れを8割程度落とすことができるといわれています。

●洗髪時の手の使いかた

・洗髪では爪を立てて洗うと頭皮を傷つけてしまうため、**指の腹**を使って洗います。

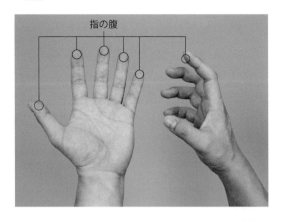

指の腹

観察ポイント

洗髪中の観察

洗髪では患者さんの顔にガーゼがかけられていたり、顔が下に向いていたりするので表情の変化による**観察ができません**。そのため常に声をかけ、患者さんから返ってくる声を確かめ、**異常の早期発見**に努めます。

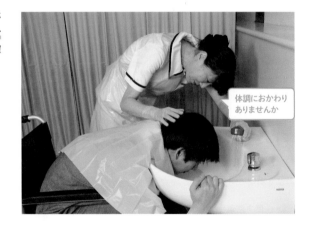

体調におかわりありませんか

頭皮の観察

洗髪では、ふだん髪に隠れて見えにくい頭皮の状態を観察できます。発赤、創、湿疹などができていないか、**頭皮の一部にあるのか**、**全体にある**のか観察します。

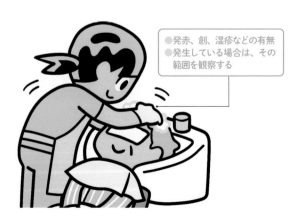

●発赤、創、湿疹などの有無
●発生している場合は、その範囲を観察する

〈参考文献〉
1. 花王株式会社：ヘアケアサイト　髪と頭皮にやさしい洗髪方法.
https://www.kao.com/jp/haircare/scalp-care/8-1（2022/10/7アクセス）

基本技術：洗髪台を使用した洗髪

患者さんの準備と洗髪の計画

バイタルサインや患者さんの**顔色・活気**、頭皮に異常がないかなどを観察し、洗髪台で洗髪ができる状態であるか判断します。

洗髪台周辺の準備

必要物品はあらかじめ洗髪台の付近に準備しておきます。

洗髪台の湯が適温になるまで時間を要することがあるので、患者さんをお迎えする前にあらかじめシャワーから湯を出し、適温であるかを確認しておきます。

洗髪に適した湯の温度は**40〜41℃**です。蛇口の温度調節ハンドルを40〜41℃に設定して湯の温度が安定するのを確認します。

洗髪台での仰臥位の洗髪では、**洗髪チェア**を使用します。患者さんの安全のために、洗髪を実施する前に洗髪チェアの操作（高さやヘッドレストの調整、ロックの方法、背もたれの倒しかた等）を確認し、ストッパーをかけておきます。

清潔・衣生活援助技術

22 洗髪

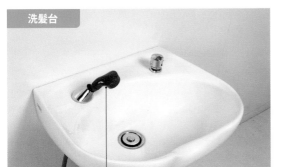

洗髪台

40〜41℃の湯が出るか確認する

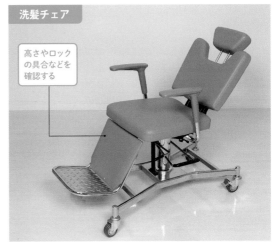

洗髪チェア

高さやロックの具合などを確認する

洗髪のための環境整備

洗髪台のある部屋は、**22〜26℃**とします。

エアコンは空気の動きが生じることで患者さんが寒さを感じるため、電源を切ります。窓があれば閉めます。

プライバシーに配慮し、入口のドアは閉めます。

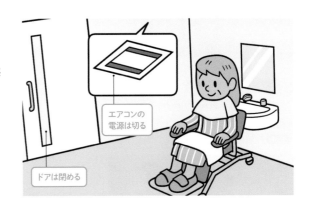

エアコンの電源は切る

ドアは閉める

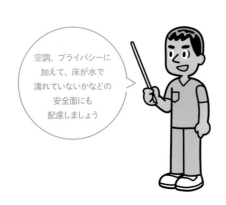

空調、プライバシーに加えて、床が水で濡れていないかなどの安全面にも配慮しましょう

仰臥位での洗髪

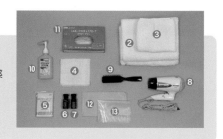

手順

準備

① 患者さんに洗髪台で洗髪することを伝え、同意を得る。

> これから髪を洗いに行きましょう。よろしいですか?

② 衛生的手洗いを行い、ディスポーザブル手袋と、ディスポーザブルエプロンを装着する。

根拠 手指の病原体を減少させるため。水分や飛沫等が看護師の手指や衣服に付着することを防ぐため。

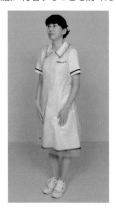

洗髪の準備をする

③ 洗髪台まで移動し入口のドアを閉め、洗髪チェアに座ってもらいバスタオルを膝にかける。

根拠 保温のため。

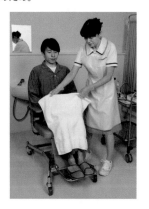

④ 看護師は、**洗髪チェアの高さ調節レバーやリクライニングレバーが操作できる位置**に立つ。

根拠 看護師の動線を短くし、援助を効率よく行うため。

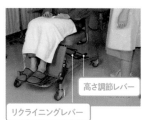

高さ調節レバー

リクライニングレバー

⑤ 患者さんの頸部にフェイスタオルを巻く。このとき、2つに折ったフェイスタオルで患者さんの寝衣の襟を包み込むようにする。

根拠 ケープの隙間から入ってきた湯で寝衣が濡れるのを防ぐため。

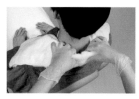

⑥ 頸部に巻いたフェイスタオルの上からケープを装着する。このとき、**ケープからフェイスタオルが一切はみださない**ように注意して装着する。

根拠 フェイスタオルがケープから出ているとフェイスタオルが濡れやすくなるだけでなく、水分がフェイスタオルを伝って寝衣まで濡らしてしまうため。

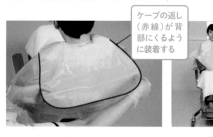

> ケープの返し(赤線)が背部にくるように装着する

患者さんの体位・チェアの高さを調整する

⑦ 洗髪チェアの高さを調整することを患者さんに声がけする。

根拠 声をかけずに椅子の高さを調整すると、患者さんが驚いてしまうため。

⑧ 患者さんの身長や座る位置などから考慮して、リクライニングしたときに、**洗髪台と患者さんの後頸部が合う位置**に洗髪チェアの高さを調整する。

根拠 洗髪台と患者さんの位置がずれていると、洗髪中の患者さんが苦痛に感じることがあるため。

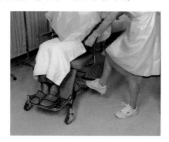

⑨ 患者さんに声をかけてから洗髪チェアをリクライニングし、安楽な体位に調整する。ケープの返しの部分を**洗髪台の内側に入れる**。

根拠 **頸部が後屈しすぎたり後頭部が洗髪台に当たっていたりする**と、患者さんが苦痛に感じるため。また、ケープの返しを洗髪台の外側に出しておくと湯がケープを伝って床に落ちるため。

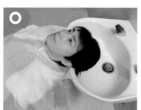

〇

× 髪が洗髪台からはみ出ている

ケープが洗髪台の外に出てしまっている

⑩ 患者さんの**顔にガーゼをかける**。

根拠 患者さんの顔に水しぶきがかからないようにするため。

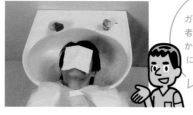

ガーゼをかけると患者さんの表情がわかりにくいので頻繁に声をかけましょう

⑪ 看護師の**利き手が使いやすい側**に立ち、あらかじめ用意しておいた必要物品をより使いやすい位置に移動する。

根拠 援助を効率よく行うため。

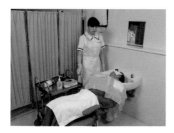

洗髪の実施

湯の温度を確認する

① シャワーから湯を出し、**看護師の前腕内側**にかけて温度が適温であることを確認する。

根拠 不快感や熱傷を避けるために温度の確認を行う。ディスポーザブル手袋をしていると温度を正確に感じることができないので、体の他の部位と比較して温点分布の密度が高く、温度を感じやすい前腕で温度の確認を行う。

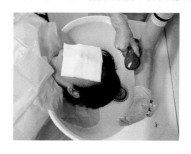

② 患者さんの**頭皮に湯がしみる程度**に頭部に湯をかけ、適温であるかを確認する。

根拠 髪に湯をかけても温度を感じないため。患者さんの好みに合わせるため。

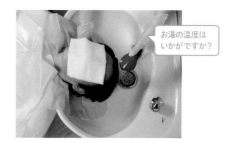

お湯の温度はいかがですか？

予洗する

③ シャワーの湯で**髪と頭皮を十分に洗い流す「予洗」**をする。

根拠 髪のほこりや毛穴の汚れをあらかじめ落とすことができ洗髪の効果があがるため。

※詳しくは「洗髪の基礎知識」**P.232参照**のこと

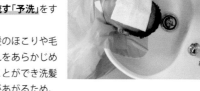

シャンプーをつけて洗髪する

④ シャンプーを適量とり髪全体につけ、**指の腹**を使って髪を洗う。

根拠 爪を立てると頭皮を傷つけてしまうため。

※詳しくは「洗髪の基礎知識」**P.232参照**のこと

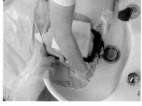

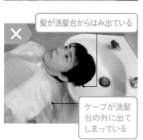

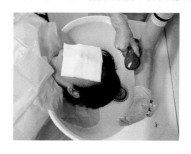

⑤ **髪の生え際、側頭部、後頭部、頭頂部**と全体を洗う。両手を同時に動かして洗うのではなく、片手で頭部を押さえながらもう片方の手で洗う。
（根拠）片方の手で頭部を押さえることで頭部に伝わる振動が軽減されるため。

生え際	側頭部
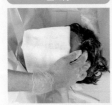	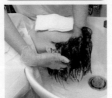
●顔に近いことから、湯や洗剤の飛沫が顔に飛ばないように注意する	●もみあげや耳の後ろ側も忘れずに洗う

後頭部	頭頂部
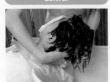	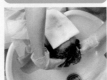
●頭部を軽く持ち上げて、生え際を洗う	●片手で頭部を押さえながら、もう片方の手で洗う

⑥ 十分に洗ったら、髪を絞って**泡を可能な限り除去**する。
（根拠）すすぎが容易になるため。

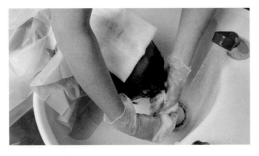

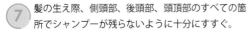

シャンプーをすすぐ

⑦ 髪の生え際、側頭部、後頭部、頭頂部のすべての箇所でシャンプーが残らないように十分にすすぐ。
（根拠）シャンプーが残っていると**皮膚トラブルの原因**となるため。

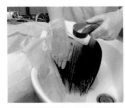 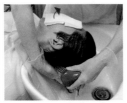

耳に手を当てて、水が入るのを防ぐ

患者さんに横を向いてもらうよう声をかけると、後頭部をすすぎやすい

⑧ 髪を絞って軽く水分を切る。

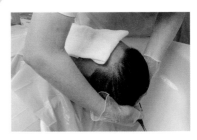

リンスをなじませて、すすぐ

⑨ リンスを手に取り、手のひらに広げ、髪全体になじませる。
（根拠）まんべんなくリンスを髪に広げるため。

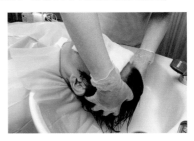

⑩ 髪の生え際、側頭部、後頭部、頭頂部のすべての箇所をリンスが残らないように十分にすすぐ。
（根拠）リンスが残っていると皮膚トラブルの原因となるため。

水分を拭き取る

⑪ 顔のガーゼを外す。髪を絞って水分を切り、ケープを外して**洗髪台の中に落とし**、頭部に巻いてあったフェイスタオルで髪の水分を拭き取る。
（根拠）濡れているケープを洗髪台の外に出すと床が濡れて**滑る原因となる**ため。

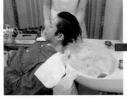 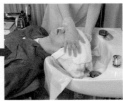

髪の乾燥とあと片づけ

① 洗髪チェアの背もたれを起こす。**バスタオル**を使用して髪の水分を十分に拭き取る。
（根拠）早く髪を乾かすことができるため。

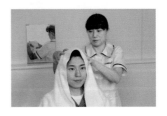

②　ドライヤーで髪を乾かす。

【根拠】 自然乾燥を待つより早く髪を乾かすことができるため、**気化熱で患者さんの体温がうばわれる**ことを防ぐ。

③　患者さんの好みに髪型を整える。

④　ディスポーザブル手袋とディスポーザブルエプロンを外し、衛生的手洗いを行う。
【根拠】 手指の病原体を減少させるため。

⑤　援助が終わったことを患者さんに告げる。

⑥　患者さんを病室に送り届けたあと、新たにディスポーザブル手袋とディスポーザブルエプロンを装着し、洗髪台の中に落としたケープ、抜け毛を拾い集めてビニール袋（ゴミ袋）に入れる。
【根拠】 排水口の詰まりを防ぐため。

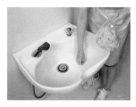

⑦　洗髪中の患者さんの様子、頭皮の状態などを記録する。

〰️ 前屈位での洗髪

必要物品

❶ワゴン	❺シャンプー
❷バスタオル（2枚）	❻リンス
❸フェイスタオル	❼ドライヤー
❹ケープ	❽ヘアブラシ

❾速乾性擦式アルコール手指消毒薬
❿ディスポーザブル手袋
⓫ディスポーザブルエプロン
⓬ビニール袋（ゴミ袋）
⓭顔を拭く用の蒸しタオル

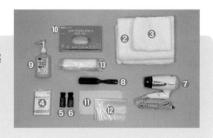

準備

①　患者さんに洗髪台で洗髪することを伝え同意を得る。

②　洗髪台まで移動し入口のドアを閉め、**両足をしっかり床につけた姿勢**で椅子に座ってもらう。
【根拠】 床に両足をつけることで洗髪中の姿勢が安定するため。

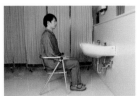

③　衛生的手洗いを行い、ディスポーザブル手袋と、ディスポーザブルエプロンを装着する。
【根拠】 手指の病原体を減少させるため。水分や飛沫等が看護師の手指や衣服に付着することを防ぐため。

洗髪の準備をする

④　バスタオルを膝にかける。
【根拠】 保温のため。

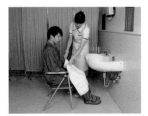

⑤　看護師の利き手が使いやすい側に立ち、用意しておいた必要物品をより使いやすい位置に移動する。
【根拠】 援助を効率よく行うため。

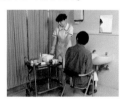

⑥　患者さんの頸部にフェイスタオルを巻く。このとき、2つに折ったフェイスタオルで患者さんの寝衣の襟を包み込むようにする。
【根拠】 ケープの隙間から入ってきた湯で寝衣が濡れるのを防ぐため。

⑦　頸部に巻いたフェイスタオルの上からケープを装着する。このとき、ケープからフェイスタオルが一切はみださないように注意して装着する。
【根拠】 フェイスタオルがケープから出ているとフェイスタオルが濡れやすくなるだけでなく、水分がフェイスタオルを伝って寝衣まで濡らしてしまうため。

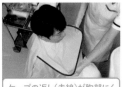

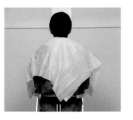

ケープの返し（赤線）が胸部にくるように装着する

患者さんの体位を整える

⑧ 患者さんに声をかけ洗髪台に向かって**前屈**してもらい、**洗髪台をつかんで体を支える**ことで安楽な体位に調整する。ケープの返しの部分を洗髪台の内側に入れる。

（根拠） 洗髪台をつかむことで体位が安定するため。ケープの返しを洗髪台の外側に出しておくと湯がケープを伝って床に落ち、患者さんの寝衣も濡らしてしまうため。

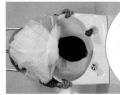

前屈位では患者さんの表情がわからないので、頻繁に声をかけましょう

○	×
頭部がしっかりと洗髪台の内側に入っている	ケープの返しが洗髪台の外に出てしまっている。頭部全体が洗髪台の内側に入っていない

洗髪の実施

湯の温度を確認する

① シャワーから湯を出し、看護師の**前腕内側**にかけて温度が適温であることを確認する。

（根拠） 不快感や熱傷を避けるために温度の確認を行う。ディスポーザブル手袋をしていると温度を正確に感じることができないので、体の他の部位と比較して温点分布の密度が高く、温度を感じやすい前腕で温度の確認を行う。

② 患者さんの**頭皮に湯がしみる程度**に頭部に湯をかけ適温であるかを確認する。

（根拠） 髪に湯をかけても温度を感じないため。患者さんの好みに合わせるため。

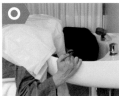

お湯の温度はいかがですか？

予洗する

③ シャワーの湯で**髪と頭皮を十分に洗い流す**「予洗」をする。

（根拠） 髪のほこりや毛穴の汚れをあらかじめ落とすことができ、洗髪の効果があがるため。

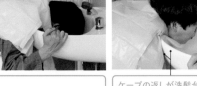

※詳しくは「洗髪の基礎知識」**P.232参照**のこと

シャンプーをつけて洗髪する

④ シャンプーを適量とり髪全体につけ、**指の腹**を使って髪を洗う。

（根拠） 爪を立てると頭皮を傷つけてしまうため。

※詳しくは「洗髪の基礎知識」**P.232参照**のこと

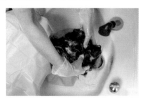

⑤ 髪の生え際、側頭部、後頭部、頭頂部と全体を洗う。両手を同時に動かして洗うのではなく、片手で頭部を押さえながらもう片方の手で洗う。

（根拠） 片方の手で頭部を押さえることで頭部に伝わる振動が軽減されるため。

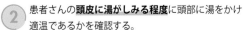

生え際	側頭部
●片手で側頭部を押さえながらもう片方の手で洗う	●もみあげや耳の後ろ側も忘れずに洗う
後頭部	**頭頂部**
●片手で頭頂部を押さえながらもう片方の手で洗う	●片手で前頭部を押さえながらもう片方の手で洗う

泡を取り除く

⑥ 十分に洗ったら、髪を絞って**泡を可能な限り除去**する。

（根拠） すすぎが容易になるため。

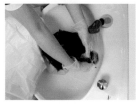

シャンプーをすすぐ

⑦ 髪の生え際、側頭部、後頭部、頭頂部のすべての箇所でシャンプーが残らないように十分にすすぐ。

（根拠） シャンプーが残っていると**皮膚トラブルの原因**となるため。

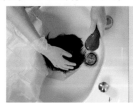

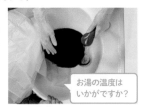

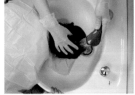

⑧ 髪を絞って軽く水分を切る。

リンスをなじませる

⑨ リンスを手に取り、手のひらに広げ、髪全体になじませる。

根拠 まんべんなくリンスを髪に広げるため。

リンスをすすぐ

⑩ 髪の生え際、側頭部、後頭部、頭頂部のすべての箇所でリンスが残らないように十分にすすぐ。

根拠 リンスが残っていると皮膚トラブルの原因となるため。

水分を拭き取る

⑪ 髪を絞って水分を切り、ケープを外して洗髪台の中に落とし、頸部に巻いてあったフェイスタオルで顔についた水分を拭き取り、髪の水分を拭き取る。

根拠 濡れているケープを洗髪台の外に出すと床が濡れて滑る原因となるため。

⑫ 髪をフェイスタオルで包み、患者さんに声をかけ上体を起こして**座位**をとってもらう。

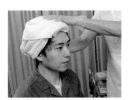

⑬ **蒸しタオル**を渡して患者さん自身に顔を拭いてもらう。

根拠 前屈位では洗髪中に顔が濡れるため。

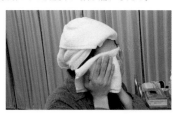

髪の乾燥とあと片づけ

① **バスタオル**を使用して髪の水分を十分に拭き取る。

根拠 早く髪を乾かすことができるため。

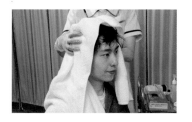

② 仰臥位での手順**P.237**②〜⑦を参考に髪を完全に乾かし、あと片づけ、記録等を行う。

清潔・衣生活援助技術

22
洗髪

応用ポイント

ストレッチャーを使用した洗髪台での洗髪

　自力で洗髪台まで移動できない患者さんでも、ストレッチャーを使用して移動し洗髪台で洗髪をすることができます。その場合、洗髪台では洗髪チェアを使用せずに、移動に使用した**ストレッチャーをそのまま使用**し、**仰臥位**で洗髪します。

　洗髪方法は、「仰臥位での洗髪」（**P.234〜**）と同様です。

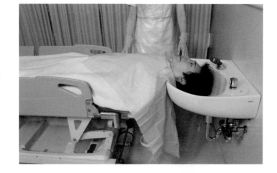

車椅子を使用した洗髪台での洗髪

　自力で洗髪台まで移動できない患者さんでも、車椅子を使用して移動し洗髪台で洗髪をすることができます。その場合、洗髪台では**車椅子をそのまま使用**し、**前屈位**で洗髪します。

　患者さんの**両足をフットレストに乗せ**、洗髪中は車椅子の**ストッパーを確実にかけておきます**。

　洗髪方法は、「前屈位での洗髪」（**P.237〜**）と同様です。

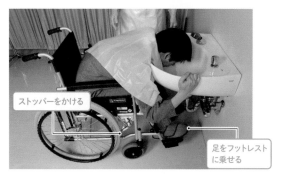

ストッパーをかける

足をフットレストに乗せる

23

陰部洗浄

陰部洗浄とは、湯や洗浄剤を使用して外陰部、会陰、肛門やその周囲などの**陰部を洗うこと**をいいます。

健康な人は自分で入浴時や排泄時に陰部を清潔に保つことができますが、患者さんは疾患や治療上の制限により自分で**陰部を清潔に保つことができない場合**があります。このような患者さんに陰部洗浄を行います。

目的

陰部洗浄は陰部の清潔を保つために行います。陰部洗浄を行うことで汚れやにおいがなくなり、皮膚トラブルや感染リスクを減少させ、患者さんは爽快感を得ることができます。

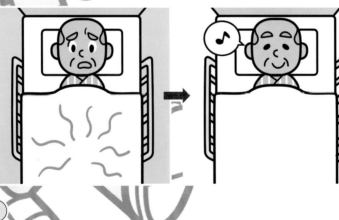

注意事項

● 事故防止

陰部洗浄では湯を使用します。湯の温度が高すぎると患者さんに**熱傷**が生じる危険性があります。患者さんの陰部が湯に触れる前に、必ず看護師が湯の温度が適切かどうかを確認します。

● 患者さんへの配慮

排泄物を見られたり、排泄物のにおいを他者にさらすことには強い苦痛が生じます。このときの恥ずかしいと感じる気持ちを羞恥心といいます。陰部洗浄では患者さんの感じる**羞恥心を最小限にする援助の工夫や配慮**が必要です。

陰部を湯で流したあと、気化熱で皮膚表面の熱が奪われてしまい患者さんが寒く感じることがあります。湯で流したあとは**すぐに水分を取り除き**、気化熱によって奪われる熱を最小限にしましょう。

陰部洗浄の基礎知識

陰部の特徴と生じやすいトラブル

陰部は**表1**のような特徴があるため、汚れやすく、皮膚トラブルや感染リスクを生じやすい場所です。

表1 陰部の特徴

❶ 尿や便が排泄される尿道口や肛門があるため尿や便で汚染されやすい

❷ 他の皮膚と比較してアポクリン腺が多く分布しているため、においが生じやすい

❸ 柔らかい皮膚や粘膜が多く、皮膚トラブルを生じやすい

❹ 皮膚や粘膜が密着している箇所やしわが多く、汚れがたまりやすい

❺ 露出する機会が少ないため、湿気がこもりやすく蒸れやすい

❻ 女性の場合 腟からの分泌物で汚染されやすい

❼ 女性の場合 尿道口と肛門が近いため、肛門周囲の細菌が尿道口から侵入しやすい

陰部洗浄実施のタイミング

　毎日入浴している場合、1日に1回は陰部を清潔にしていることになります。そこで、陰部洗浄が必要な患者さんでは目に見える汚染がない場合でも、**1日に1回は陰部洗浄を行います**。

　陰部洗浄は陰部を観察するよい機会にもなります。陰部は汚れや皮膚トラブルが生じやすいので、陰部洗浄を定期的に行うと同時に、しっかりと観察することで異常の早期発見ができます。

　尿や便で陰部が汚染された場合には、そのつど陰部洗浄を行います。これは、尿や便のpHが酸性またはアルカリ性に偏っているため、尿や便が皮膚に付着したままになると皮膚トラブルが生じる原因となってしまうためです。

注意 陰部洗浄を1日に何度も繰り返すことによって皮膚トラブルが生じる場合もあるため、このようなときには排尿や排便のコントロールをして、陰部の皮膚が排泄物に触れる機会を減らすケアが必要となる。

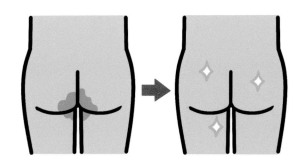

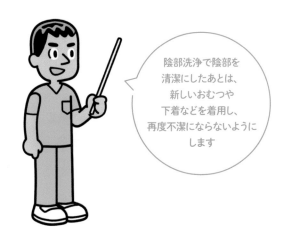

陰部洗浄で陰部を清潔にしたあとは、新しいおむつや下着などを着用し、再度不潔にならないようにします

陰部洗浄の方法

陰部洗浄には**表2**のようにさまざまな方法があります。患者さんの**安静度やADL***のレベルによって選択しましょう。

表2 陰部洗浄の方法

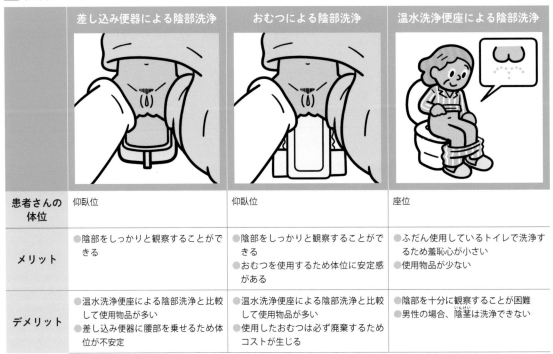

	差し込み便器による陰部洗浄	おむつによる陰部洗浄	温水洗浄便座による陰部洗浄
患者さんの体位	仰臥位	仰臥位	座位
メリット	●陰部をしっかりと観察することができる	●陰部をしっかりと観察することができる ●おむつを使用するため体位に安定感がある	●ふだん使用しているトイレで洗浄するため羞恥心が小さい ●使用物品が少ない
デメリット	●温水洗浄便座による陰部洗浄と比較して使用物品が多い ●差し込み便器に腰部を乗せるため体位が不安定	●温水洗浄便座による陰部洗浄と比較して使用物品が多い ●使用したおむつは必ず廃棄するためコストが生じる	●陰部を十分に観察することが困難 ●男性の場合、陰茎は洗浄できない

*【ADL】activities of daily living：日常生活動作

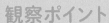

観察ポイント

観察ポイント

陰部は汚染されやすく皮膚トラブルも起こりやすい環境にあり、またふだん露出している部分ではないため日常的に観察することができません。そのため、定期的に実施することのできる陰部洗浄は陰部を観察するよい機会となります。

表3のポイントで観察をして異常の早期発見に努めましょう。

表3 陰部の観察ポイント

❶汚れが付着していないか
❷においが生じていないか
❸皮膚に発赤や出血、びらんなどの異常がないか
❹掻痒感(かゆみ)や掻き壊しの跡がないか

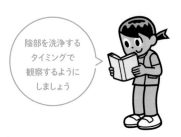

陰部を洗浄する
タイミングで
観察するように
しましょう

看護師2人で行うおむつを使用した臥床患者さんの陰部洗浄

必要物品

❶ワゴン
❷速乾性擦式アルコール手指消毒薬
❸綿毛布
❹バスタオル
❺ディスポーザブル手袋（2組）
❻ディスポーザブルエプロン（2枚）
❼防水シーツ
❽新しいテープ式おむつ
❾新しい尿とりパッド
❿38〜40℃の湯が入った シャワーボトル
⓫タオル
⓬洗浄剤
⓭ガーゼ
⓮温タオル
⓯ビニール袋
⓰ビニール袋（ゴミ袋）

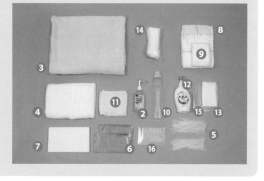

手順

準備

① 患者さんに陰部洗浄を実施することを伝え、**同意を得る**。

これから、おしもを洗わせていただきます。よろしいですか？

② 床頭台や椅子、オーバーベッドテーブルをじゃまにならない位置に移動させる。ベッド上の私物は患者さんに許可を得て床頭台の上などに移動する。
（根拠）援助を効率よく行うため。

③ 必要物品を準備する。

④ ビニール袋にガーゼと洗浄剤と少量の湯を入れ、泡立てる。
（根拠）あらかじめ泡立てておくことで、効率よく援助を行えるため。

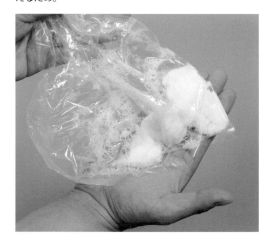

⑤ 新しいテープ式おむつと尿とりパッドを広げておく。
（根拠）効率よく援助を行うため。

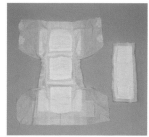

⑥ カーテンを閉める。
（根拠）患者さんの羞恥心に配慮するため。

⑦ ベッドの高さを援助しやすい高さに調整する。
（根拠）ベッドが低すぎると看護師が中腰の姿勢となり腰を痛めてしまうため。

⑧ 衛生的手洗いを行い、ディスポーザブル手袋とディスポーザブルエプロンを装着する。
（根拠）手指の病原体を減少させるため。水分や飛沫等が看護師の手指や衣服に付着することを防ぐため。

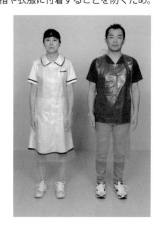

清潔・衣生活援助技術

23 陰部洗浄

243

⑨ 掛け布団を綿毛布に替える。

根拠 厚みのある掛け布団は援助のじゃまになるため、薄くて保温性があり露出も防ぐことができる綿毛布に交換する。

⑩ 殿部に防水シーツを敷く。

根拠 万が一排泄物がこぼれたときにシーツの汚染を最小限にするため。

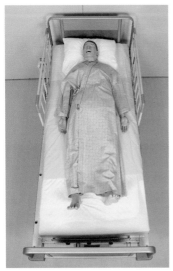

※防水シーツの位置を見やすくするため、綿毛布を外しています。また防水シーツは見やすいように着色しています

洗浄の実施

① 寝衣の裾を広げる。

② 看護師が**右利きの場合は患者さんの右側**に、看護師が**左利きの場合は患者さんの左側**に立つ。

根拠 利き腕に合わせて立ち位置を変えることで、陰部洗浄の際に援助しやすくなるため。

※看護師が右利きの場合

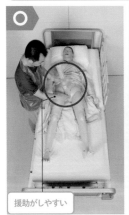
○ 援助がしやすい

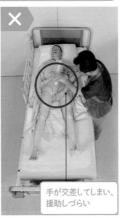
× 手が交差してしまい、援助しづらい

※見やすいように綿毛布を外しています

③ 患者さんの両足を軽く広げ、看護師から見て**遠い側の足**を**綿毛布**でくるむ。

根拠 肌の露出を最小限にして患者さんの羞恥心を小さくするため。厚みのある綿毛布は援助を行う看護師側にあると援助のじゃまになるため。

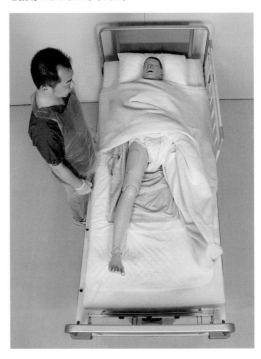

④ 看護師から見て**近いほうの足**を**バスタオル**でくるむ。

根拠 肌の露出を最小限にして患者さんの羞恥心を小さくするため。薄いバスタオルは援助を行う看護師側にして援助を効率よく行うため。

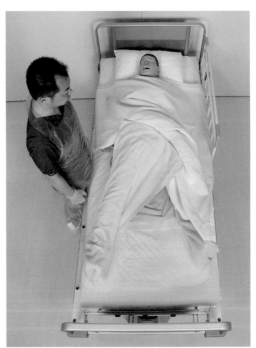

⑤ テープ式おむつのテープを外して広げる。尿取りパッドは外し内側に丸め込んで廃棄する。

⑥ 患者さんの**両鼠径に沿うように**タオルを置く。

根拠 陰部（特に陰毛の生え際）に湯をかけた際に鼠径から腹部に湯が流れて腹部や寝衣を濡らさないようにするため。

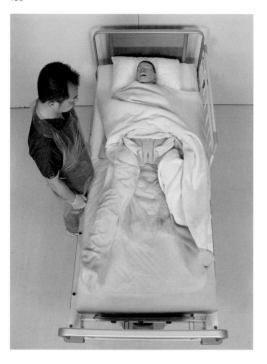

湯の温度を確認する

⑦ おむつの上で湯を看護師の前腕内側にかけて適温であることを確認する。

根拠 前腕内側は他の部位と比較して**温点分布の密度が高く温度を感じやすい**部位であるため。

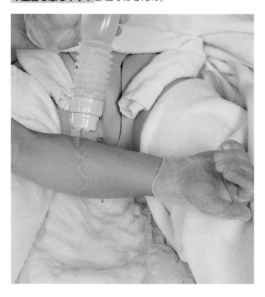

陰部に湯をかける

⑧ 患者さんに声をかけてから陰部に湯をかけ、湯温が適温であることを確認する。

根拠 急に湯をかけることで患者さんが驚かないようにするため。

男性の場合

恥骨結合あたりから陰嚢までを濡らす。このとき陰部全体が濡れるように**陰茎を保持**する。亀頭が包皮で覆われている場合には、亀頭を露出させてから流す。

根拠 しっかりと濡らすことでこのあとの洗浄で泡立ちがよくなり洗浄効率が上がるため。包皮の内側は特に汚れがたまりやすいため。

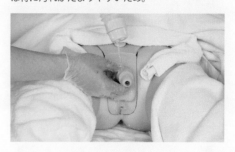

女性の場合

恥骨結合あたりから陰部全体を濡らす。**大陰唇は開いて**全体を流す。

根拠 しっかりと濡らすことでこのあとの洗浄で泡立ちがよくなり洗浄効率が上がるため。大陰唇で覆われた部位は汚れがたまりやすいため。

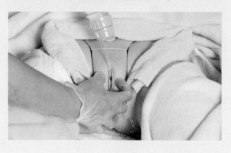

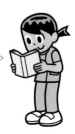

湯をかけるときは、シャワーボトルが陰部に触れないように注意しましょう

洗浄する

9 泡立てたガーゼで尿道口から洗浄する。汚染が強い場合には、**ガーゼを交換しながら洗浄**する。

根拠 他の皮膚に触れていない状態のきれいなガーゼで一番はじめに尿道口を洗うことで、尿道口に病原体が侵入して起こる感染症のリスクを最小にするため。

注意 肛門周囲は大腸菌等の**病原体が存在する可能性がある**ため、最後に洗浄する。また、肛門を洗浄したあとのガーゼは**尿道やその周辺に付着させない**ようにする。

男性の場合

❶亀頭部を尿道口から外側に向かって**円を描くように洗う**。亀頭が包皮で覆われている場合には、亀頭全体を露出させてから洗浄する。
❷陰茎体部を洗う。　❸陰茎の根元から陰嚢を洗う。
❹恥骨部、鼠径部を洗う。
❺会陰部を洗う。　　❻最後に肛門を洗う。

注意 男性の場合、陰部への刺激によって勃起することがある。勃起していても陰部洗浄は実施して問題ないが、時間をおいて落ち着いてから実施するなどの対処も考慮する。

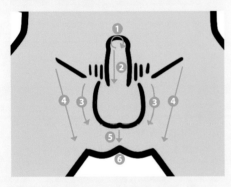

女性の場合

❶利き手の反対側の手で大陰唇を開き、利き手で持ったガーゼで尿道口を洗い、その周囲から小陰唇・大陰唇を洗う。　❷恥骨部、鼠径部を洗う。
❸会陰部を洗う。　❹最後に肛門を洗う。

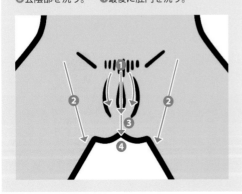

10 おむつの上で湯を看護師の前腕内側にかけて温度が適温であることを確認する。

根拠 前腕内側は他の部位と比較して温点分布の密度が高く温度を感じやすい部位であるため。

11 患者さんに声をかけてから陰部に湯をかけ、湯温が適温であることを確認する。

根拠 急に湯をかけることで患者さんが驚かないようにするため。

洗浄剤を洗い流す

12 恥骨結合から陰部全体に湯をかけ、**洗浄剤が残らないようにしっかりと洗い流す**。男性の場合は**包皮の内側**、女性の場合は**大陰唇・小陰唇の内側**もしっかり洗い流す。

根拠 洗浄成分が皮膚に残るとかゆみ等皮膚トラブルの原因となるため。

注意 肛門周囲は大腸菌等の病原体が存在する可能性があるため、最後に洗い流す。また、肛門を洗浄したあとの手で尿道やその周辺に触れないようにする。

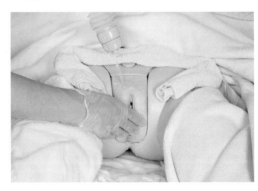

タオルで拭く

13 タオルですばやく水分を拭き取る。

根拠 気化熱によって皮膚表面の熱が奪われて寒くなり、患者さんが不快に感じないようにするため。

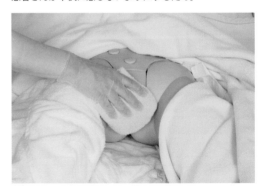

14 介助者は看護師とは逆のベッドサイドに立ち、介助者側の腰部のおむつを患者さんの腰部の下に入れ込み、枕を介助者側にずらしたあとで、患者さんを介助者側に**側臥位**にする。

(15) タオルで殿部の水分を拭き取る。

(根拠) 気化熱によって皮膚表面の熱が奪われて寒くなり、患者さんが不快に感じないようにするため。

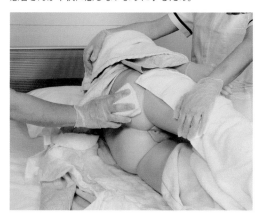

(16) 温タオルで殿部を清拭する。

(根拠) 殿部に付着した洗浄成分を残さず拭き取るため。

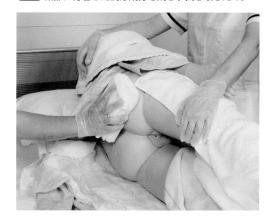

あと片づけ

(1) おむつを外し、**内側に丸めて廃棄**する。

(根拠) 内側に丸めることで排泄物が拡散するのを防ぐため。

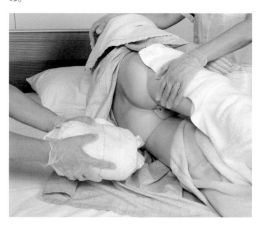

(2) 看護師はディスポーザブル手袋を外す。

(根拠) 陰部に触れた手袋で患者さんに触れないようにするため。

(3) 看護師は衛生的手洗いを行う。

(4) 防水シーツを背中とシーツの間に押し込む。

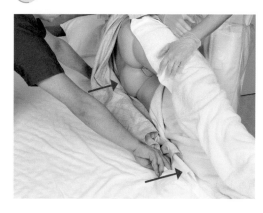

(5) 新しいテープ式おむつを患者さんの腰部に当て、**寝衣のしわ**を伸ばす。

(根拠) 寝衣のしわは褥瘡の原因となるため。

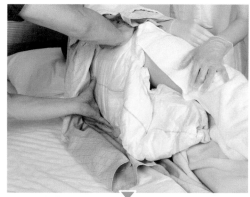

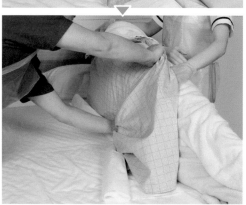

(6) 患者さんを**仰臥位**にし、バスタオルを外し、綿毛布で覆う。枕の中央に患者さんの頭部がくるように調整する。

⑦ 介助者はディスポーザブル手袋を外し、衛生的手洗いを行う。患者さんを**看護師側に軽く側臥位**とし、防水シーツを抜き取り、おむつを引き出す。

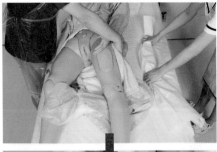

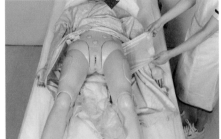

※見やすいように綿毛布を外しています

⑧ おむつのテープを止め、寝衣を整える。

⑨ ディスポーザブルエプロンを外し、衛生的手洗いを行う。

⑩ 綿毛布を掛け布団に替える。

⑪ 床頭台や椅子、オーバーベッドテーブル、患者さんの私物などを元の位置に戻す。

⑫ ベッドの高さを元の高さに戻す。

⑬ カーテンを開ける。

⑭ ナースコールが確実に使用できる位置にあり、患者さんも理解しているかどうかを確認する。
根拠 ナースコールは患者さんがすぐに使用できるように準備しておく必要があるため。

⑮ 援助が終わったことを患者さんに伝える。

⑯ 使用器具を片づける。

⑰ 陰部洗浄に関する情報を記録する。

応用ポイント

持続的導尿中の陰部洗浄

　膀胱留置カテーテルを使用した持続的導尿中は尿で陰部が汚染されることはありません。しかし、尿道口からカテーテルを伝って病原体が体内に入り込んで、**感染症を引き起こす**ことが知られており、これを予防するために膀胱留置カテーテルを留置している場合でも**1日に1回は陰部洗浄が必要**です。

　膀胱留置カテーテルが留置されている場合は、**表3**のポイントで陰部洗浄を行いましょう。

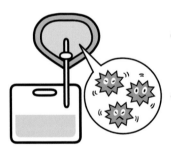

● 尿路に直接カテーテルが挿入されていることから感染を起こしやすく、また重症化しやすい
● カテーテルの事故抜去防止とともに尿の臭いや性状、色調などにも注意することが重要である

表3 膀胱留置カテーテル挿入中の陰部洗浄のポイント

● 尿道口周囲はしっかり洗浄する	● 尿道口周囲のカテーテルもしっかり洗浄する	● カテーテルを必要以上に引っ張らない	● 陰部洗浄後は尿の流出があるか、血尿など尿の異常がないかを観察する
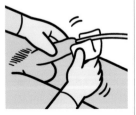	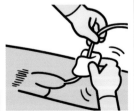	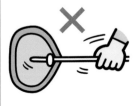	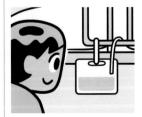

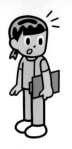

血液生化学検査②

糖質	血糖（BS、GLU）	●70〜109mg/dL
糖質	糖化ヘモグロビン（HbA1c）	●6.5%（NGSP）
脂質	総コレステロール（TC）	●120〜219mg/dL
脂質	HDL-コレステロール	●40〜65mg/dL
脂質	LDL-コレステロール	●65〜139mg/dL
脂質	トリグリセリド（TG）	●30〜149mg/dL
酵素	AST（GOT）	●10〜40 IU/L
酵素	ALT（GPT）	●5〜45 IU/L
酵素	γGT	●男性：10〜50 IU/L ●女性：9〜32 IU/L
酵素	乳酸脱水素酵素（LDH）	●120〜245 IU/L
酵素	ALP（アルカリフォスファターゼ）	●80〜260 IU/L
酵素	クレアチンキナーゼ（CK）	●男性：57〜197 IU/L ●女性：32〜180 IU/L

酵素	クレアチンキナーゼ-MB （CK-MB）	●定性：1〜4% ●定量：15〜25 IU/L
酵素	アミラーゼ（AMY）／ アイソザイム	●アミラーゼ：66〜200 IU/L ●アイソザイムP型：30〜95IU/L ●アイソザイムS型：40〜70%
酵素	リパーゼ	●5〜35 IU/L
酵素	コリンエステラーゼ（ChE）	●214〜466 IU/L
酵素	トリプシン	●100〜550ng/mL
酵素	心筋トロポニンT	●0.10ng/mL以下（ECLIA）
その他	血液ガス／酸塩基平衡	●PO₂：80〜100Torr ●PCO₂：35〜45Torr ●pH：7.36〜7.44 ●HCO₃⁻：22〜26mEq/L ●BE：−2〜＋2mEq/L ●SaO₂：93〜98%

免疫血清検査

血漿タンパク	CRP（C反応性タンパク）	●0.30mg/dL未満
感染症	A型肝炎ウイルス	●陰性（−）
感染症	B型肝炎ウイルス	●HBs抗原：陰性（−） ●HBs抗体：陰性（−） ●HBe抗原：陰性（−） ●HBe抗体：陰性（−） ●HBV-DNA：30cpm未満（RA法）
感染症	C型肝炎ウイルス	●HCV抗体定性：陰性（−） ●HCV-RNA定性：陰性（−） ●HCV-RNA定量：検出なし ●HCVウイルス型：いずれの型も検出なし
感染症	HIV検査	●スクリーニング検査：陰性（−） ●確認検査：陰性（−）
感染症	HTLV検査	●スクリーニング検査：陰性（−） ●確認検査：陰性（−）

尿検査

尿量	●500〜2,000mL/日
尿比重	●1.015〜1.025
尿pH	●4.5〜7.5
尿タンパク	●定性：陰性（−） ●定量：150mg/日未満（蓄尿）
尿糖	●定性：陰性（−） ●定量：100mg/日以下（蓄尿）
尿潜血	●定性：陰性（−）
ケトン体	●定性：陰性（−）

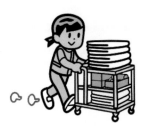
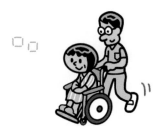
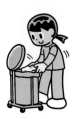

24

口腔ケア

口腔ケアとは、**口腔内の汚れを取る**ことをいいます[1]。

近年は、口腔環境がさまざまな**疾患やQOL***に影響する要因と結びつきが強いことがあきらかになっており、口腔ケアは単に「口の汚れを取ること」に限らず、より広義に捉え、**疾患を予防**し、**口腔のはたらき**（摂食、咀嚼・嚥下、発音、呼吸、審美性など）**を維持**するためのケアといわれることもあります[2]。

摂食

咀嚼・嚥下

発音

呼吸

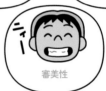
審美性

*【QOL】quality of life：生命の質、生活の質

目 的

口の中を清潔にして爽快感を得るとともに、歯周病などの**口腔の疾患を予防**し、**口腔機能を維持する**ことを目的に行います。

注意事項

● 誤嚥の予防

口腔ケアで特に注意しなければならないのは、**誤嚥**です。誤嚥してしまうと、**誤嚥性肺炎**などのリスクが高くなります。

誤嚥を起こさないために重要なのは患者さんの**姿勢**です。特に**頸部の角度**に注目し、患者さんの頸部は**後屈しないように**注意しましょう（**表1**）[3]。

表1 口腔ケアにおける患者さんの頸部の角度

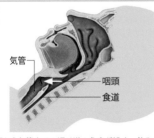

頸部が後屈している場合

気管
咽頭
食道

● 咽頭から気管までの通り道の角度が浅く、飲み込んだものが気管に入りやすい

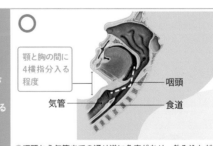

頸部が前屈している場合

顎と胸の間に4横指分入る程度

気管
咽頭
食道

● 咽頭から気管までの通り道に角度があり、飲み込んだものが気管に入りにくい
● 患者さんが開口しやすいように、前胸部と顎の間に4横指分入るくらいの間隔を空ける

口腔ケアの基礎知識

口腔ケアの効果

口腔ケアには**表2**のような効果があります。これらの効果を得ることを目的として口腔ケアを行います。

このような効果を得るためには看護師だけでなく医師やリハビリテーションスタッフ、口腔内の専門家である歯科医師や歯科衛生士などの協力も必要であるため、口腔ケアでは**チームによるアプローチが重要とされています。**

表2 口腔ケアの効果

❶う歯や歯周病の予防	●歯や歯肉の病原菌を除去することで、う歯や歯周病を予防できる
❷唾液の分泌促進と自浄作用の促進	●口腔ケアの機械的な刺激によって唾液が分泌され、自浄作用を促進できる
❸口腔内の乾燥予防	●口腔ケアの機械的な刺激によって唾液が分泌され、口腔内の乾燥を予防できる
❹口臭の予防	●口腔ケアによって汚れを除去し、湿潤することで自浄作用がはたらき、口臭を予防できる
❺誤嚥性肺炎などの全身疾患の予防	●口腔ケアによって唾液中の微生物を減少させ誤嚥性肺炎などの全身疾患を予防できる
❻摂食嚥下機能低下の予防と改善	●口腔環境改善によって摂食嚥下機能低下の予防や改善ができる
❼認知機能の活性化	●口腔ケアの機械的な刺激によって、認知機能が活性化される
❽生活のリズムを整える	●歯磨きという生活習慣を取り戻すことで生活リズムを整えることができる

口腔ケアで使用する物品の特徴

口腔ケアで使用する代表的な物品は**表3**のとおりです。さまざまな種類があるので、患者さんの**状態**や**ケアする部位**に合わせて使用物品を選択しましょう。

表3 口腔ケアで使用する物品と特徴

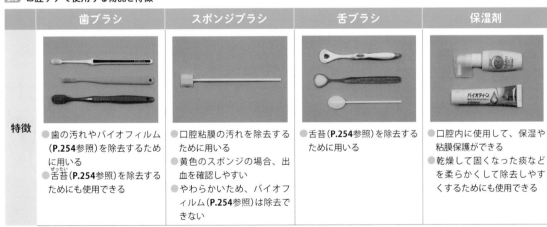

	歯ブラシ	スポンジブラシ	舌ブラシ	保湿剤
特徴	●歯の汚れやバイオフィルム（**P.254**参照）を除去するために用いる ●舌苔（**P.254**参照）を除去するためにも使用できる	●口腔粘膜の汚れを除去するために用いる ●黄色のスポンジの場合、出血を確認しやすい ●やわらかいため、バイオフィルム（**P.254**参照）は除去できない	●舌苔（**P.254**参照）を除去するために用いる	●口腔内に使用して、保湿や粘膜保護ができる ●乾燥して固くなった痰などを柔らかくして除去しやすくするためにも使用できる

口腔ケアの流れ

口腔ケアは、以下の順で行います。

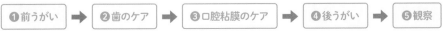

❶前うがい ➡ ❷歯のケア ➡ ❸口腔粘膜のケア ➡ ❹後うがい ➡ ❺観察

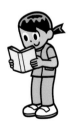

● 患者さんの体位の工夫

　ベッドのギャッチアップが可能な場合、上半身が左右に倒れないように枕などを使用して体幹をしっかりと支え、体がずり落ちないように膝が少し曲がるようにして、頸部が**前屈するように**枕などを使用して整えます（**図1左**）。

　ベッドのギャッチアップができない場合、患者さんを仰臥位にしたままでケアをするといくら頸部が前屈していてもうまく口腔内の水分を排出することができません。このような場合には患者さんを側臥位にして口腔内の水分を排出しやすくします（**図1右**）。

図1 患者さんの体位とポイント

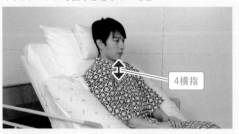

ギャッチアップ可能な患者さんの場合

4横指

● できる限り上体を起こす
● クッションなどを利用し、体幹が安定するようにする
● 枕などを活用して頸部は前屈させる

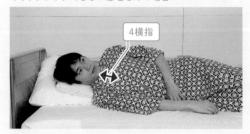

ギャッチアップできない患者さんの場合

4横指

● 側臥位とする
● 枕などを活用して頸部は前屈させる

❶ 前うがい

　口腔内を水分で湿潤させることで、口腔内の**汚れが軟化**し、落ちやすくなります。また、湿潤させることで粘膜が歯ブラシ等によって**傷つくことを防ぐ**ことができます。さらに、口に水分を含んで吐き出すことで、食物残渣などの**汚れをある程度除去する**ことができます。

❷ 歯のケア

　歯垢を取り除くために歯ブラシで歯の表面を磨きます。
　歯ブラシをあてる圧が強すぎると歯肉を傷つけてしまいます。弱すぎると歯垢を除去することができません。**適切な圧**で歯ブラシを歯にあてることが重要です（**表4**）。歯ブラシをあてる圧は、歯ブラシを**鉛筆持ち**で把持することで調整しやすくなります。

　磨くときは、歯を**1本ずつ磨く**ように、**細かく動かします。磨く部位によって歯ブラシのあてかたを変える**と、効果的に歯垢を落とすことができます（**図2**）。

　口腔粘膜にトラブルがある場合には、歯を磨く際に口腔粘膜を傷つけてしまわないように、**毛が柔らかいもの**や**ヘッドが小さな歯ブラシ**を選択しましょう。

　歯ブラシの**毛先が広がっている**のは交換のサインです。新しいものに交換しましょう。

表4 歯ブラシをあてる圧と歯ブラシの持ちかた

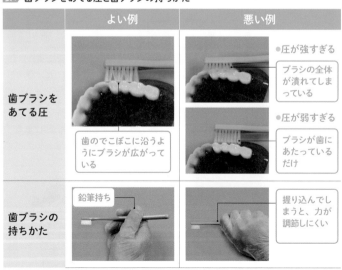

	よい例	悪い例
歯ブラシをあてる圧	歯ででこぼこに沿うようにブラシが広がっている	● 圧が強すぎる　ブラシの全体が潰れてしまっている ● 圧が弱すぎる　ブラシが歯にあたっているだけ
歯ブラシの持ちかた	鉛筆持ち	握り込んでしまうと、力が調節しにくい

図2 歯の磨きかた

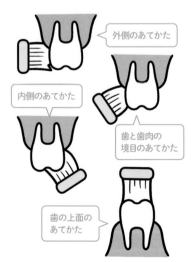

外側のあてかた

内側のあてかた

歯と歯肉の境目のあてかた

歯の上面のあてかた

❸ 口腔粘膜と舌のケア

　口腔粘膜にも汚れが付着します。特に、**粘膜同士が重なっている箇所**には汚れが残りやすいため、しっかりとケアします。

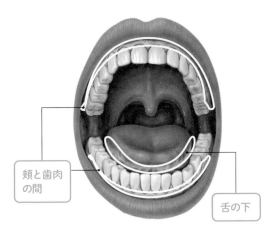

頬と歯肉の間

舌の下

●**口腔粘膜は傷つきやすい**ため、スポンジブラシを用いてケアを行います。頬粘膜や口蓋、舌などの口腔粘膜に押し当て、くるくると回しながら汚れをからめ取るように動かします。

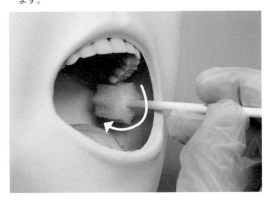

●スポンジブラシがない場合、ガーゼや口腔ケア用ガーゼを指に巻きつけて用います。

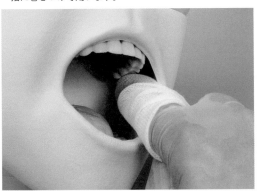

●舌の表面はスポンジブラシや歯ブラシ、舌ブラシでケアします。これらを**口腔内奥から手前**に動かします。これは細菌を多く含んだ唾液を咽頭側に押し込まないようにするためです。

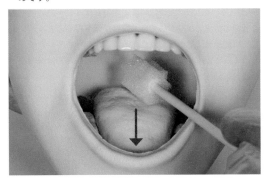

❹ 後うがい

　歯と口腔粘膜のケアによって口腔内の唾液には多量の細菌が存在しています。この細菌を**口腔内に残さない**ように後うがいを行います。

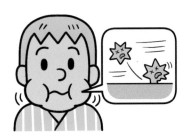

❺ 観察

　口腔内は傷つきやすい粘膜が多く存在し、それらが重なる部分も多いため、**汚れが残りやすい**という特徴があります。そのため、最後に汚れがしっかりと**除去できたか、出血などのトラブルは生じていないか**を観察します。この観察は前うがいの前に行うこともあります。
　重なり合って見えない部分は**ペンライト**や**舌圧子**を使ってしっかりと観察することが重要です。

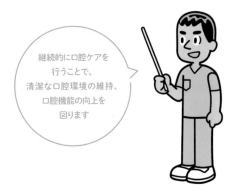

継続的に口腔ケアを
行うことで、
清潔な口腔環境の維持、
口腔機能の向上を
図ります

口腔ケアのタイミング[4]

● 経口摂取をしている患者さんの場合

口腔内の細菌数は**食後数時間で増殖**します。また、就寝中は唾液の分泌量が減少して**自浄作用が低下**することから、細菌数は**起床時にもっとも多くなる**ことが知られています。

このことから、経口摂取をしている患者さんでは**毎食後**と**就寝前**に口腔ケアを行うのが効果的です。

● 経口摂取をしていない患者さんの場合

経口摂取をしていない患者さんの場合、口腔ケアをしなくていいというわけではありません。

経口摂取をしていない患者さんの場合、食事摂取をしないことによって**唾液の分泌量が減少**し、唾液で口腔内を清潔に保持するはたらき（自浄作用）が弱くなって、**口腔内の細菌が常に多い状態**になっています。

しかし、口腔ケアの回数によって口腔内の細菌数に有意な変化がなかったという報告があり、経口摂取をしていないからといって何度も口腔ケアを行えばいいというわけではありません。

1日1～2回は確実に歯垢を取り除くような歯のブラッシングを行い、口腔内の乾燥や汚染の程度に合わせて口腔粘膜を2～4時間ごとに清潔にするケアを実施しましょう。

歯垢の特徴

歯の表面に付着した細菌のかたまりは**歯垢**（デンタルプラーク）と呼ばれます。歯垢には1gあたり1,000億個の細菌が存在しており[4]、この細菌が口腔環境を悪化させる原因です。

歯垢に含まれるたくさんの菌は、消毒薬などから自分を守るためにネバネバした防御壁を形成します。これが**バイオフィルム**です。バイオフィルムはうがい程度では除去すること

ができず、歯ブラシなどで**物理的にこすり落とす必要**があります。

歯垢が石灰化して固まってしまうと歯ブラシでも除去することができない**歯石**（しせき）となってしまうため、**歯垢のうちに除去**することが重要です。

舌苔の特徴

舌苔は舌が乾燥することによって舌表面の上皮細胞が固くなり（角化）、角化した細胞に細菌や食物などがこびりついて白く苔状になったものです。褐色や黒色になることもあります[5]。

舌苔は除去しようとしてこすりすぎると舌を傷つけてしまいます。一度に全部除去しようとせず、無理せず**少しずつ除去**しましょう。

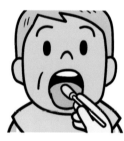

● 舌苔は少しずつ除去する
● 患者さんに思いきり舌を出してもらうことで嘔吐反射を軽減できる

観察ポイント

口腔内の観察

口腔ケアは一度ケアをしたから十分ということはなく、継続的なケアを行って**清潔な口腔環境を維持する**ことが重要です。**図3**のポイントで観察して、ケアが効果的かどうかをアセスメントし、**ケアの方法や回数・タイミング**などを考慮しましょう。

義歯を装着している患者さんの場合、**口腔内の観察をする際には一時的に義歯を外しましょう**。義歯をつけたまま観察してしまうと義歯の裏側の歯肉や口腔粘膜を見ることができないためです。

図3 口腔内の観察ポイント

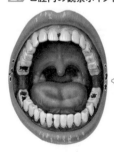

● 口臭の有無・程度
● 口腔内の乾燥の有無
● 口腔内の発赤や潰瘍、出血の有無や部位
● 分泌物や付着物の有無や量・部位
● 舌苔の有無や性状
● 歯の欠損・動揺の有無や位置
● 歯肉の発赤や腫脹（しゅちょう）・出血の有無や部位
● 義歯の有無や義歯が合っているか

異常時の対応

嚥下機能が十分でない患者さんに口腔ケアを行うときは、誤嚥した場合の対処のためにあらかじめ**吸引の準備**をしておくことも考慮します。

ベッド上で臥床している患者さんへの全介助の口腔ケア

必要物品

①ワゴン
②体位保持用枕
③速乾性擦式アルコール
　手指消毒薬
④ディスポーザブル手袋
⑤ディスポーザブル
　エプロン
⑥マスク
⑦ゴーグル
⑧フェイスタオル
⑨ティッシュペーパー
⑩水入りの吸い飲み
⑪ガーグルベースン
⑫歯ブラシ
⑬水入りの
　紙コップ(2つ)
⑭スポンジブラシ
⑮ペンライト
⑯舌圧子
⑰ビニール袋
　(ゴミ袋)

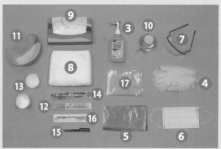

手順

準備

① 患者さんに口腔ケアを行うことを説明し、**同意を得る**。

> これから歯磨きを行いますが、よろしいでしょうか

② 必要物品を準備する。

援助する環境を整える

③ 床頭台や椅子、オーバーベッドテーブルをじゃまにならない位置に移動させる。ベッド上の私物は患者さんに許可を得て床頭台の上などに移動する。
(根拠) 援助を効率よく行うため。

④ カーテンを閉める。
(根拠) 患者さんの羞恥心に配慮するため。

> 羞恥心などにより開口を拒否することもあるので、患者さんとの信頼関係をしっかり築いておきましょう

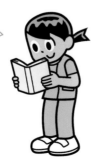

⑤ ベッドの高さを援助しやすい高さに調整する。このとき、援助する看護師が患者さんを見下ろすような高さにならないようにする。
(根拠) ベッドが低すぎると看護師が中腰の姿勢となり腰を痛めてしまうため。看護師が患者さんを見下ろすような高さでは、ブラッシングする際に患者さんが看護師を見上げる姿勢となってしまい、**頸部が後屈し、誤嚥をしやすくなってしまう**ため。

援助しやすい高さにする

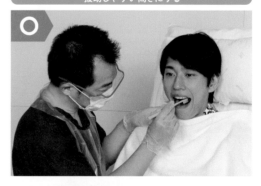

援助時のベッドが低いと…

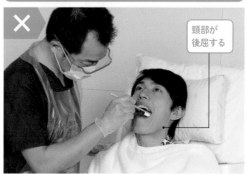

> 頸部が後屈する

⑥ 掛け布団を綿毛布に替える。

（根拠）厚みのある掛け布団は援助のじゃまになるため薄い綿毛布に替える。

⑦ 看護師は**自身の利き手が使いやすい側**のベッドサイドに立つ。

（根拠）看護師が利き手側のベッドサイドに移動すると効率よく援助できるため。

看護師が右利きの場合

○
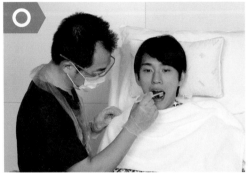

✕
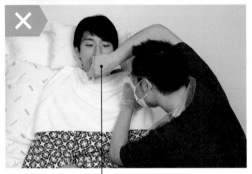

口腔内が見にくく、歯も磨きにくい

患者さんの体位を整える

⑧ 看護師が**援助する側のベッドサイド**に患者さんを水平移動する。

（根拠）患者さんが看護師に近いと効率よく援助できるため。

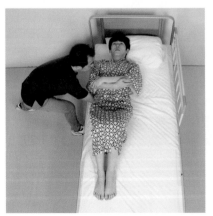

⑨ 枕をいったん外し、ベッドをギャッチアップし、**背抜き**を行う。

（根拠）ギャッチアップすることで生じる背中への剪断力（ずれによる力）は褥瘡の原因となるため、背抜きを行って背中にかかる剪断力を減少させる。

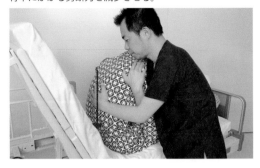

⑩ 枕などを用いて患者さんの上半身が左右に傾かないように**体幹を固定**し、上半身がずり落ちないようにひざを曲げるようにベッドを調整する。

（根拠）援助中に体幹が左右に傾いたりずり落ちると誤嚥の危険性が増してしまうため。

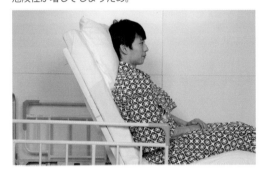

⑪ 枕などを用いて患者さんの頸部が**前屈するように**調整する。

（根拠）頸部が後屈していると誤嚥を起こしやすいため。

○
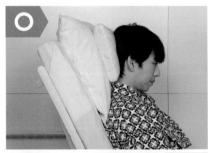

✕
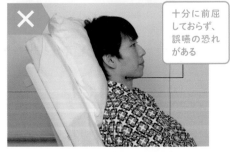

十分に前屈しておらず、誤嚥の恐れがある

⑫ 患者さんの肩から**前胸部を覆う**ようにフェイスタオルをかける。
根拠 口腔からの飛沫などで寝衣が濡れないようにする。

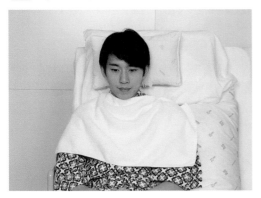

⑬ 衛生的手洗いを行い、ディスポーザブル手袋とディスポーザブルエプロン、マスク、ゴーグルを装着する。
根拠 手指の病原体を減少させるため。水分や飛沫等が看護師の手指や目、口腔や衣服に付着することを防ぐため。

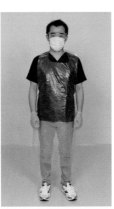

⑭ 使用物品を看護師の使いやすいように配置する。
根拠 看護師は患者さんの口腔に手の届く位置で援助する必要があるため。

前うがいの実施

① 吸い飲みで水を含んでもらい、ガーグルベースンに吐き出してもらう。
根拠 口唇や口腔内を水で**湿潤させる**ことで、歯ブラシをあてた際に口腔粘膜に傷をつけないため。また、うがいをすることで口腔内の食物残渣などを除去することができるため。
ポイント 口に含む水の量が**ちょうどいいことを患者さんが看護師に伝えるための合図**を、あらかじめ決めておく。

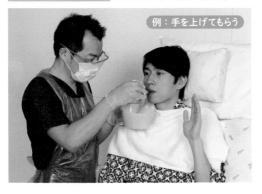

例：手を上げてもらう

② 水を吐き出したあとは口唇の周りに水分や唾液が付着しやすいので、すぐにティッシュペーパーで拭き取る。
根拠 口唇の周りの水分や唾液が寝衣などに垂れて汚染しないようにするため。

誤嚥などのリスクがあり、うがいができない場合

●スポンジブラシを使用して、口唇と口腔内を湿潤させ、口腔の食物残渣などを除去します。

① スポンジを水で湿らせ、**水滴が落ちない程度**に絞る。
根拠 水滴が口腔内から咽頭に流れ落ちて誤嚥するのを防ぐため。

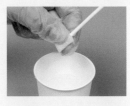

② 口唇と口腔内をまんべんなくスポンジブラシで拭う。
注意 口腔内を**4等分**（右上、左上、右下、左下）して行うと、まんべんなく汚れを取ることができ、ケアのし忘れもなくなる。

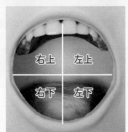

右上　左上
右下　左下

③ スポンジブラシに汚れが付着した場合は洗浄用コップの水でスポンジを振り洗いし、別のコップの清潔な水で湿らせて水滴が落ちない程度に絞り、再度口腔内を拭う。

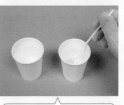

洗浄用コップは別に用意する

歯のブラッシング

① 患者さんに開口してもらい、ブラッシングをする。
注意 開口時間が長いほど患者さんには苦痛が生じるため、適宜歯ブラシを口腔内から出し、**閉口する時間をつくる**。

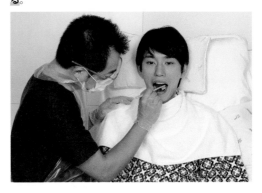

② 口腔内をまんべんなくブラッシングする（歯ブラシの持ちかたや歯にあてる圧の強さは**P.252表4**参照）。

注意 口腔内を**4等分**（右上、左上、右下、左下）して行うと、まんべんなく汚れを取ることができ、ケアのし忘れもなくなる。

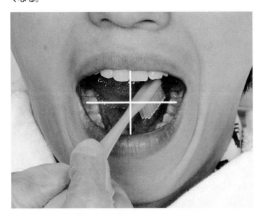

口腔粘膜と舌のケア

① スポンジブラシを水で湿らせ、**水滴が落ちない程度**に絞る。

根拠 水滴が口腔内から咽頭に流れ落ちて誤嚥するのを防ぐため。

② 患者さんに開口してもらい、スポンジブラシで口腔粘膜を拭う。

注意 開口時間が長いほど患者さんには苦痛が生じるため、適宜スポンジブラシを口腔内から出し、閉口する時間をつくる。

③ 口腔内をまんべんなくスポンジブラシで拭う。

注意 口腔内を4等分（右上、左上、右下、左下）して行うと、まんべんなく汚れを取ることができ、ケアのし忘れもなくなる。

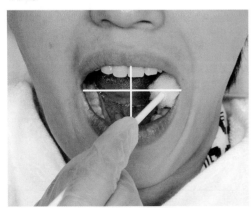

④ スポンジブラシに汚れが付着した場合は洗浄用コップの水でスポンジを振り洗いし、別のコップの清潔な水で湿らせて水滴が落ちない程度に絞り、再度口腔内を拭う。

⑤ 患者さんに舌を出してもらい、舌の表面をスポンジブラシや歯ブラシ・舌ブラシでこする。スポンジブラシや歯ブラシ・舌ブラシは**口腔内奥から手前に動かす**。

根拠 細菌を多く含んだ唾液を咽頭側に押し込まないようにするため。

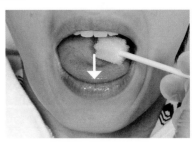

後うがいと口腔内の観察

① 前うがいの実施（**P.257**参照）と同様の手順で後うがいを実施する。

② 患者さんに開口してもらい、**ペンライト**と舌圧子を用いて口腔内を観察する。

根拠 汚れがきちんと除去されたかどうか、口腔ケアによって口腔粘膜に傷などが生じていないかを確認するため。

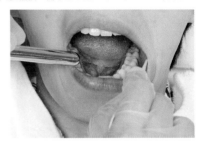

あと片づけ

① 使用物品をワゴンに戻す。

② 口唇の周りについた水分を拭き取り、患者さんの前胸部のフェイスタオルを外す。

③ ディスポーザブル手袋、ディスポーザブルエプロン、マスク、ゴーグルを外し、衛生的手洗いを行う。

④ 頭部と上半身の枕を外す。

⑤ ギャッチアップしていたベッドを元に戻す。

⑥ 患者さんをベッドの中央に水平移動する。

⑦ 患者さんの寝衣を整えて綿毛布を外して布団をかけ、ベッド柵を戻す。

⑧ 床頭台や椅子、オーバーベッドテーブル、患者さんの私物などを元の位置に戻す。

⑨ ベッドの高さを元の高さに戻す。

⑩ カーテンを開ける。

⑪ ナースコールが確実に使用できる位置にあり、患者さんも理解しているかどうかを確認する。
根拠 ナースコールは患者さんがすぐに使用できるように準備しておく必要があるため。

⑫ 援助が終わったことを患者さんに告げる。

⑬ 衛生的手洗いを行う。
根拠 手指の病原体を減少させるため。

⑭ 看護記録に患者さんに口腔ケアをしたこと、観察した内容を記録する。

応用ポイント

義歯の洗浄と保管

必要物品 ❶義歯保管容器 ❷義歯用ブラシ

● 義歯の洗浄

義歯にも歯垢（プラーク）が付着するので、歯垢を除去することが重要です。義歯は口腔ケアを実施する際に外して洗浄しましょう。

義歯専用のブラシか柔らかい歯ブラシで義歯表面の**ぬめりがなくなるまで**洗浄します。研磨剤が入っている歯磨き粉を使用すると義歯に傷がついてしまうので**使用してはいけません**。また、洗浄する際に熱湯を使用すると義歯が変形してしまいます。**ぬるま湯を使用**しましょう。

● 義歯の保管

義歯は数日間外しているだけで歯茎の形が変わってしま

い、合わなくなってしまいます。そのため、**義歯は常に装着しておきましょう**。ただし、**睡眠時は義歯が咽頭へ落ちて窒息してしまうリスク**があるため外しておきます。

義歯が乾燥すると変形してしまうため、保管する場合は水の中につけておきます。このとき、**義歯洗浄剤**につけておくとブラッシングで落としきれない汚れを落とすことができます。

歯茎などと義歯の接触面は特に汚れがつきやすいため、念入りに洗浄しましょう

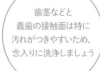

患者さんが臥床しているときのガーグルベースンの使いかた

患者さんが臥床している状態で口腔内の水を勢いよく吐き出してしまうと、水はガーグルベースンを飛び越えてしまいます。口角から頬を伝うような感覚で口角からゆっくりと水を吐き出してもらいます。このとき、ガーグルベースンは頬に密着しやすい向きにして頬にしっかりと押しつけて、水が頬を伝って寝衣などを汚染しないように注意しましょう。

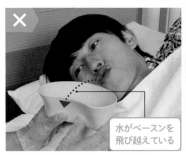
水がベースンを飛び越えている

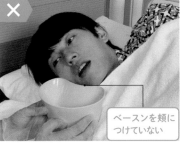
ベースンを頬につけていない

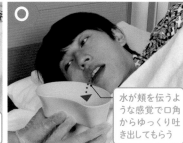
水が頬を伝うような感覚で口角からゆっくり吐き出してもらう

〈参考文献〉
1. 日本看護科学学会 看護学学術用語検討委員会（2004）：看護行為用語分類　看護行為の言語化と用語体系の構築．日本看護協会出版会，東京，2005：69.
2. 芳村直美：口腔ケアは「情報収集」と「アセスメント」から始まる！．ナース専科 2015；35（3）：54-60.
3. 芳村直美：口腔ケアの実際はこうする！．ナース専科 2015；35（3）：61-65.
4. 三鬼達人：リハビリ病棟の口腔ケア．リハビリナース 2018；11（5）：430-433.
5. 和田攻，他 編：看護大事典 第2版．医学書院，東京，2010：1737.

25

寝衣交換

寝衣交換とは、なんらかの理由で、**自力で着替えをすることができない患者さんの寝衣を交換する**援助です。

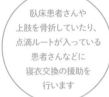

臥床患者さんや上肢を骨折していたり、点滴ルートが入っている患者さんなどに寝衣交換の援助を行います

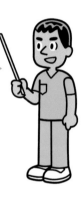

目 的

　寝衣交換の目的は複数ありますが、1つは患者さんが**爽快感を得る**ことです。汚れた寝衣を着ていることは患者さんにとって不快で、寝衣の汚れを目にすることや、においなどは同室者にも不快感を与えます。患者さんの入院生活が少しでも快適になるよう寝衣交換を行います。

　また、寝衣交換は患者さんが爽快感を得るだけではなく、**生理的にも大切**です。寝衣の吸湿性は、汗やその他の排泄物を皮膚から吸着し、**皮膚の排泄機能を正常に保つ**ことを助けます。寝衣の通気性は体熱の放散や保温のために必要です。ほこりや汗で汚れたままの寝衣を着続けると、これらの機能が正常にはたらかな

くなります。そのため汚れた寝衣を交換する必要があるのです。

　そのほかにも、寝衣交換のときには、患者さんの身体に直接触れることになり、またふだん寝衣に隠れている**皮膚の状態などを観察**するよい機会となるため、寝衣交換の目的には**フィジカルアセスメントも含まれる**といえるでしょう。患者さんにとっては、寝衣交換が**リハビリテーションとなる**こともあります。また、手術や検査を受けるときには、それぞれに適した寝衣に交換する必要があり、これも寝衣交換の目的の1つとなります。

注意事項

●患者さんへの配慮

　観察も大切ですが、肌をさらすことは**羞恥心を伴**い、また寒さも感じます。そのため**不要な露出を避ける**ようにします。

　また創部や骨折がある患者さんには、寝衣交換をする前に身体を動かすことで**痛みが増強する部位**や**触れてほしくない箇所**はどこか、体を動かすときはどのよ

うにしたらよいか、あらかじめ確認しておくとよいでしょう。

　自分で寝衣交換することがリハビリテーションとなっている患者さんには、過剰な介助をしないようにしましょう。

寝衣交換の基礎知識

寝衣の種類

寝衣にはさまざま種類があります（**表1**）。

寝衣は、**治療や療養に支障がなく、患者さんの日常生活動作に影響がない着脱が容易なもの**を選択します。また、寝衣の素材は**吸湿性・通気性に優れ、皮膚への刺激が少ないもの**がよいでしょう。寝衣は長時間着用するので、可能な範囲で患者さんの好みも取り入れましょう。

表1 寝衣の種類

上下セパレートタイプ	浴衣タイプ	
●甚平型寝衣	●浴衣	●長衣

寝衣交換のタイミング

患者さんの寝衣が汚れる原因には**図1**などがあります。これらによって寝衣が汚れたときにはすぐに交換します。また、見た目には汚れがなくても**汗や排泄物の臭気がするとき**や、**数日間着続けた寝衣**は交換します。

患者さんの**日常生活動作が変化したとき**や検査・手術のために必要なときにも寝衣を交換する必要があります（**図2**）。

図1 寝衣が汚れる原因となるもの

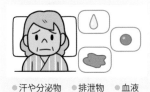

- ●汗や分泌物
- ●渗出液
- ●食べこぼし
- ●排泄物
- ●薬品
- ●血液
- ●吐物

図2 日常生活動作と寝衣の関係

❶歩行ができるようになった場合

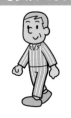

●和式寝衣よりもパジャマのほうが歩行しやすい

❷点滴中の場合

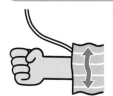

●パジャマよりも和式寝衣のほうが袖口が広く、点滴を管理しやすい

患側・健側と着脱の順番

寝衣の着脱の基本は「**健側から脱ぎ、患側から着る**」ことです。

健側とは、患側と比較して**動きがよい**、または**動かすことができる側**をいいます。

患側とは、何らかの原因で健側と比べて**動きが悪くなっている側**をいいます。具体的には、麻痺、拘縮・強直、動きに伴う疼痛、治療のための患部の安静などによって動きが悪い、または動かせない側のことです。**点滴が留置されている側も患側**とみなします。

より動きのよい、または動かすことができる側から寝衣を脱ぎ、着るときは逆に動きの悪い、または動かすことができない側から寝衣を着ることで寝衣の着脱が容易になり、患者さんへの負担も少なくなります。

迎え袖の方法

　迎え袖は看護師による介助で寝衣の袖を通す方法です。あらかじめ袖をたぐっておき、**袖口側**から看護師が手を差し入れて、その手で患者さんの手や腕を支えて袖を通します。

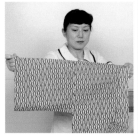 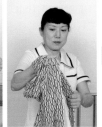 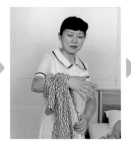 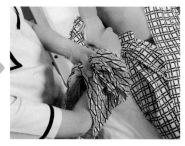

❶ 袖をたぐる

❷ 看護師が袖口から
　手を入れる

❸ 患者さんの手を支えて袖を通す

観察ポイント

ドレーンやチューブ類の観察

　寝衣交換の実施中はドレーンやチューブ類が**事故抜去される危険**が伴います。また、何度か側臥位をとる必要もあり、**図3**などの危険があります。

　これらの事故が起こるとドレーンやチューブが本来の目的を果たせず、治療に支障をきたすことや、程度によっては命にかかわることもあります。そのようなことが起きないように、寝衣の着脱時、体位変換時はドレーンやチューブ類が今どこにあるか、つねに頭に入れて援助を行います。

　ドレーンやチューブ類が患者さんの体の下に入ってしまったことや屈曲していることに気がついたときは、**すぐにもとの状態に戻し**、それぞれの**機能が果たされているか**確認します。

　ドレーンやチューブ類が事故抜去された、または接続が途中で外れていることに気がついたときには、接続部を不潔にしないようにし、すぐに看護師や指導者に知らせます。

図3 寝衣交換実施中に考えられるドレーン・チューブ類に関する危険の例

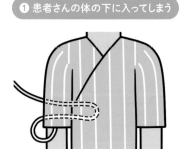 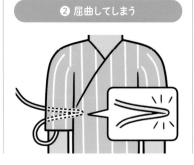 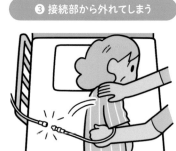

❶ 患者さんの体の下に入ってしまう

❷ 屈曲してしまう

❸ 接続部から外れてしまう

関節の動きの観察

　寝衣の袖の着脱時には、患者さんの**肩関節や肘関節の動き**を観察します。拘縮が進み、動きが悪くなっているようであれば記録に残して医師に報告します。

　麻痺のある患者さんの肩関節は**亜脱臼しやすい状態**になっています。寝衣交換のときに肩関節の状態を観察し、**動きが悪い・肩が変形している・痛みを訴える**というようなときは、**肩関節を動かさず医師に報告し**、記録に残します。

基本技術：臥床患者さんの寝衣交換

患者さんの準備と寝衣交換の計画

- バイタルサインを測定し、患者さんの**顔色や活気**を観察し、寝衣交換ができる状態か判断します。
- 寝衣の汚染がひどい場合は、患者さんの希望より寝衣交換を優先しなければならないこともありますが、基本的には患者さんが**寝衣交換を希望していることを確認**してから行います。
- 術後の患者さんでは、特に術後1日目は創痛が強いため、

事前に鎮痛薬を使用して**痛みがなくなったとき**に実施するなどの配慮が必要です。
- 事前に患者さんに**排泄を済ませる**ように促します。
- 患者さんに面会者が訪れる、検査の予定がある、などを事前に確認し、その時間を避けて実施するように計画します。

寝衣交換のための環境整備

- 室温は**22～26℃**を基準にし、患者さんが**肌を露出したときに寒さを感じない温度**にします。
- エアコンは空気の動きが生じることで患者さんが寒さを感

じるため、電源を切ります。同じように窓も閉めます。
- 患者さんが肌を露出するため、プライバシーに配慮し窓のブラインドやカーテンを閉め、病室のドアも閉めます。

寝衣交換実施の手順

ここでは2人の看護師で寝衣交換を実施します。また患者さんには健側・患側がないことを前提とします。

根拠 看護師2人で寝衣交換を実施することで、1人で実施するより**安全に、かつ短時間**で行うことができ、**患者さんの**

負荷を軽減できるため。人工呼吸器やチューブ類が複数ついている患者さんでは**事故抜去を予防**することにつながり、また、骨折など患部の**安静が必要な患者さんの安全を確保**することにつながるため。

必要物品

❶ワゴン
❷速乾性擦式アルコール
　手指消毒薬
❸綿毛布
❹着替えの寝衣
❺ディスポーザブル手袋※
❻ディスポーザブルエプロン※
❼ランドリーバッグ

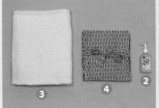
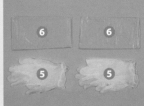
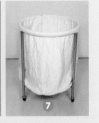

※寝衣が汚染されている、汚染の恐れがある場合に使用する（2組用意する）

手順

準備

① 患者さんに寝衣交換することを説明し、同意を得る。

> 着替えをいたします。よろしいですか？

② 床頭台や椅子、オーバーベッドテーブルをじゃまにならない位置に移動させる。ベッド上の私物は患者さんに許可を得て床頭台の上などに移動する。
根拠 援助を効率よく行うため。

③ ベッドサイドに必要物品を準備する。

④ カーテンを閉める。
根拠 患者さんの羞恥心に配慮するため。

⑤ ベッドの高さを援助しやすい高さに調整する。
根拠 ベッドが低すぎると看護師が中腰の姿勢となり腰を痛めてしまうため。

⑥ 衛生的手洗いを行う（ディスポーザブルエプロンとディスポーザブル手袋が必要な場合はここで装着する）。
根拠 手指の病原体を減少させるため。

清潔・衣生活援助技術

25 寝衣交換

⑦ ベッド柵を外す。

(根拠) 援助をしやすくするため。
(注意) **看護師がベッドの両サイドにいる**ため、ベッド柵を外すことができる。

⑧ 掛け布団を外し、綿毛布に替える。

(根拠) 綿毛布のほうが援助をしやすいため。

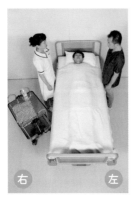

寝衣交換の実施 ＊健側・患側がない場合

① 着替え用の寝衣を着せやすいように広げておく。

(根拠) 効率よく寝衣交換を行うため。

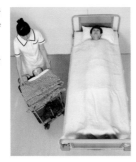

② 着ていた寝衣の帯をほどき、左の身頃を上方に移動させる。次に患者さんの右側の看護師が患者さんの首の後ろあたりの襟を持ち、手前に引き寄せる。

(根拠) 寝衣を脱ぎやすくするため。

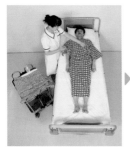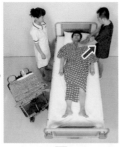

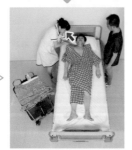

手順を見やすいよう、ここからは綿毛布を外しています

右半身の寝衣の着脱を行う

③ ゆるめた襟元をさらに広げ、右の身頃を右肩の背中側に移動させてから患者さんの足側に引っ張るようにして患者さんの**右肩、上腕を露出**していき、寝衣が**右肘あたり**にきたら肘を曲げながら袖を脱がせる。

(根拠) 肘を曲げると脱ぎやすくなる。

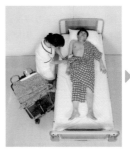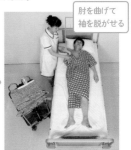

肘を曲げて袖を脱がせる

④ 着替え用の寝衣の右側の袖をたぐり、**迎え袖**で患者さんの右腕を着替え用寝衣の袖に通す。

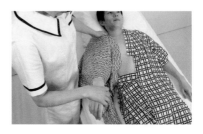

⑤ 枕を左側にずらして患者さんを**左側臥位**とする。着ていた**寝衣の中側が内側に来るように**丸め、患者さんとベッドの間に押し込む。

(根拠) 皮膚の落屑や髪の毛やほこりなどが寝衣の中側についている可能性があるので、それらをベッドに落とさないようにするため。また、患者さんを右側臥位としたときに引き出しやすいようにするため。

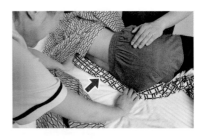

⑥ 着替え用の寝衣を患者さんの**右半身**に着せる。

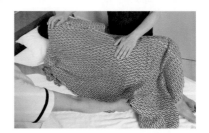

⑦ 着替え用の寝衣の背中心を合わせながら着せ、左半身に着せる部分を、患者さんとベッドの間に入れ込まれている**着ていた寝衣と患者さんの背中の間**に入れ込む。

根拠 着替え用の寝衣は、着ていた寝衣より患者さんの肌に近いほうになければならないため。

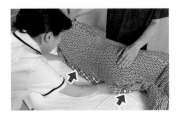

左半身の寝衣の着脱を行う

⑧ 患者さんに次に**右側臥位**となることを説明し、少しでこぼこした**寝衣の山を越える**ことを伝える。また、患者さんには**自力で体をねじって側臥位をとろうとせず、棒のように体はまっすぐにしたままで看護師の介助に任せる**ように伝える。枕を右側にずらし、患者さんを右側臥位とする。

根拠 患者さんが寝返りを打つように自分で側臥位になることで、引き出しやすいように丸め込んだ寝衣が移動してしまい引き出せなくなることがあるため。

> 次に右向きになります。自分で体を動かさずに私（看護師）が支えるのに任せてください

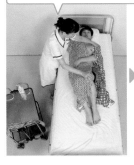 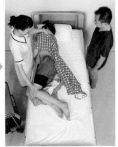

⑨ 着ていた寝衣を患者さんの下から引き出し、丸めるようにして取り除く。

根拠 皮膚の落屑や髪の毛、ほこりなどが落ちている可能性があるので、それらをベッドに落とさないようにするため。

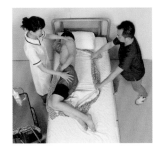

⑩ 着替え用の寝衣を患者さんの下から引き出す。

⑪ 寝衣の左側の袖をたぐり、迎え袖で患者さんの左腕を通す。

根拠 迎え袖をすると滑らかに患者さんの腕を袖に通すことができるため。

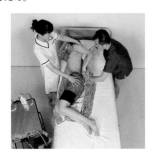

寝衣を整える

⑫ シーツ、寝衣のしわを伸ばし、背中心を合せる。

根拠 シーツや寝衣のしわは褥瘡の原因となり、患者さんにも不快感を与えるため。

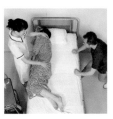 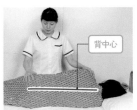

背中心

⑬ 帯を背中心に合わせてから患者さんの腹部にまわし、患者さんの右側にくる部分の帯はまとめて患者さんとベッドの間に入れ込む。

根拠 帯の長さを左右対称にするため。

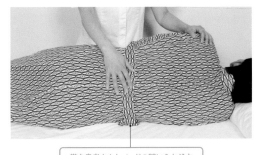

帯を患者さんとベッドの間に入れ込む

⑭ 枕を元の位置に戻して患者さんを仰臥位とし、患者さんの右側から帯を引き出す。

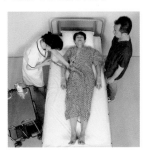

⑮ 患者さんの膝を立てて寝衣を足元から引き再度しわを伸ばし、襟元、前を合わせ、帯を結ぶ。

根拠 しわが残っていると褥瘡の原因となり、また患者さんにも不快感を与えるため。

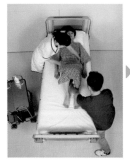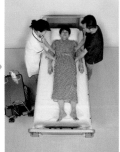

注意

寝衣の前は**左前にならないように**合わせ、帯は**縦結びにならないように**する。

根拠 左前合わせや縦結びは死に装束（死者の着かた）といわれ、忌み嫌われているため。

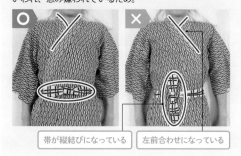

| 帯が縦結びになっている | 左前合わせになっている |

⑯ 患者さんに背中に**不快感はないか、帯はきつすぎないか**確認する。

あと片づけ

① 綿毛布を外して布団をかけ、ベッド柵を戻す。

② 衛生的手洗いを行う（ディスポーザブル手袋、ディスポーザブルエプロンを使用した場合は、このときに外す）。

根拠 手指の病原体を減少させるため。

③ 床頭台や椅子、オーバーベッドテーブル、患者さんの私物などを元の位置に戻す。

④ ベッドの高さを元に戻す。

⑤ カーテンを開ける。

⑥ ナースコールが確実に使用できる位置にあり、患者さんも理解しているかどうかを確認する。

根拠 ナースコールは患者さんがすぐに使用できるように準備しておく必要があるため。

⑦ 衛生的手洗いを行う。

根拠 手指の病原体を減少させるため。

⑧ 援助が終わったことを患者さんに告げる。

⑨ 看護記録に患者さんの寝衣交換をしたこと、観察したことを記録する。

応用ポイント

点滴が留置されている患者さんの寝衣交換の準備と計画

ここでは、患者さんの**右前腕に点滴が挿入されている**ことを想定します（患者さんの**右腕が患側、左腕が健側**）。

| **必要物品** | ●P.263「**基本技術：臥床患者さんの寝衣交換**」を参照 |

手順

P.263 準備 **手順**①～P.264 寝衣交換の実施 **手順**②を参照し（ただし、今回は健側である左腕を先に脱がせることに注意）、寝衣交換の準備を行う。

健側から寝衣を脱ぐ

① ゆるめた襟元をさらに広げ、そこから患者さんの健側である左肩、上腕を露出していき、寝衣が左肘あたりに来たら肘を曲げながら袖を脱がせる。

根拠 点滴を留置していない左上肢が健側となるため、左側から寝衣を脱ぐ。肘を曲げると脱ぎやすくなるため。

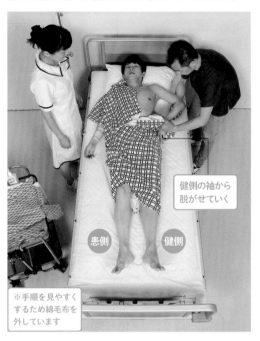

健側の袖から脱がせていく

患側 　健側

※手順を見やすくするため綿毛布を外しています

② 枕を右側にずらし患者さんを**右側臥位**とし、着ていた寝衣の中側が内側にくるように丸め、患者さんとベッドの間に入れ込む。

根拠 皮膚の落屑や髪の毛、ほこりなどが寝衣の中側についている可能性があるので、それらをベッドに落とさないようにするため。また患者さんを左側臥位としたときに引き出しやすいようにするため。

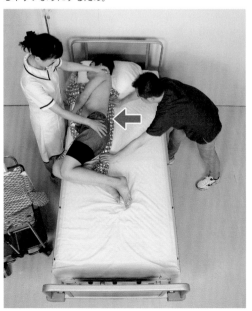

③ 患者さんに次は**左側臥位**となることを説明する。また、患者さんには**自力で体をねじって側臥位をとろうとせず**、棒のように**体はまっすぐにしたままで看護師の介助に任せる**ように伝える。枕を左側にずらし、患者さんを左側臥位とする。

根拠 患者さんが寝返りを打つように自分で側臥位になることで、引き出しやすいように丸め込んだ寝衣が移動してしまい引き出せなくなることがあるため。

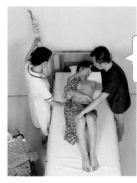

次は左向きです。私(看護師)が支えるのに任せてください

患側の寝衣の着脱を行う

④ 点滴ボトルを点滴スタンドから外して看護師が手に持ち、右腕の**点滴針が抜けないように**、また**点滴ラインの接続部が外れないように**、細心の注意を払いながら寝衣の袖の**袖口から身頃側に向かって**点滴ボトルを通す。

根拠 間違って点滴ボトルを身頃側から袖口に向かって通すと、**袖に点滴ラインが絡まり**脱がせることができないため。

注意 点滴ボトルを手に持って袖を通すとき、点滴ボトルを傾けすぎると滴下筒内の薬液も傾き点滴ラインの水封がされなくなってしまい、**点滴ラインに空気が入り**、危険である。

● 点滴ルートを袖に通すときの方向の考えかたとして、"**長い腕**"と考える方法がある。「患者さんの腕」「点滴ルート」「点滴ボトル」を1本の長い腕と考えるのである。

● 点滴のボトルが長い腕の指先に当たると考えると、袖を抜くときに袖口から指先である点滴ボトルを抜く意味がよくわかる。それがわかると、身頃側から点滴を通してしまって絡まることを防ぐことができる。

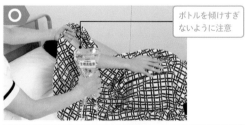

○

ボトルを傾けすぎないように注意

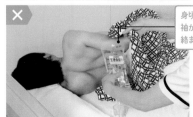

×

身頃側からでは、袖が点滴ラインに絡まってしまう

⑤ 点滴ボトルを**一度点滴スタンドに掛け**、点滴針に注意しながら患者さんの右腕を脱がせる。

根拠 腕が袖を通るときに引っかかると点滴針が**事故抜去**されてしまう恐れがあるため。

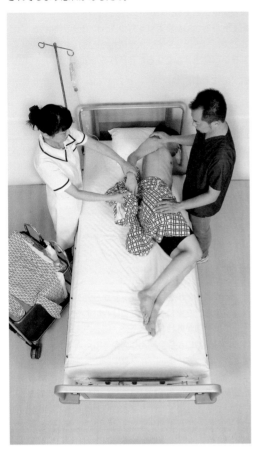

⑥ 着ていた寝衣を取り除き、丸めておく。

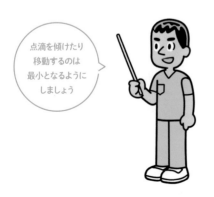

点滴を傾けたり
移動するのは
最小となるように
しましょう

患側から新しい寝衣を着せる

⑦ 準備しておいた着替え用の寝衣の**右の袖**をたぐり、**迎え袖で身頃側から**点滴ボトルを通す。

根拠 点滴を留置している右上肢が患側となるため、患側から着せる。

● このとき、患者さんはまだ寝衣を着ていないため、寝衣を自由に動かすことができることから袖に点滴ボトルを通すためにボトルを傾ける必要はない。

根拠 点滴ライン内に空気を入れないためにもできるだけボトルを傾けないようにして袖に通すことがよいため。

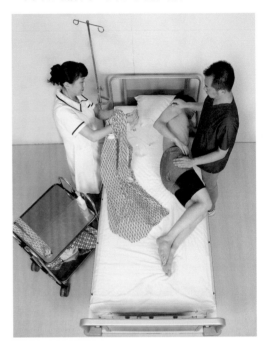

⑧ 点滴ボトルを通し、点滴スタンドに掛けたあとに患者さんの**右腕**を袖に通す。

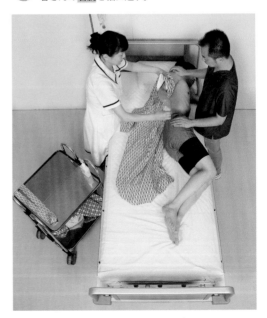

⑨ 患者さんの右半身に着替え用の寝衣の**背中心を合わせながら着せ**、左半身に着せる部分の寝衣の中側を内側にして丸めて患者さんとベッドの間に入れ込む。

根拠 右側臥位をとって寝衣を引き出すときに、できるだけ寝衣を入れ込んでおくことで寝衣を引き出しやすくするため。

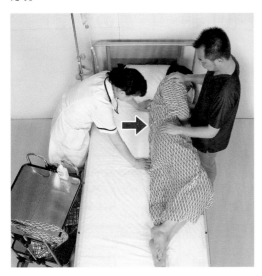

⑩ 着替え用の帯を背中心に合わせてから患者さんの**腹部**にまわし、患者さんの**左側**にくる部分の帯は**まとめて患者さんとベッドの間に入れ込む。**

根拠 帯の長さを左右対称にするため。

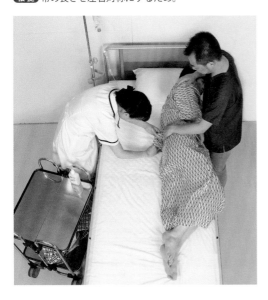

⑪ 患者さんに次は**右側臥位**となることを説明し、少しでこぼこした寝衣の山を越えることを伝える。また、患者さんには自力で体をねじって側臥位をとろうとせず、棒のように体はまっすぐにしたままで看護師の介助に任せるように伝える。

根拠 患者さんが寝返りを打つように自分で側臥位になることで、引き出しやすいように丸め込んだ寝衣が移動してしまい引き出せなくなることがあるため。

健側に新しい寝衣を着せる

⑫ 枕を右側にずらし患者さんを右側臥位とし、患者さんとベッドが接している部分から着替え用の寝衣と帯を引き出して迎え袖で**左腕**を袖に通す。

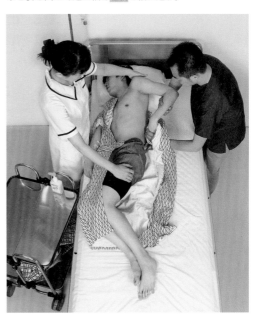

着替えた寝衣を整える

⑬ 患者さんが右側臥位をとっている状態で、シーツ、寝衣のしわを伸ばす。また帯がねじれていないかも同時に確認しておく。

根拠 患者さんが側臥位をとっているときは寝衣やシーツのしわが伸ばしやすいため。寝衣やシーツのしわは**褥瘡の原因**となるため。

⑭ 枕を元の位置に戻して患者さんを仰臥位にする。

⑮ 点滴の滴下数の確認を行う。

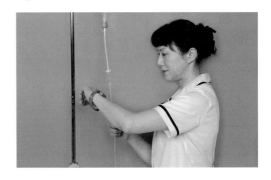

⑯ 患者さんに背中に**不快感はないか、帯はきつすぎないか**確認する。

●**P.266** あと片づけ 手順①〜⑨を参照し、あと片づけを行う。

26

整容
（爪切り、ひげそり、眼・耳・鼻の清潔）

整容[1]とは**日常生活での身づくろい行為**のことをいいます。**洗面や歯磨き、整髪、清拭、更衣、爪切り、ひげそり、化粧**などが含まれます。

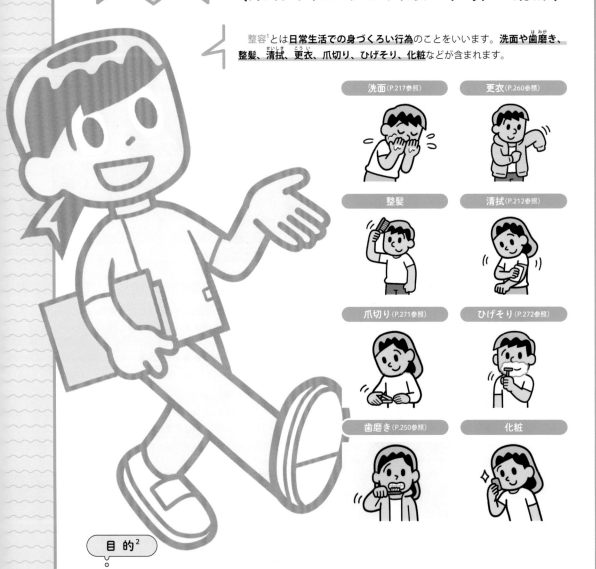

洗面（P.217参照）　更衣（P.260参照）

整髪　清拭（P.212参照）

爪切り（P.271参照）　ひげそり（P.272参照）

歯磨き（P.250参照）　化粧

目 的[2]

整容の目的は、**清潔になり爽快感を得る**ことです。さらに、整容は**日常生活のリズムを整え、自己の尊厳の保持**にもつながります。

注意事項

整容は患者さんによって方法やタイミングなどが大きく異なります。**患者さんの生活習慣などを考慮し、患者さんの個別性に合わせた援助**を提供しましょう。

整容の基本技術

　爪は**1日に約0.1mm伸びます**。爪が伸びすぎると皮膚を傷つけたり、爪と皮膚の間に汚れが溜まりやすくなります。そのため、**爪切りは定期的に実施しましょう**。

爪切りで使用する物品

　爪切りにはいくつかの種類があります（**表1**）。

表1 爪切りの種類

平型爪切り	ニッパー型爪切り	爪やすり
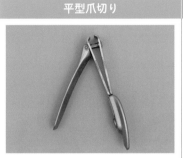	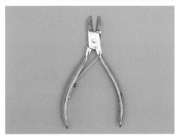	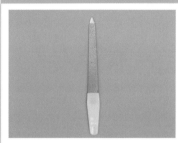
	●爪が肥厚している場合や、爪がやわらかい場合に使用する	●爪を切ったあと、爪の断面をなめらかにするために使用する

爪切り

　爪切りの際は常に爪の状態を観察しておきましょう（**表2**）。

表2 爪切りの観察ポイント

●爪の長さ　●爪の形状　●爪の色　●爪の硬さ　●疼痛や出血の有無

手 順

確認ポイント

●爪切りは入浴や足浴の後に行う。
　（根拠）湯によってふやけると切りやすくなるため。
●爪とその周囲をよく観察する。特に爪の表面からは見えにくい爪と指の間の指肉の発達状況をよく観察する。
　（根拠）爪と指の間の指肉は爪切りで傷つけやすいため。

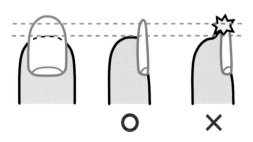

爪の切りかた

① 利き手で爪切りを持ち、もう一方の手で患者さんの指を把持する。

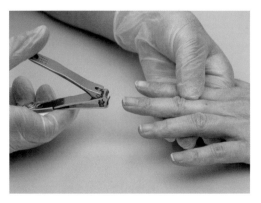

② 指先から1-2mmはみ出す程度のところで爪をまっすぐ切る（スクエアカット）。
　（根拠）深爪にならないようにするため。

③ 切った爪の角は爪やすり
で丸く整える。
根拠 丸くしないと皮膚などを
傷つけてしまう原因となるため。

④ 爪の切り口全体を爪やすりで整える。
根拠 爪切りで切った切り口はざらざらしており、皮膚などを傷つけてしまう原因となるため。
ポイント 爪やすりは爪に直角か45度の角度で優しく爪に当てて、一方向に動かすようにする。

≡ T字カミソリでのひげそり

ひげそりの際は常にひげそりをする皮膚の状態を観察しておきましょう（**表3**）。

表3 ひげそりの観察ポイント

●ひげの生えている部位　●ひげの長さ　●皮膚の状態や出血の有無　●爽快感

手　順

確認ポイント

蒸しタオルで髭を数分蒸すと、髭が柔らかくなって剃りやすくなる。

① 首元にフェイス
タオルを巻く。
根拠 ひげそり用の泡
やローションで衣服が
汚染されるのを防ぐた
め。

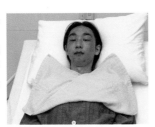

② ひげそり用の
泡やローショ
ンをまんべんなく塗
布する。

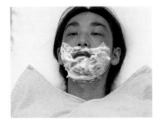

③ 利き手でカミソリを持ち、もう一方の手で皮膚を、
カミソリをあてる方向とは逆に軽く引っ張るように
する。
根拠 皮膚を伸ばすとカミソリの刃を皮膚に密着させられ
るため。

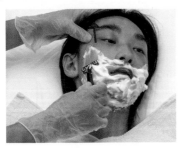

④ ひげの毛並みに沿ってカミソリを動かしひげをそ
る。
根拠 逆ぞりでは皮膚表面の角質の損傷が起きるため[3]。

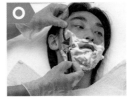 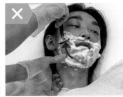

⑤ カミソリに付いた泡やローションは、ティッシュペー
パーなどで拭きながら使用する。
根拠 泡やローションがかみそりに付いたままだと刃の切
れ味が悪くなるため。

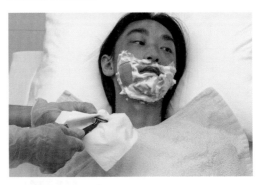

⑥ 最後に、蒸しタオルで顔の泡やローションを拭きと
る。

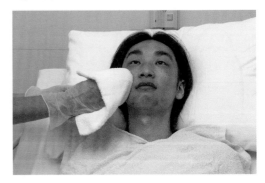

眼の清潔援助

眼の清潔援助をする際は**眼脂(がんし)の付着部位、量、色、性状(粘度など)**を観察しておきましょう。

手 順

確認ポイント

眼脂は眼からの老廃物なので、発見した場合には速やかに除去する。

1 目はしっかり閉じてもらう。

根拠 眼を傷つけないため。

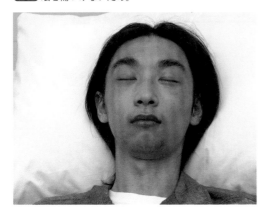

2 固く絞ったタオルで写真の順で清拭する。

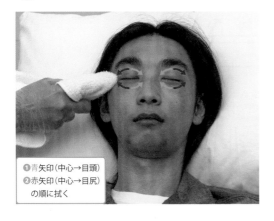

❶青矢印(中心→目頭)
❷赤矢印(中心→目尻)
の順に拭く

3 一度拭いた面は使わず、新しい面で清拭する。

根拠 一度取り除いた眼脂を再び付着させないようにするため。

耳の清潔援助

耳の清潔援助をする際は**耳垢(じこう)の付着部位、量、色、性状(粘度など)**を観察しておきましょう。

手 順

1 ペンライトを用いて外耳道を観察する。

根拠 耳垢の位置や量を把握するため。

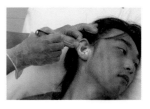

2 固く絞ったタオルで耳介と外耳道を清拭する。

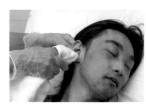

鼻の清潔援助

鼻の清潔援助をする際は**鼻垢の付着部位、量、色、性状(粘度など)**を観察しておきましょう。

手 順

1 ペンライトを用いて鼻腔を観察する。

根拠 鼻垢の位置や量を把握するため。

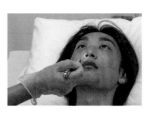

2 鼻垢がある場合、湿らせた綿棒で除去する。

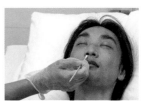

<引用文献>
1. 和田攻, 他：看護大事典第2版. 医学書院, 東京, 2010：1710.
2. 同上
3. 任和子 著者代表：系統看護学講座 基礎看護学[3] 基礎看護技術Ⅱ 第17版. 医学書院, 東京, 2017：214.

27

入浴・シャワー浴

入浴は全身浴、シャワー浴、部分浴に分類されます。なお、入浴は一般的には全身浴を表す言葉として用いられています[1]。

全身浴

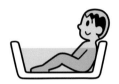

シャワー浴

部分浴

※手浴や足浴が含まれる

目 的[2]

入浴やシャワー浴の第1の目的は、**身体を清潔にすること**です。そのほかにもいくつかの効果があり（**表1**）、これらの効果を得ることを目的に入浴やシャワー浴を実施する場合もあります。

表1 入浴・シャワー浴の効果

清潔を維持する	爽快感を得る	リラックスする

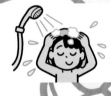
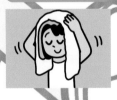
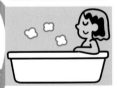

注意事項

● 入浴やシャワー浴は転倒のリスク要因が多い

入浴やシャワー浴には**転倒のリスク要因が多い**という特徴があります（**表2**）。患者さんのADLに合わせて転倒事故が起きないように援助を計画する必要があります。

● 室温変化による血圧変動

特に冬場など外気温が低いとき、家の脱衣所の室温は居間よりも低くなっています。**寒い脱衣所で衣服を脱いだあとに熱い湯に浸かることで急激な血圧変化が起き、生命へのリスクが生じる危険性があります**。あらかじめ脱衣所や浴室を温めておき、居間や脱衣所、浴室の寒暖差を小さくしておきましょう。

表2 入浴やシャワー浴における転倒のリスク要因

脱衣所と浴室の段差	濡れた床や洗浄剤のついた足

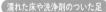
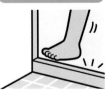
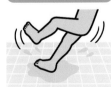

入浴・シャワー浴の基礎知識

温熱作用、静水圧作用、浮力作用

入浴やシャワー浴では、湯で温まったり、湯に浸かったりすることによる作用があります（**表3**）。なかでも温熱作用は湯温によって**表4**のように変化します。

表3 入浴による温熱作用、静水圧作用、浮力作用

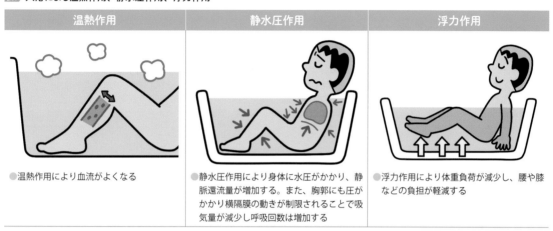

温熱作用	静水圧作用	浮力作用
●温熱作用により血流がよくなる	●静水圧作用により身体に水圧がかかり、静脈還流量が増加する。また、胸郭にも圧がかかり横隔膜の動きが制限されることで吸気量が減少し呼吸回数は増加する	●浮力作用により体重負荷が減少し、腰や膝などの負担が軽減する

※静水圧作用と浮力作用は湯に浸かる場合に生じる

表4 湯温による温熱作用の自律神経への影響

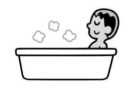

湯温が38-40℃
➡自律神経系は副交感神経系が優位となる

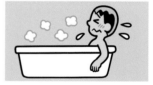

湯温が42℃以上
➡自律神経系は交感神経系が優位となる

	縮瞳	**瞳孔**	散瞳	
	収縮	**気管支**	拡張	
	減少	**心拍数**	増加	
	（軽度）低下	**血圧**	（軽度）上昇	
	（−）	**末梢血管**	収縮	
	促進	**腸蠕動運動**	低下	

入浴補助具

入浴補助具を活用することで、入浴動作が楽になるだけでなく、転倒などの事故を防ぐこともできます。患者さんに合わせて適切なものを選択しましょう。

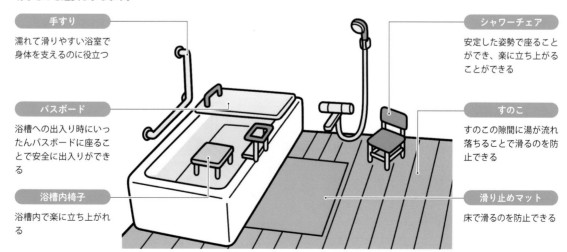

手すり
濡れて滑りやすい浴室で身体を支えるのに役立つ

バスボード
浴槽への出入り時にいったんバスボードに座ることで安全に出入りができる

浴槽内椅子
浴槽内で楽に立ち上がれる

シャワーチェア
安定した姿勢で座ることができ、楽に立ち上がることができる

すのこ
すのこの隙間に湯が流れ落ちることで滑るのを防止できる

滑り止めマット
床で滑るのを防止できる

観察ポイント

援助前後の観察とアセスメント

入浴やシャワー浴は温熱作用や静水圧作用などによる循環器系、呼吸器系への影響があり、さらにエネルギー消費量も多いので、患者さんへの負荷が大きいケアです。

援助前は援助ができるかどうか、援助中は援助が継続でき

るかどうか、援助後は心身への影響の有無や程度をしっかりと観察、アセスメントする必要があります。入浴・シャワー浴前後の観察ポイントは**表5**のとおりです。

表5 入浴・シャワー浴前後の観察ポイント

入浴・シャワー浴前	入浴・シャワー浴中	入浴・シャワー浴後
●ADLやROM ●患者さんの清潔の状態（におい、頭髪・皮膚の汚れの部位や程度、衣服の汚れの部位や程度など） ●バイタルサイン	●表情や顔色、言動 ●呼吸の状態 ●疲労感の有無や程度 ●皮膚の状態（汚れの部位や程度、乾燥の程度、発赤などの皮膚トラブルの有無や部位など）	●爽快感・疲労感の有無や程度 ●表情や顔色、言動 ●口渇の有無や程度 ●バイタルサイン

基本技術

入浴・シャワー浴の実施

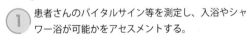

必要物品

❶入浴介助用エプロン
❷長靴
❸ディスポーザブル手袋
❹速乾性擦式アルコール手指消毒薬

❺足拭きマット
❻バスタオル
❼フェイスタオル
❽ウォッシュクロス

❾ボディソープやシャンプーなど
❿新しい寝衣・下着
⓫ドライヤー
⓬シャワーチェア

手 順

①　患者さんのバイタルサイン等を測定し、入浴やシャワー浴が可能かをアセスメントする。

根拠 入浴やシャワー浴は患者さんの**循環や呼吸に影響があるだけでなく、エネルギー消費量も多く、患者さんの身体的な負担となる**ため、情報収集しアセスメントする。

②　患者さんに入浴またはシャワー浴を行うことを説明し、同意を得る。

入浴の準備をする

③　浴室や脱衣所の室温を22-26℃にする。

根拠 寒暖差が大きいと急激な血圧変動が起き、生命へのリスクが生じる危険性があるため。

④　シャワーから適温の湯が出ることを確認する。

根拠 設備によっては湯が出るまで時間がかかることがあるため。

⑤　必要物品を準備し、物品は使いやすい位置に配置する。

根拠 効率よく援助を行うため。

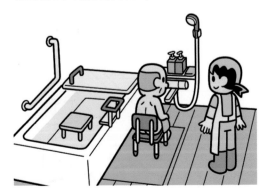

⑥ 患者さんの移動ルートの床が濡れていないか、段差などの障害物がないかを確認する。

根拠 転倒を予防するため。

⑦ 衛生的手洗いを行い、ディスポーザブル手袋とエプロン、長靴を着用する。

根拠 手指の病原体を減少させるため。水分や飛沫等が看護師の手指や衣服に付着したり濡れたりすることを防ぐため。

⑧ 患者さんの寝衣を脱がせる。

シャワーの湯の温度を確認する

⑨ シャワーの湯を出し、一度看護師自身の前腕にあてて温度を確認する。

根拠 **熱傷を避ける**ため温度確認を行う。温点分布の密度が高く温度を感じやすい前腕で温度の確認を行う。

⑩ 患者さんの手に湯をかけ、温度が適温であることを確認してもらう。

根拠 シャワーの湯の温度には個人差があるため、一度患者さんに確認してもらい、好みの温度に調節する。

湯をかける

⑪ 末梢から順に湯をかける。

根拠 末梢から湯をかけて徐々に湯温に身体を慣れさせて、**急激な血圧変動**が生じないようにするため。

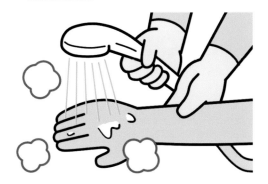

確認ポイント

入浴、シャワー浴中は全身をくまなく観察する。
根拠 入浴やシャワー浴では全身を観察する良い機会となる。皮膚の状態を異常がないかよく観察する。

洗髪する

⑫ 洗髪を行う（**P.230**「22 洗髪」を参照）。

＜引用文献＞
1. 和田攻，他：看護大事典第2版. 医学書院，東京，2010：2242.
2. 同上

身体を洗う

⑬ ウォッシュクロスにボディソープを泡立て、身体を洗い、湯で流す。

ポイント 殿部などを洗うために立ち上がるときには、あらかじめ床や足、手すりや手すりをつかむ手の泡をしっかりと流し、滑らないように注意する。

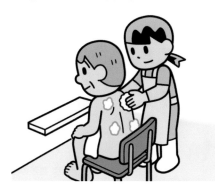

⑭ しっかりとボディソープを洗い流したら、湯に浸かる。湯に浸かっている間は患者さんの状態を観察する。

根拠 湯に浸かると温湯による影響で循環動態などに変化が生じる可能性があるため。

⑮ 湯から出たら、すぐに水分を拭き取る。

根拠 気化熱による体温低下が生じないうちにすばやく拭き取る。

⑯ 新しい下着と寝衣を着せる。

⑰ 患者さんのバイタルサイン等を測定し、入浴やシャワー浴の影響をアセスメントする。

根拠 入浴やシャワー浴は、患者さんの循環や呼吸に影響があるだけでなくエネルギー消費量も多く、患者さんの身体的な負担となるため、援助後も情報収集しアセスメントする。

⑱ 水分摂取を促す。

根拠 温浴作用により発汗や不感蒸泄が増加し、脱水となることを防ぐため。

⑲ 病室に戻ったらナースコールが確実に使用できる位置にあり、患者さんも理解しているかどうかを確認する。

根拠 ナースコールは患者さんがすぐに使用できるように準備しておく必要があるため。

⑳ 援助が終わったことを患者さんに告げる。

㉑ 看護記録にシャワー浴の実施、実施時の患者さんの体調や様子、皮膚の観察結果などを記録する。

28

罨法・体温調節

患者さんの苦痛を和らげたり、種々の症状を改善したり、患者さんが安楽に感じるように身体の一部に**温熱または寒冷刺激を一定時間行う**ことを罨法といいます。

目 的

罨法には多くの目的があります（**表1**）。

表1 罨法の目的

温罨法	冷罨法
● 急性炎症時以外の筋肉痛、関節痛などの慢性疼痛の緩和	● 急性期の炎症に対する消炎効果、腫脹の軽減
● がん性疼痛の緩和	● 疼痛の緩和、鎮痛効果
● 炎症疾患以外の腹痛や月経痛の緩和	● 血管収縮による止血効果（創出血、消化管出血による吐血や下血、喀血など）、出血の予防
● 筋緊張の緩和、機能訓練のウォーミングアップ	● 入眠の促進
● 腸蠕動運動の低下による便秘に対する腸管の蠕動促進	● 抗がん剤使用時の脱毛の予防、口内炎の予防
● 病床の加温や保温	● 体温調節、解熱効果
● 皮膚温・体温低下時、悪寒・戦慄のあるときの保温・加温、体温の上昇	● 瘙痒感の軽減
● 四肢冷感による不眠の改善、入眠の促進	● 身体、精神的な安楽、リラクゼーション効果
● 薬液の吸収促進	
● 局所の血液量の増加、血行促進	
● 身体、精神的な安楽	

参考文献1～4をもとに作成

注意事項

● 実施時の注意点

温罨法では**熱傷**、冷罨法では**凍傷**に注意が必要です（**P.280表3**）。下記のような患者さんの場合は特に注意が必要です。

・乳幼児や高齢者、浮腫のある場合などの**皮膚の弱い患者さん**
・意識障害や麻痺、知覚鈍麻、糖尿病のある患者さん
・意思表示ができない、乳児や意識障害のある患者さん

また、水漏れで寝衣やシーツ等が濡れると患者さんには不快が生じます。水漏れの原因となる器具の破損を確認し、蓋はしっかり閉めましょう。さらに、器具の表面に付着している水分はしっかり拭き取りましょう。

● 禁忌

温罨法は、下記のような場合には実施するかどうかを慎重に判断する必要があります。

・血圧の変動が激しい患者さん
・出血傾向のある患者さん（出血を助長することがあるため）
・細菌感染がある場合（細菌が繁殖しやすくなるため）
・消化管閉塞がある場合（消化管穿孔を起こす危険があるため）
・消化管穿孔がある場合（腹膜炎を引き起こす危険があるため）

患者さんの体温が高い場合は冷罨法を実施しますが、冷罨法によって患者さんが感じる寒気がより強くなってしまうので、**悪寒や戦慄が生じている最中の冷罨法は避けましょう**。

罨法・体温調節の基礎知識

体温調節のメカニズム

体温調節に関する生体反応は、脳の**視床下部**（ししょうかぶ）の指令によって行われています（**図1**）。

図1 熱産生と熱放散による体温調節

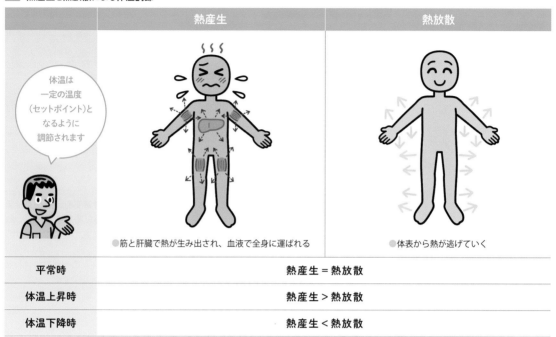

	熱産生	熱放散
	●筋と肝臓で熱が生み出され、血液で全身に運ばれる	●体表から熱が逃げていく
平常時	熱産生＝熱放散	
体温上昇時	熱産生＞熱放散	
体温下降時	熱産生＜熱放散	

体温は一定の温度（セットポイント）となるように調節されます

発熱の経過と症状

　ふだんは視床下部が設定した36.0〜37.0℃程度の体温を保っていますが、細菌感染などが起こると、視床下部が**設定温度を高温に切り替え**ます（**図2**）[1]。身体はこの設定温度まで体温を上昇させるために、寒気（悪寒）を感じてぶるぶると体を震わせて（戦慄）筋肉を動かすことによって**熱の産生を活発**にします。

　視床下部の設定した温度まで体温が上昇し極期を過ぎるとふだんの体温に設定が切り替わり、体温を下げるために汗をたくさんかいて（発汗）、気化熱によってふだんの設定温度まで体を冷やそうとします（放散）。

図2 発熱の経過と症状[1]

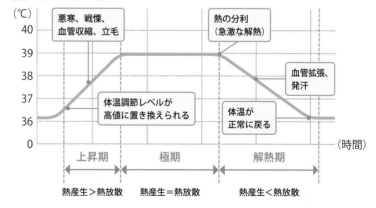

悪寒、戦慄、血管収縮、立毛

熱の分利（急激な解熱）

体温調節レベルが高値に置き換えられる

血管拡張、発汗

体温が正常に戻る

（℃）

上昇期　　極期　　解熱期　　（時間）

熱産生＞熱放散　　熱産生＝熱放散　　熱産生＜熱放散

罨法の種類

　罨法は「**温罨法**」「**冷罨法**」に分類されます。加えて、使用する部位とその接触面に水分や薬液などの液体を含むものを**湿性罨法**（しっせい）、それらを含まないものを**乾性罨法**（かんせい）といいます（**表2**）。

表2 罨法の種類

方法	湿性罨法		乾性罨法	
温罨法	①温湿布 ②温パップ ③蒸気温熱シート　など		①湯たんぽ ②ホットパック ③電気あんか ④カイロ ⑤電気毛布　など	
冷罨法	①冷湿布 　（リバノール湿布、 　アルコール湿布を含む） ②冷パップ　など		①氷枕 ②氷嚢 ③氷頸 ④CMC*製品（アイスノン® 　など） ⑤冷却ブランケット　など	

*【CMC】carboxymethyl cellulose

罨法の選択方法と実施時期

　体温が上昇しているときは「体温が高いから冷やしたほうがよい」と安易に考えてはいけません。体温上昇中は、患者さんに悪寒・戦慄が生じており、冷罨法を実施すると寒さが増強してしまいます。さらに、体温上昇時は身体が熱産生を促しているため、体を冷やしてもさらなる熱産生を促すことになり、本来の「冷やす」という目的は達成できないのです。罨法を実施する際には、**体温上昇のメカニズムに合わせて温罨法、冷罨法を選択**しましょう。

　また、罨法では患者さんの好みも考慮する必要があります。氷枕を「冷たくて気持ちよい」と感じる患者さんもいれば、素材や感触を「不快」と感じる患者さんもいます。氷枕の氷の量の好みも個人差があるでしょう。

　まずは患者さんの好みを聴き、患者さんの個別性に合わせて使用器具や使用方法を考えることが大切です。

解熱を期待した効果的な冷罨法の部位

　解熱を目的として冷罨法を実施する場合、前額部や後頭部を冷やすのは効果的ではありません。熱を下げるためには、**表在する太い動脈（頸動脈、腋窩動脈、大腿動脈）を冷やすと効果的**です（図3）。

　また、体表面積の広い背部も効果的です。

図3 効果的な冷罨法の部位

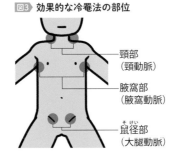

- 頸部（頸動脈）
- 腋窩部（腋窩動脈）
- 鼠径部（大腿動脈）

解熱を期待した冷罨法でも、患者さんが不快に感じるときは無理強いしてはいけません

熱傷・凍傷予防

温罨法では熱傷の予防、冷罨法では凍傷の予防が必要です。予防のポイントは表3のとおりです。

表3 熱傷・凍傷予防のポイント

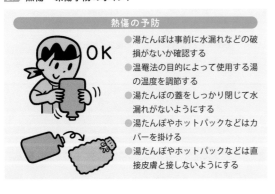

熱傷の予防
- 湯たんぽは事前に水漏れなどの破損がないか確認する
- 温罨法の目的によって使用する湯の温度を調節する
- 湯たんぽの蓋をしっかり閉じて水漏れがないようにする
- 湯たんぽやホットパックなどはカバーを掛ける
- 湯たんぽやホットパックなどは直接皮膚と接しないようにする

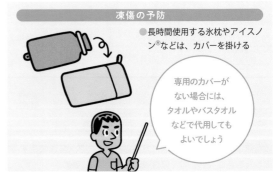

凍傷の予防
- 長時間使用する氷枕やアイスノン®などは、カバーを掛ける

専用のカバーがない場合には、タオルやバスタオルなどで代用してもよいでしょう

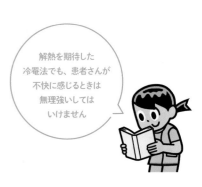

温罨法中の観察ポイント

患者さんが寒いと訴えて温罨法を希望した場合、まずは**寝衣や布団、室温が適切であるか**を確認します。湯たんぽのように熱傷の危険がある温罨法をしなくてもその他の工夫で寒気がおさまることもあるためです。

また温罨法の実施中は**頻繁に訪室**し、バイタルサイン、訴え、温罨法が適切に実施されているかを確認します。特に、暑くないか、**発汗がないか**を確認し、万が一湯たんぽが患者さんに直接触れていたことを発見したら、触れていた箇所の皮膚の発赤、熱傷の有無、皮膚損傷の状態を観察し、医師に報告します。

湯たんぽを使用した場合は、湯が漏れていないか、冷めてしまっていないかを確認します。実施後は、患者さんが快適になったか確認します。

● 温罨法中の観察ポイント

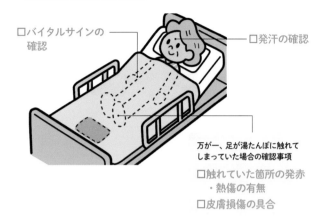

□ バイタルサインの確認
□ 発汗の確認

万が一、足が湯たんぽに触れてしまっていた場合の確認事項

□ 触れていた箇所の発赤・熱傷の有無
□ 皮膚損傷の具合

冷罨法中の観察ポイント

患者さんが熱感を訴えて冷罨法を希望したときは、まず**寝衣や布団、室温が適切であるか**を確認します。冷罨法をしなくてもその他の工夫で熱感がおさまることもあります。

冷罨法の実施中はバイタルサイン、訴え、冷罨法に効果があったか確認します。とくに、解熱を目的とした冷罨法では、**体温測定**を行い解熱の効果があったか確認します。

氷枕を使用した場合は、水が漏れていないか、ぬるくなってしまっていないかを確認します。

● 冷罨法中の観察ポイント

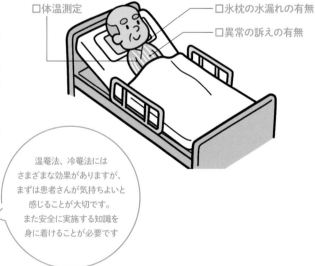

□ 体温測定
□ 氷枕の水漏れの有無
□ 異常の訴えの有無

温罨法、冷罨法にはさまざまな効果がありますが、まずは患者さんが気持ちよいと感じることが大切です。また安全に実施する知識を身に着けることが必要です

ゴム製湯たんぽによる温罨法

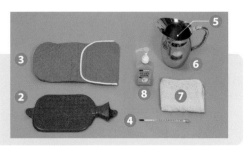

必要物品

❶ワゴン
❷湯たんぽ
❸湯たんぽカバー
❹温度計
❺湯（60℃※）
❻ピッチャー
❼拭き取り用タオル
❽速乾性擦式アルコール
　手指消毒薬

安楽確保の技術

28 罨法・体温調節

手 順

準備

(1) 湯たんぽをつくる流し周辺に必要物品を準備し、衛生的手洗いを行う。

根拠 手指の病原体を減少させるため。

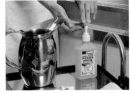

破損がないか確認する

(2) 湯たんぽに水を入れて注ぎ口の栓を閉める。軽く圧迫したり、振ったり、注ぎ口を下に向けたりして破損や栓の摩耗による**水漏れがない**ことを確認する。

根拠 水漏れがあると、患者さんに熱傷が生じるリスクがあるため。また寝衣やリネン類を濡らしてしまうため。

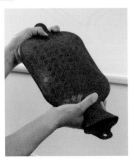

湯の温度を確認する

(3) ピッチャーに湯を入れ、温度計で**60℃程度**の温度であることを確認する。

根拠 湯たんぽの素材が耐えられる温度でないと破損する恐れがあるため。湯たんぽの温度が高すぎると患者さんに熱傷が生じる恐れがあるため。

注意 蛇口から出る湯の温度に気をつけ、湯たんぽをつくる看護師に熱傷が生じないように注意する。

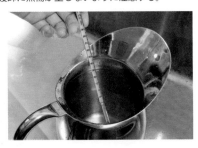

湯たんぽにお湯を注ぐ

(4) 湯たんぽの注ぎ口を固定し、ピッチャーの湯を**湯たんぽの2/3程度**まで注ぐ。

根拠 湯の量が少ないと冷めやすくなるため。多すぎると湯たんぽが円柱状になり不安定になるため。湯たんぽの注ぎ口を固定しないと湯が注ぎ口から外れ熱傷などの恐れがあるため。

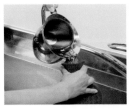

湯たんぽの空気を抜き、栓をする

(5) 湯たんぽの注ぎ口を**本体より高い位置**にし、空気を抜く。

根拠 湯たんぽ内に空気が残っていると湯の温度で空気が膨張して破損や水漏れの原因となるため。また、空気は熱伝導が低いため。

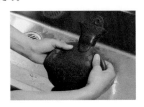

金属製、プラスチック製の湯たんぽをつくる際の注意点

金属製やプラスチック製の湯たんぽの場合は注ぎ口まで湯を入れ、器具内に空気が残らないようにする。

根拠 湯たんぽの内部に空気が残っていると、湯温が下がったときに空気の体積が減少し、湯たんぽ内の圧が下がる。この減圧によって湯たんぽが破損する恐れがあるため。

(6) 空気が流入しないように湯たんぽの栓をしっかりと閉める。

根拠 使用中に水漏れがないようにするため。

水分を拭き、カバーを掛ける

(7) 湯たんぽの表面と栓の周囲についている水分をタオルで拭き取る。

根拠 寝衣やシーツを濡らす原因となるため。**湯を拭き取っておく**とこのあとの水漏れの確認がしやすくなるため。

注意 とくに栓の周囲は凹凸があり湯が残っていることがあるのでしっかり拭き取る。

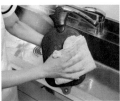 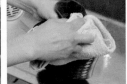

表面の水分を拭き取る　　栓の周囲も忘れずに拭き取る

(8) 湯の注ぎ口を下方に向け、**水漏れがない**ことを確認する。

根拠 使用中に水漏れがあると熱傷や寝衣、リネンを濡らす恐れがあるため。

(9) 湯たんぽにカバーを掛ける。

根拠 湯たんぽが直接皮膚に触れると熱傷の原因となるため。またカバーを掛けることで湯の温度が下がりにくくなるため。

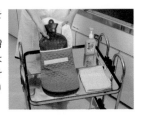

湯たんぽによる温罨法

① これから湯たんぽを使用することを説明し、同意を得る。

湯たんぽを置く

② 足元の布団をめくり、湯たんぽを入れる。このとき、湯たんぽが直接患者さんの体に触れないように**10cm以上の距離**をとる。

根拠 熱傷を起こさないようにするため。患者さんが動いたときでも湯たんぽが**患者さんに触れない距離**を確保するため。

注意 万が一湯が漏れたときのことを考慮し、湯たんぽの注ぎ口が患者さん側に向かないようにする。

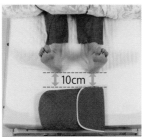
↕10cm

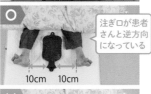
○ 注ぎ口が患者さんと逆方向になっている
10cm　10cm

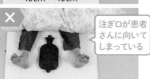
✕ 注ぎ口が患者さんに向いてしまっている

※注ぎ口の向きがわかるよう、カバーを外している
※この置きかたの場合、患者さんが動くと湯たんぽに触れるリスクがあるため、観察を頻繁に行う

③ 布団を整え、湯たんぽが足もとにあることを説明し、直接皮膚に触れないように説明する。また、熱すぎる、効果がない、湯が漏れた、などがある場合はすぐに知らせるように説明する。

根拠 効果的な温罨法を実施するため。また、熱傷を防ぐため。

④ 衛生的手洗いを行う。

根拠 手指の病原体を減少させるため。

湯たんぽの効果を確認する

⑤ 定期的に訪室し、湯たんぽが患者さんの皮膚に触れていないか、温罨法の効果があったか、冷めていないかを確認する。

根拠 患者さんの皮膚に湯たんぽが接していると熱傷が生じるリスクがあるため。冷めた湯たんぽは不快となるため。

注意 患者さんの皮膚に湯たんぽが触れていた場合は、すぐに湯たんぽを患者さんから離し、**接していた箇所の皮膚の観察**をする。熱傷が生じていても患者さんに自覚症状がない場合があるため、しっかりと観察を行う。とくに乳幼児や高齢者、意識障害や麻痺のある患者さんでは苦痛が訴えられなかったり、熱傷があっても苦痛を感じなかったりすることがあるため、頻繁に観察を行う。

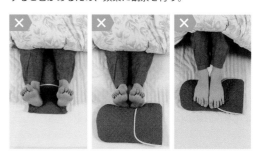

⑥ 実施したケアと観察内容を記録する。

氷枕による冷罨法

必要物品

❶ワゴン
❷氷枕
❸留め金（2本）
❹水
❺氷
❻ベースン
❼氷スコップ
❽漏斗（ろうと）
❾氷枕カバー
❿ふき取り用タオル
⓫速乾性擦式アルコール手指消毒薬

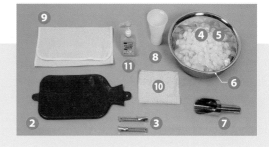

手順

準備

氷枕をつくる前に、患者さんからどのような氷枕が好みか（水が多め、厚めなど）聞いておく。

根拠 患者さんの好みの氷枕をつくるための必要物品を準備するため。

＊氷や水の量は、このあとの手順内で患者さんの好みに合わせて調整する。

① 氷枕をつくる流し周辺に必要物品を準備し、衛生的手洗いを行う。

根拠 手指の病原体を減少させるため。

破損がないか確認する

② 氷枕に水を入れ留め金を閉め、軽く圧迫したり、振ったり、注ぎ口を下に向けたりして留め金の破損、本体からの水の漏れがないことを確認する。

根拠 水漏れがあると、寝衣やリネン類を濡らしてしまうため。

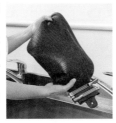

氷の角を取り、氷枕に氷、水を入れる

③ ベースンに必要量の氷を入れ、水を加え、**氷の角を取る。**

根拠 患者さんに使用したときに、氷の角が患者さんに当たり不快に感じるため。また、氷の角で氷枕を破損する恐れがあるため。

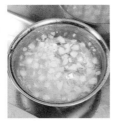

④ 氷枕の注ぎ口に漏斗を挿入し、氷スコップでベースンの中の氷を**氷枕の1/2～2/3程度**まで入れる。

根拠 氷の量が少ないとすぐにぬるくなり、また多すぎると使用時の安定感に欠けるため。

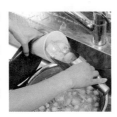

⑤ ベースンに残っている水を、氷枕の中の氷が**すべて水に隠れる程度**注入する。

根拠 水を入れないと、氷枕がゴツゴツして患者さんが不快に感じるため。また、氷と氷の間は熱伝導の低い空気よりも、水で埋めたほうが効率よく冷却できるため。

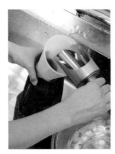

氷枕の空気を抜き、留め金をする

⑥ 漏斗を外し、1本の留め金で氷枕の注ぎ口を軽く挟みながら、注ぎ口を**本体より高い位置**にし、空気と余分な水を押し出す。水が**氷と氷の隙間を埋める程度**の量となったときに空気が入らないように留め金を留める。

根拠 熱伝導の低い空気が内部に残らないように空気を残らず押し出すため。また、氷を溶かしてしまう水はできるだけ少なく、氷と氷の間を埋める最低限の量がよいため。

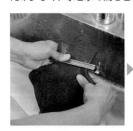
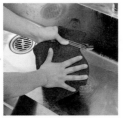

⑦ 2本目の留め金を**1本目と逆向きに**留める。

根拠 万が一1本の留め金が外れても、もう1本の留め金が同時に外れないようにするため。

注意 留め金の表側には凹凸があり患者さんに当たらないようにする必要があるため、留め金の凹凸が氷枕の同じ面に位置するようにする。

○ 表側	× 表側

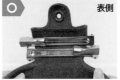
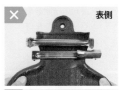

○ 裏側	× 裏側

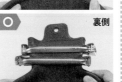
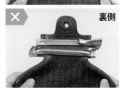

水分を拭き、カバーを掛ける

⑧ タオルで氷枕のまわりについた水を拭き取る。

根拠 寝衣やシーツを濡らす原因となるため。**水を拭き取っておくと、**このあとの水漏れの確認がしやすくなるため。

注意 とくに留め金を留めた注ぎ口に水がたまりやすいので、広げてよく拭き取る。

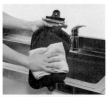

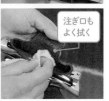

注ぎ口も
よく拭く

⑨ 水の注ぎ口を下方に向け、**水漏れがない**ことを確認する。

根拠 使用中に水漏れがあると寝衣やリネンを濡らす恐れがあるため。

⑩ 氷枕にカバーを掛ける。

根拠 カバーを掛けないと氷枕表面に結露が生じやすくなり、寝衣やシーツを濡らしてしまうため。

注意 留め金の凹凸がない面が、**カバーの患者さんに接する面にくるように**カバーを掛ける。

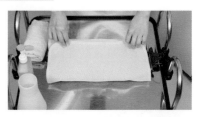

氷枕による冷罨法

＊解熱を目的とした場合、頭部への冷罨法は効果が期待できないが、頭部を冷やすことで気持ちよく感じることによって希望する患者さんが多いため、ここで取り上げる。

（1）これから氷枕を使用することを説明し、同意を得る。

（2）**氷枕の中央部に患者さんの後頭部が来るように**氷枕を入れる。

（根拠）頭部が不安定にならないようにするため。留め金に患者さんが当たらないようにするため。

（注意）患者さんの肩を冷やさないように、氷枕は肩に触れないようにする。

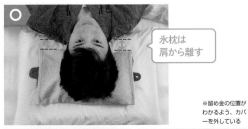

◯ 氷枕は肩から離す

※留め金の位置がわかるよう、カバーを外している

× 氷枕が肩に触れている

× 留め金が当たっている

（3）氷枕の温度、高さ、硬さ、安定感などを確認し、患者さんの希望に合うように調整する。

（根拠）患者さんの好みに合わせた冷罨法を実施するため。

（4）布団を整え、「冷たすぎる」「不快だ」「水が漏れた」などがある場合は、すぐに知らせるように説明する。

（根拠）快適な冷罨法を提供するため。

（5）衛生的手洗いを行う。

（根拠）手指の病原体を減少させるため。

（6）定期的に訪室し、冷罨法の目的に適ったか、ぬるくなってしまっていないかを確認する。

（根拠）氷が溶けて水だけになると氷枕に揺れが生じやすくなり、気分不快を起こすことがあるため。

（7）実施したケアと観察内容を記録する。

応用ポイント

術後の腸蠕動を促進するための温湿布[2]

腹部に創部がある患者さんに対して術後イレウス予防のために温罨法を実施する場合、創痛や感染防止の観点から腹部に温罨法はできません。このような場合、腰背部に温罨法を実施します。

必要物品

❶フェイスタオル（2枚）
❷バスタオル
❸温度計
❹湯（70℃程度）
❺ベースン

❻ビニール袋（ゴミ袋）
❼炊事用ゴム手袋
❽拭き取り用タオル
❾速乾性擦式アルコール
　手指消毒薬

＊ここでは腹部に手術創があり腹部に温罨法を使用できない患者さんに対する、腸蠕動促進のための温罨法を取り上げる。

手　順

準備

（1）温湿布をつくる流し周辺に必要物品を準備し、衛生的手洗いを行う。

（根拠）手指の病原体を減少させるため。

（2）ベースンに湯を入れ、**70℃程度**の湯であることを温度計で確認する。

（根拠）湯の温度が低いと効果がなくなり、高すぎると患者さんに熱傷が生じる危険があるため。

（注意）蛇口から出る湯の温度に気をつけ、温湿布をつくる看護師に熱傷が生じないように注意する。

③ フェイスタオルを**二つ折り**にして重ね、炊事用ゴム手袋をしてベースンの中の湯に浸し絞る。

根拠 素手の場合、看護師に熱傷が生じる危険があるため。

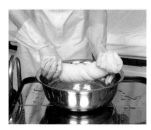

厚手のゴム手袋がないときに素手で絞る方法：タオルの両端を持ち、持ち手の部分は湯に浸さないように他の部分を湯につけ、ねじるようにして湯を絞ると手が熱くならず、かつ高温の湯でも絞ることができる。

④ 絞ったタオルを広げ、看護師の**前腕内側**（ぜんわんないそく）に当てて熱すぎないことを確認する。

根拠 前腕内側は体の他の部位と比較して温点分布の密度が高く温度を感じやすいため。

温湿布による温罨法

① これから腰背部に温湿布をすることを説明し、同意を得る。

温タオルを当てる

② 患者さんに側臥位をとってもらい、腰背部を露出し、**ヤコビー線を中心**にして準備した温タオルを当てる。このとき、いったん軽く患者さんに温タオルを当て、熱すぎることがないか確認する。

根拠 熱すぎると不快であり、また熱傷の危険もあるため。

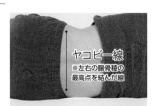

ヤコビー線
※左右の腸骨稜の最高点を結んだ線

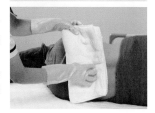

③ 温タオルをしっかりと腰背部に当てる。

根拠 温湿布の効果を最大限にするため。

バスタオルで覆う

④ 患者さんに当てた温タオルの上をビニール袋で覆い、さらにその上をバスタオルで覆う。

根拠 寝衣が濡れるのを防ぐとともに温タオルを冷めにくくするため。

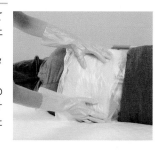

⑤ バスタオルの上から手のひらで押さえつけるようにし、温タオルを皮膚に密着させる。

根拠 温湿布の効果を最大限にするため。

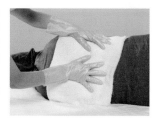

温湿布を行う

⑥ **10分間**温湿布を行う。「熱すぎる」「冷めてしまった」「寝衣が濡れた」などがある場合はすぐに知らせるように説明する。

根拠 熱傷を防ぐため。温タオルが冷めてしまうと効果がなくなるため。

⑦ 10分後、バスタオル、ビニール袋、温タオルをはずし、乾いたタオルで皮膚の水分を拭き取り、温タオルを当てていた皮膚の観察を行い、寝衣を整える。

根拠 熱傷など患者さんが自覚していない問題が起こっていることもあるため。皮膚が濡れていると気化熱により寒気を感じることがあるため。また、皮膚が濡れていることは不快であり、寝衣を濡らすことにもなるため。

⑧ 衛生的手洗いを行う。

根拠 手指の病原体を減少させるため。

⑨ 実施したケアと観察内容を記録し、後に排ガスや排便があったかを確認して同様に記録する。

〈引用文献〉
1. 中村充浩：わかる！ 使える！ バイタルサイン フィジカルアセスメント. 照林社，東京，2019：17.
2. 雄西智恵美，秋元典子：成人看護学 周手術期看護論. ヌーヴェルヒロカワ，東京，2014.

〈参考文献〉
1. 藤野彰子：新訂版 看護技術ベーシック. サイオ出版，東京，2015：318-325.

2. 香春知永，齋藤やよい：NiCE 基礎看護技術 看護過程のなかで技術を理解する. 南江堂，東京，2011：334-340.
3. 東京大学医学部附属病院看護部 監修，横山美樹 フィジカルアセスメント監修：ナーシング・スキル日本版. エルゼビアジャパン，東京. https://www.nursingskills.jp（2019/9/20アクセス）
4. 日本看護技術学会 技術研究成果検討委員会 温罨法班 便秘症状の緩和のための温罨法Q&A Ver.4.0. https://jsnas.jp/system/data/20160613221133_ybd1i.pdf（2022/10/7アクセス）

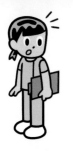
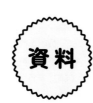

07 ベッドメーキング・リネン交換

ベッドメーキング

必要物品 □マットレスパッド □シーツ □防水シーツ（必要時）□包布カバー □枕カバー □掛け布団 □枕

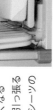

手順

① マットレスパッドを敷く
② シーツを広げ、シーツの頭側をマットレスの下に入れ込む
③ 頭側に三角折りをつくり、シーツのしわを伸ばす
- 三角折りはシーツの重なりがあることで摩擦が生じてシーツが崩れにくくなる
- マットレスを浮かせてシーツを引っ張ることで、マットレスが戻る力でシーツのしわを伸ばすことができる
④ 足側に三角折りをつくり、側面のシーツを入れ込む
⑤ 掛け布団カバーをかける
- 一度掛け布団の角をつかんだら、しっかり裏返すまで角を離さないようにする
⑥ 掛け布団を敷く
- 掛け布団カバーが口の広いタイプの場合、患者さんがベッドに乗り降りする側に掛け布団カバーの開口部が来ないようにする
⑦ 枕カバーをつける

詳細は本書P.67-72

リネン交換（シーツ交換）

必要物品 □綿毛布 □シーツ □包布カバー □枕カバー □粘着ロール

手順

① 掛け布団を綿毛布に替える
② 患者さんを左側臥位とし、古いシーツを外して内側へ丸め込む
- 患者さんにベッド柵につかまってもらい安定した体位とする
- 粘着ロールで汚れをとる
③ 新しいシーツを広げ、右の頭側に三角折りをつくる
- シーツの左半分は扇子折りにする
④ シーツのしわをとり、右の足側に三角折りをつくる
⑤ 体位変換後、古いシーツを内側に丸め込みながらベッド柵につかまってでも外す
- 患者さんを右側臥位とし、転落防止のためめくり細につかまってでも
- 粘着テープで汚れをとる
⑥ 左の頭側・足側に三角折りをつくり、患者さんを仰臥位にする
⑦ 掛け布団に包布カバーをつける
- 患者さんにほこり等がかからないように足元でカバーをつける
⑧ 枕カバーをつける

詳細は本書P.73-78

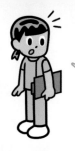

使い方

本書に掲載した一部の手技について、物品と簡略化した手順の流れを、実習時のメモ帳に貼ることができるサイズで一覧にしました。コピーしてメモ帳などに貼って持ち運ぶことで、技術の練習時や実習での実施時にすばやく確認することができます。

※手指衛生、あと片づけなどの手順・物品は省略しています。詳細は手順本文を参照ください。

---

08 食事介助　10 経管栄養法

≡ 食事介助

必要物品　□おしぼり　□食事用エプロン　□介助用スプーン
□吸い飲み　□ティッシュペーパー　□タオル

手順

① 介助者と患者さんの位置を調整する
・介助者が右利きの場合はベッドの右側に椅子を準備する
・患者さんと目の高さが合うようにベッドの高さを調整する

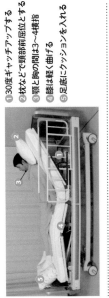

①30度ギャッチアップする
②枕などで頸部前屈位とする
③顎と胸の間は3～4横指
④膝は軽く曲げる
⑤足底にクッションを入れる

② 事前に水を飲んでもらい、口腔内を湿潤させる

③ ひと口量の食物をスプーンにのせ、患者さんの正面から口に入れる
・ひと口の量が多いと誤嚥の危険が生じるため注意する
・ひと口の量が少ないと刺激が少なく嚥下反射が起こりにくい

④ 患者さんに口をしっかり閉じてもらい、スプーンを水平に引き抜く

⑤ 喉仏の挙上を観察し、確実に嚥下したことを確認する

⑥ 食事摂取量を記録する

詳細は本書 P.95-97

©照林社　わかるできる看護技術シリーズvol.1 資料

≡ 経鼻経管栄養の栄養チューブの挿入

必要物品　□メジャー　□栄養チューブ　□潤滑剤
□カテーテルチップシリンジ　□油性ペン
□チューブ固定用テープ　□はさみ　□pH試験紙
□チューブ固定用のネットとガーゼ、安全ピン

手順

① 患者さんを座位または30～45度ファウラー位とし、体位を調整する

② 鼻腔を観察し、栄養チューブ挿入の準備をする
・左右の鼻腔の通気性を観察し、挿入する鼻腔を選択する
・頸を引いた姿勢とする
・鼻腔から外耳孔と外耳孔から剣状突起までの長さを計測する

③ チューブに潤滑剤を塗布し、後頭部に向けてチューブを挿入する
・鼻腔上部に当たらないように、チューブは必ず水平に進めるようにする
・10～15cm挿入すると、咽頭部付近で抵抗を感じるので、一旦挿入を止める

④ 患者さんにつばを飲むように指示し、嚥下に合わせてチューブをゆっくり進める
・②で計測した長さ＋10cmまで挿入する

⑤ 患者さんの口腔内、胃の内容物を確認する
・胃の内容物を吸引し、pHが5.5以下であることを確認する

⑥ チューブを固定する

詳細は本書 P.107-110

©照林社　わかるできる看護技術シリーズvol.1 資料

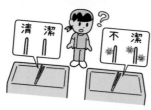

10 経管栄養法

栄養剤の準備

必要物品 □点滴スタンド □栄養セット □栄養剤

手順

① 栄養剤が室温となっているか前腕の内側で確認する

② 栄養セットを取り出し、クレンメを閉じる

③ 栄養剤のノズルを上向きに持って開栓する

④ ノズルに栄養セットを押し込む

● ノズルは上向きのまま、栄養セットのアダプターがまっすぐに突き当たるまで押し込む

⑤ 点滴スタンドに栄養剤をかけ、点滴筒を指で押しつぶし、点滴筒に栄養剤を1/2～1/3程度まで満たす

⑥ クレンメをゆるめるため栄養剤を栄養セットの先端まで満たしてクレンメを閉じる

詳細は本書P.111-112

©照林社 わかる・できる看護技術シリーズvol.1 資料

患者さんの準備、栄養剤の注入

必要物品 □準備した栄養剤 □点滴スタンド
□カテーテルチップシリンジ(30mL用)
□ストップウォッチまたは秒針付きの時計

手順

① 患者さんの体位を整える

● セミファウラー位かファウラー位とし、膝を軽度屈曲し、足底とフットボードの間にクッションを入れる

② 口腔ケアを実施する

③ 栄養チューブの先端が胃に届いているか確認

● 栄養チューブの固定の長さを確認する方法、口腔内を確認する方法、胃液などの胃内容物を吸引する方法など、必ず複数の方法を組み合わせて確認する

④ 栄養チューブがテープで皮膚にきちんと固定されているか確認する

⑤ 栄養剤を点滴スタンドに準備する

⑥ 患者さんの経管栄養チューブと栄養セットを接続する

⑦ クレンメを徐々に開放しながら指示された注入速度となるように調節する

詳細は本書P.113-115

©照林社 わかる・できる看護技術シリーズvol.1 資料

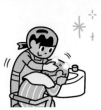
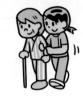

10 経管栄養法　11 排泄援助

栄養剤注入終了時の援助

必要物品　□カテーテルチップシリンジ（30mL用）　□ガーゼ
□微温湯20〜30mL

手順

① クレンメを閉じ、栄養セットを患者さんの経管栄養チューブから外す

② カテーテルチップシリンジに微温湯を20〜30mL吸い上げ栄養チューブから注入する
　● 栄養剤の残存による腐敗やチューブの閉塞を防ぐために行う

③ 栄養チューブを小さくまとめてガーゼなどでつつみ、寝衣に固定する

④ 栄養剤注入後は30〜60分、患者さんを座位、または上半身をギャッチアップして30〜45度のセミファーラー位かファーラー位にする

詳細は本書P.116

ベッド上での排泄援助（排尿）

必要物品　□綿毛布　□尿器・便器カバー　□防水シーツ
□トイレットペーパー　□手持ち式尿器またはセパレート式尿器
（男性用または女性用）

手順

① 臀部に防水シーツを敷いてから患者さんの寝衣と下着を脱がせる

② ベッドをセミファーラー位、またはファーラー位にギャッチアップする

男性の場合

③ 尿器に陰茎を入れ、尿器を患者さん自身で把持してもらう
　● このとき、尿器の底が持ち上がらないように注意する

④ 排尿後は尿器を外す

⑤ 尿道口周辺に尿が付着している場合はトイレットペーパーで拭き取る

女性の場合

③ 会陰部に尿器の受け口を押しつけるように当て、尿器を患者さん自身に把持してもらう
　● 排尿が終了するまでしっかりと会陰部に押しつけられるように患者さんに伝える
　● 3〜4回ほど折りたたんで20cm程度の長さにしたトイレットペーパーを準備して、その部分を患者さん自身に尿道口に押し当ててもらう
　● 恥骨あたりを覆うようにあてる

④ 排尿後は、押さえているトイレットペーパーを尿器内に廃棄し、尿器を外す

⑤ 会陰部を腹側から背側に向かってトイレットペーパーで拭く
　● このとき、一度肛門付近を拭いたトイレットペーパーで尿道口周辺を拭かないようにする

⑥ 尿器にキャップとカバーをして、ワゴンの下段に置く

⑦ 使用器具・排泄物を所定の方法で処理をする

詳細は本書P.122-127

11 排泄援助

ベッド上での排泄援助（排便）

必要物品 □綿毛布 □尿器 □便器カバー □防水シーツ
□トイレットペーパー □手持ち式尿器またはセパレート式尿器
（男性用、和式便器または洋式便器（女性用）

手順

① 殿部に防水シーツを敷いてから患者さんの寝衣と下着を脱がせる
② ベッドをセミファウラー位、またはファウラー位にギャッチアップする
③ 3～4回ほど折りたたんで20cm程度の長さにしたトイレットペーパーを便器の底部に敷く
④ 患者さんに腰を挙上してもらい、便器を殿部の下に挿入する

男性の場合

⑤ 陰茎を尿器に入れて、尿器を患者さん自身に把持してもらう
⑥ 患者さんの排泄中、看護師は退室する
⑦ ベッドを水平に戻し、尿器と便器を外す

女性の場合

⑤ 3～4回ほど折りたたんで20cm程度の長さにしたトイレットペーパーを準備して、恥骨あたりを覆うようにあてて、その部分を患者さん自身に押さえてもらう
⑥ 患者さんの排泄中、看護師は退室する
⑦ ベッドを水平に戻し、便器を外す
⑧ 看護師側に側臥位になってもらい、肛門をトイレットペーパーで拭き取る
● 一度肛門周囲や便を拭いたトイレットペーパーが尿道口周辺に触れないように
⑨ 尿器にキャップをして、患者さんに寝衣を着せる
⑩ 使用器具・排泄物を所定の方法で処理する

詳細は本書P.122-127

©照林社 わかるできる看護技術シリーズvol.1 資料

ポータブルトイレでの排泄援助

必要物品 □ポータブルトイレ □バスタオル
□トイレットペーパー □おしぼり □防水シーツ

手順

① ポータブルトイレを設置する
② 患者さんをトイレに移乗する
　● 患者さんの上半身を起こし、端座位とする。はきものを履いてもらう
　● 患者さんを支えながら立位とし、向きを変えてベッド柵につかまってもらう
③ 患者さんの寝衣と下着を脱がせて下半身を露出する
④ 患者さんにポータブルトイレの手すりにつかまってもらい、座ってもらう
⑤ 折りたたんだトイレットペーパーを患者さんに渡し、排泄してもらう
　● 患者さんの下肢にバスタオルを掛ける
⑥ 下肢にかかっているバスタオルを取り除き、必要に応じて肛門や尿道口をトイレットペーパーで拭いてもらう
⑦ 患者さんに寝衣を着せ、ベッドへ移乗する
⑧ ポータブルトイレにふたをする
⑨ 排泄物とポータブルトイレを所定の方法で処理をする

詳細は本書P.128-131

©照林社 わかるできる看護技術シリーズvol.1 資料

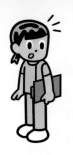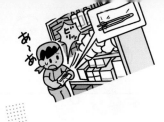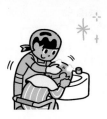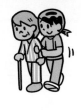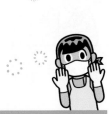

12 失禁のケア、おむつ交換

おむつ交換①：陰部洗浄

必要物品
□防水シーツ □綿毛布 □おむつ・パッド
□微温湯入りの陰部洗浄用ボトル □洗浄剤付きのガーゼ
□ビニール袋（ゴミ袋） □陰部用清拭用具（おしりふき）
□トイレットペーパー □タオル

手順
①おむつのテープをはがす

男性の場合
②おむつの前あて部分とパッドを広げ、足を少し広げる
③パッドを内側に丸め込み、ビニール袋に入れる

女性の場合
②おむつの前あて部分を広げ、陰部に便が付着している場合には、便を拭き取る
③患者さんを看護師側に側臥位にする。パッドを内側に丸め込み、ビニール袋に入れる

④両鼠径部にタオルをあてる
⑤看護師の前腕内側に湯をかけ、適温を確認する。その陰部に湯をかけ湿らせる
⑥男性の場合は、❶亀頭（尿道口）、❷陰茎、❸陰嚢、❹鼠径部、❺肛門の順で洗浄する。女性の場合は、❶尿道口、❷膣口、❸小陰唇、❹大陰唇、❺肛門の順で洗浄する
⑦陰部に湯をかけ洗浄剤を洗い流す
⑧鼠径部に湯をあてていてタオルで陰部の水分を拭き取る
⑨看護師に近い側のおむつを内側に丸め込むようにして、患者さんの体の下に軽く押し込む
⑩患者さんを看護師側に側臥位にして、陰部と同様に殿部の洗浄を行う
（おむつ交換②へつづく）

詳細は本書P.136-138

©照林社 わかるできる看護技術シリーズvol.1 資料

おむつ交換②：おむつの交換

必要物品 おむつ交換①と同様

手順
①おむつを内側に丸め込むようにして引きさき、ビニール袋（ゴミ袋）に入れる
②防水シーツの半分を内側に丸め込むようにして患者さんの体の下に軽く押し込む

男性の場合
③新しいおむつをあてる
④患者さんを仰臥位にし、看護師側のおむつを背中の下から引き出す
⑤パッドは、陰茎をくるむようにしてあてる

女性の場合
③新しいおむつとパッドを重ねた状態にしてあてる

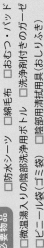

パッドの前側1/3あたりに尿道口が位置するようにする

④患者さんを仰臥位にし、看護師側のおむつを背中の下から引き出す
⑤おむつの前面を少し引っ張りながら腹部にあてる
⑥おむつの下のテープを斜め上側に向かって貼り、次に上のテープを斜め下側に向かって貼る
⑦患者さんの反対側に移動し側臥位とし、防水シーツを取り除く
⑧中央側の寝衣を引っ張り、しわを伸ばす
⑨背中側の寝衣を引っ張り、しわを伸ばす

詳細は本書P.138-141

©照林社 わかるできる看護技術シリーズvol.1 資料

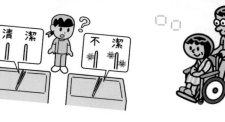

13 導尿：膀胱留置カテーテルの挿入

膀胱留置カテーテルの挿入①：カテーテル挿入の準備

必要物品　□処置用シーツ　□滅菌綿球　□滅菌鑷子　□綿毛布　□水溶性潤滑剤　□バスタオル　□ディスポーザブル膿盆　□膀胱留置カテーテル　□滅菌蒸留水（20mL）　□シリンジ（10mL）　□採尿バッグ　□固定用テープ　□滅菌ガーゼ　□採尿バッグカバー

手順

① 患者の寝衣と下着を脱がせ陰部を露出する

② 患者さんに膝が立った状態を維持するように説明し、股関節を外転させ、膝関節を軽度外転させる
　●男性の場合は、股関節を軽度外転させる

③ 患者さんの左足は綿毛布で、右足はバスタオルでくるむ

④ カテーテルの滅菌パックを開封し、採尿バッグとカテーテルを接続する

⑤ 無菌操作でイソジン綿球のパックを開封する

⑥ バルーン内注入用の滅菌蒸留水を10mLシリンジに吸い上げる

⑦ カテーテルの滅菌蒸留水注入口にシリンジを接続する

⑧ 蒸留水を注入し、バルーンが正常に膨らむことを確認する。確認後は、蒸留水を抜き、シリンジは接続したままにしておく

（膀胱留置カテーテルの挿入②へつづく）

詳細は本書P.146-151

©照林社　わかるできる看護技術シリーズvol.1 資料

膀胱留置カテーテルの挿入②：カテーテルの挿入

必要物品　カテーテルの挿入①と同様

手順

① 滅菌手袋の滅菌状態が維持されていることを確認し、装着する

② 陰部を消毒することを患者さんに告げ、介助者は陰部を露出させる

③ 利き手ではないほうの手で陰茎を保持する。挿入終了までそのままの状態を保持する
　●女性の場合は、利き手ではないほうの手で小陰唇を開く

④ 介助者は、滅菌鑷子を看護師に渡す。看護師は利き手で滅菌鑷子を把持し、陰茎を消毒する
　●尿道口を中心に外側に円を描くように3回消毒する
　●女性の場合は、1回目は陰部中央、2回目は小陰唇の右側、3回目が小陰唇の左側を消毒する

⑤ カテーテルを無菌操作で取り出した後、潤滑剤を塗布する
　●男性の場合は先端から10cm以上の部分に、女性の場合は先端から4～5cmの部分に潤滑剤を塗布し、カテーテルを把持する

⑥ 患者さんに体の力を抜くように促し、尿道口にカテーテルを挿入する
　●陰茎を90度にして亀頭部に向かって引っ張るようにして保持し、20cm程度をゆやすに挿入する
　●カテーテルの先端が何かに突き当たった感覚があったら陰茎を60度に傾けカテーテルをさらに挿入する

⑦ カテーテルの5cm～7cmをゆやすに尿の流出があるまで挿入する
　●尿道に沿って尿道口を間違えないように、カテーテルの5cm～7cmをゆやすに尿の流出があるまで挿入する

⑧ 尿の流出を確認する

詳細は本書P.148-151

©照林社　わかるできる看護技術シリーズvol.1 資料

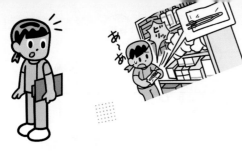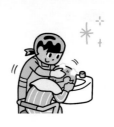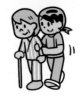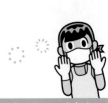

膀胱留置カテーテルの抜去

必要物品 □シリンジ（10mL以上のもの）　□未滅菌ガーゼ　□防水シーツ　□バスタオル　□綿毛布

手順

① 患者さんを仰臥位とし、防水シーツを患者さんの下半身の下に敷く

② おむつを開き、布団を綿毛布に替える。右足はバスタオルでくるむ

③ 採尿バッグの管内に残っている尿を採尿バッグ内に落とす

④ シリンジでバルーン内の滅菌蒸留水を残すことなく引き抜く
- シリンジ内の蒸留水の量が増えなくなり、それ以上シリンジ内に蒸留水が引けないことを確認する

⑤ 膀胱留置カテーテルを引き抜くことを患者さんに告げる
- このときに口を大きく息を吐くように伝える

⑥ 陰部にガーゼをあて、ゆっくりと膀胱留置カテーテルを引き抜く
- 男性の場合は、臥床しているベッドに対して45～90度の方向に引き抜く

詳細は本書P.158-160

浣腸①：浣腸の準備

必要物品 □綿毛布　□お湯入りの容器　□防水シーツ　□防水シーツ □グリセリン浣腸（グリセリン浣腸「オヲタ」60mL）　□トイレットペーパー □和式便器または洋式便器　□器具・便器カバー □尿器・便器カバー　□（男性の場合）男性用尿器　□おしぼり

手順

① 尿器や便器にはカバーを掛ける

② 3～4回ほど折りたたんで20cm程度の長さにしたトイレットペーパーを便器の底部に敷く

③ 3～4回ほど折りたたんで10cm程度の長さにしたトイレットペーパーを準備する
- 女性の場合は20cm程度の長さにしたトイレットペーパーを準備する

④ グリセリン浣腸は体温程度になるように袋ごと湯に入れ、温めておく

⑤ 殿部に防水シーツを敷く

⑥ ベッド左側に柵をつけ、患者さんを左側臥位にして、前傾姿勢になってもらう。さらに、膝も軽く曲げてもらい、下半身の寝衣と下着を脱がせて殿部を露出する

⑦ 露出を最小限にするため、綿毛布で覆う

⑦ 必要物品をベッド上に配置する
- 男性の場合は便器に加え尿器も用意する

（浣腸②へつづく）

詳細は本書P.167-168

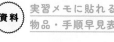

資料

15 浣腸・摘便

浣腸②：浣腸の挿入と薬液の注入

必要物品 浣腸①と同様

手順

① グリセリン浣腸をストッパーの先端を赤ラインの先端（約5cm）に合わせる

② グリセリン浣腸を看護師の前腕内側にあてて、適温を確認する

③ チューブを上向きにし、アダプターを左右どちらかに1回転して開栓する。キャップを回して外す

④ 容器部分を軽く握って薬液をチューブ先端まで満たし、チューブ内の空気を抜く

⑤ 利き手と反対の手で肛門が見えるように殿裂を広げる
● 患者さんに口でゆっくり息をしてリラックスするように促す

⑥ チューブの先端を持って肛門にチューブを挿入する。1～2cm挿入したら、その後ストッパーを持ちながら、ゆっくり挿入する

⑦ ストッパーまでチューブを挿入したら、利き手とは反対の手でチューブを把持する

⑧ 患者さんに口でゆっくり息をしてリラックスするように促し、薬液を少しずつゆっくりと注入する

⑨ 注入後は チューブを静かに抜き取り、肛門をトイレットペーパーで押さえる

詳細は本書P.169-170

©照林社 わかるできる看護技術シリーズvol.1 資料

摘便

必要物品 □防水シーツ □綿毛布 □潤滑剤 □ガーゼ □防水シーツ
□おむつ □陰部用清拭用具（おしりふき）

手順

① 防水シーツを敷き、患者さんを側臥位にする

② 看護師の利き手の示指に十分潤滑剤を塗布する

③ 利き手と反対の手で肛門が見えるように殿裂を広げるようにして促す

④ 指をゆっくり肛門に挿入する

⑤ 挿入した指先の感覚を頼りに、便の硬さや位置などを把握する

⑥ 指が便に触れたら、肛門を通過できる程度の大きさに便をほぐしながらかき出す
● 便をかき出すたびに便や指を観察し、血液の付着がないかどうかを確認する

⑦ 指で触れる範囲に便がなくなったら、摘便が終了したことを患者さんに伝える

⑧ あと片づけを行う

詳細は本書P.172-173

©照林社 わかるできる看護技術シリーズvol.1 資料

16 体位変換

仰臥位から90度側臥位への体位変換

手順

① 看護師は側臥位をとる側のベッドサイドに立ち、ベッド柵を外す
- このとき枕を看護師側に少しずらし、患者さんの顔を側臥位の方向に向ける

② 側臥位をとる側の腕を、患者さんの顔の前に移動する。反対側の腕は胸の上に置く

③ 両膝を立て、かかとをなるべく殿部の近くにによせる

かかとを近づけると膝が高くなる

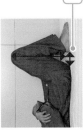

④ 患者さんの肩と膝に手を添え、まず膝を手前に倒し、体幹が動き始めたら肩を引き寄せる

⑤ 膝を看護師側に引くように、屈曲させ、柵をつける

⑥ 患者さんの背部側に移動し、柵を外したあと、腰を看護師側に引くように、屈曲させる

⑦ 寝衣やシーツのしわを伸ばし、布団を掛ける

詳細は本書P.178-181

©照林社 わかるできる看護技術シリーズvol.1 資料

水平移動

必要物品 ロ バスタオル

手順

① 患者さんを仰臥位から側臥位にする

② 患者さんの背中の下にバスタオルの半分を敷く
- このとき、患者さんの頭の位置にもバスタオルを敷くようにする

③ 患者さんを仰臥位にし、バスタオルの残り半分を引き出す

④ 患者さんの腕を胸の前で組むようにする

⑤ 患者さんの頸部から肩と、腰部のバスタオルを上から握り込むようにしてつかむ

体の近くを把持する

⑥ 患者さんに声をかけ、移動することを伝える

⑦ 看護師同士で声を掛け合い、患者さんを支えるようにしてもらう
- このとき、首に力を入れて頭部をほんの少し持ち上げ、移動させる

⑧ 患者さんを側臥位にし、バスタオルを引き抜く

詳細は本書P.181-184

©照林社 わかるできる看護技術シリーズvol.1 資料

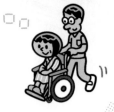

17 移乗・移送

ベッドから車椅子への移乗

必要物品 □車椅子 □膝掛け（バスタオルなど）

手順

① ベッドサイドの患者さんに近い位置に車椅子を配置する
・車椅子のブレーキをかけ、フットレストを上げておく
・患者さんを端座位にして、片手で柵をつかんでもらう
② 患者さんの殿部を両手で挟み、ベッドの端に患者さんを移動させ、浅く腰掛けさせる
③ 患者さんのかかとをベッド側に引く
④ 車椅子側の看護師の足を後ろに引き、反対の足を患者さんの足の間に入れる
⑤ 患者さんの両腕を看護師の首に回してもらい、患者さんの腰部にある褥瘡をつかむ
・このとき、看護師の顔は車椅子の配置してある側を向いているようにする
⑥ 腰を落とし、患者さんには辞儀の動作で立ち上がらせる
⑦ 車椅子側に患者さんの背部がくるように患者さんを中心に回転させる
⑧ 腰を落とし、患者さんには辞儀の動作で車椅子に着座させる
⑨ 患者さんの背後に移動し、患者さんの両脇から手を入れて前腕を把持し、上体を前傾させたときに看護師側に引き寄せ、座面に深く座らせる
⑩ フットレストを下げ、患者さんの足を乗せる
⑪ 患者さんに膝掛けをかける

詳細は本書P.190-192

©照林社 わかるできる看護技術シリーズvol.1 資料

ベッドからストレッチャーへの移乗

必要物品 □ストレッチャー □移動用マット

手順

① 患者さんを右側臥位とし、移動用マットを患者さんの背中とベッドの間に入れる
② 患者さんを仰臥位にし、移動用マットを患者さんの背中とベッドの間から引き出す
③ 患者さんのベッドサイドにストレッチャーを準備する
④ ストレッチャーをベッドと平行に、またベッドとの隙間を空けないように設置する
⑤ ストレッチャーの高さとベッドの高さを合わせる
⑥ 看護師同士で息を合わせて移動用マットをストレッチャー上まで水平にスライドさせ、患者さんを移乗させる
⑦ サイドレールを上げ、セーフティロックを掛ける
⑧ 枕を入れ、固定用ベルトを装着する
⑨ 布団を掛ける

詳細は本書P.197-199

©照林社 わかるできる看護技術シリーズvol.1 資料

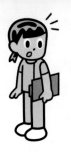
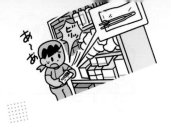
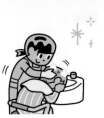
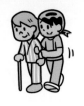
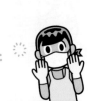

20 清拭

顔〜頸部の清拭

必要物品 □温タオル（ウォッシュクロス）□バスタオル □綿毛布 □清拭車

手順

①ウォッシュクロスを看護師自身の前腕にあて温度を確認する
● ディスポーザブル手袋をしていると温度を正確に感じることができないことから、温度を感じやすい前腕で温度の確認を行う

②ウォッシュクロスを示指に巻きつけるように持ち、目の中心から目頭に向かって、次に目の中心から目尻に向かって拭く
● 拭くたびにウォッシュクロスを清潔な面に変える

③額、頰、顎を拭き、次に鼻を拭く

④顎の下から頸部にかけて拭き、続いて耳と耳の裏を拭く

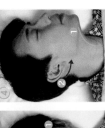
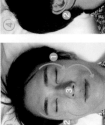
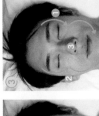

❶青矢印（中心→目頭）
❷赤矢印（中心→目尻）の順に拭く

詳細は本書P.216-217

©照林社 わかるできる看護技術シリーズvol.1資料

右上肢〜殿部の清拭

必要物品 顔〜頸部の清拭と同様

手順

①患者さんの右側の袖を脱がせ、右上肢を綿毛布から出してバスタオルで覆う

②バスタオルを開いて手首から肘まで拭く

③肘から肩を拭く

④ウォッシュクロスを広げて患者さんの手を包むように手掌や手背、指の間を拭く

⑤前胸〜腹部を拭く

⑥患者さんを左側臥位として、寝衣を脱がせ、背部をバスタオルで覆う

⑦背部を露出し、後頸部と背部・腰部を拭く

⑧バスタオルの下の下着をずらし患者さんの右の殿部を拭く

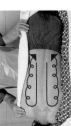

詳細は本書P.217-219

©照林社 わかるできる看護技術シリーズvol.1資料

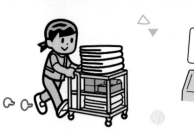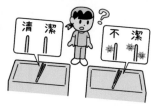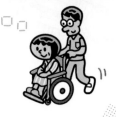

21 手浴・足浴　22 洗髪

ファウラー位での手浴

必要物品　□綿毛布　□体位保持用枕　□防水シーツ　□バスタオル　□洗浄剤を含ませた洗浄用ガーゼ (2枚)　□湯入りピッチャー　□水入りピッチャー　□フェイスタオル (看護師の手拭き用)　□温度計　□6割程度湯の入ったベースン

手順

① ベッドをファウラー位にギャッチアップし、背抜きを行う

② 体位保持用枕で腕を整え、ベッドの上に、防水シーツ、バスタオルの順で敷く

③ ベースンの湯の温度が温度計で40℃前後であることを確認する。さらに、看護師の前腕内側に湯をかけて適温であることを確認する。患者さんに温度が適温であることを確認する

④ 患者さんの手を5分程度湯につける。患者さんに温度を確認し、調整する

⑤ 洗浄剤を含ませた洗浄用ガーゼで手を洗浄する
・指間は、看護師の指にガーゼを巻きつけるようにして洗浄する

⑥ ピッチャー内の湯の温度がベースンよりも少し高いことを③の方法で確認する。患者さんに温度を確認し、調整する

⑦ 温度が適温であることを確認できたら、ピッチャーの湯で手をしっかりと流す

⑧ バスタオルで患者さんの手をしっかりと拭く
・指間には水分が残らないようにする

詳細は本書P.224-227

©照林社 わかるできる看護技術シリーズvol.1 資料

洗髪① :洗髪チェア(仰向け)での 洗髪の準備

必要物品　□バスタオル (2枚)　□フェイスタオル　□ガーゼ (顔あて用)　□ケープ　□シャンプー　□リンス　□ドライヤー　□ヘアブラシ

手順

① 洗髪チェアに座ってもらいバスタオルを膝にかける

② 洗髪チェアの高さを調節レバーやリクライニングレバーが操作できる位置に立つ

③ 頸部にフェイスタオルを巻き、その上からケープを装着する

④ 洗髪チェアの高さを調整することを患者さんに声をかける

⑤ 洗髪台と患者さんの後頸部が合う位置に洗髪チェアの高さを調整する

⑥ 患者さんに声をかけてから洗髪チェアをリクライニングし、安楽な体位に調整する

⑦ 患者さんの顔にガーゼをかける

⑧ 看護師の利き手が使いやすい側に立ち、あらかじめ用意しておいた必要物品をより使いやすい位置に移動する

(洗髪②へつづく)

詳細は本書P.234-235

©照林社 わかるできる看護技術シリーズvol.1 資料

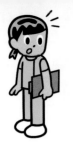
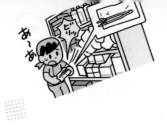
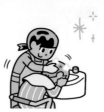
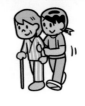
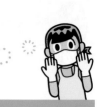

洗髪②：洗髪チェア（仰向け）での洗髪

必要物品 洗髪①と同様

手順
① シャワーから湯を出し、看護師の前腕内側にかけて適温を確認する
② 患者さんの頭皮に湯がしみる程度に頭部に湯をかけ、適温を確認する
③ シャワーで髪と頭皮を予洗する
④ シャンプーを髪全体につけ、指の腹を使って洗う
⑤ 髪の生え際、側頭部、後頭部、頭頂部と全体を洗う
・片手で頭部を押さえながらもう片方の手で洗う
・十分に洗ったら、髪を絞って泡を可能な限り除去する
⑥ シャワーの湯温を確認してからリンスを洗い流す
⑦ リンスを手に取り、手のひらに広げ、髪全体になじませる
⑧ 湯温を確認してからリンスが残らないように頭全体を十分にすすぐ
⑨ 顔のガーゼとケープを外して、頭部に巻いてあったフェイスタオルで髪の水分を拭き取る

詳細は本書P.235-237

©照林社 わかるできる看護技術シリーズvol.1 資料

看護師2人で行う おむつを使用した陰部洗浄

必要物品 □綿毛布 □バスタオル □防水シーツ □新しいテープ式おむつ □新しい尿とりパッド □シャワーボトル □湯（38～40℃）□タオル □洗浄剤 □ガーゼ □温タオル

手順
① 看護師が右利きの場合は患者さんの右側に立つ
・左利きの場合は、左側に立つ
② 患者さんの両足を軽く広げ、看護師から見て遠い側の足を綿毛布でくるむ
・看護師に近いほうの足はバスタオルでくるむ
③ おむつのテープを外して広げる。尿とりパッドは外し内側に丸め込んで廃棄する
④ 患者さんの両鼠径に沿うようにタオルを置く
⑤ 湯を患者さんの前腕内側にかけて適温を確認する
⑥ 患者さんに声をかけてから陰部に湯をかけ、適温を確認する
⑦ 泡立てたガーゼで尿道口から洗浄する
・汚染が強い場合には、ガーゼを交換しながら洗浄する
⑧ おむつの上で⑤と同様に適温を確認し、患者さんに声をかけてから陰部に湯をかける
⑨ 恥骨結合から陰部全体に湯をかけ、洗浄剤が残らないようにしっかりと洗い流す
・男性の場合は包皮の内側、女性の場合は大陰唇・小陰唇の内側などもしっかり洗い流す
⑩ タオルで水分を拭き取り、温タオルで殿部を清拭する
⑪ 患者さんを側臥位にし、新しいおむつを装着する

詳細は本書P.243-248

©照林社 わかるできる看護技術シリーズvol.1 資料

24 口腔ケア

全介助での口腔ケア① ：準備

必要物品 □枕 □フェイスタオル □ティッシュペーパー □水入りの吸い飲み □ガーグルベースン □歯ブラシ □水入りの紙コップ(2つ) □スポンジブラシ □ペンライト □舌圧子

手順

① ベッドの高さを援助しやすい高さに調整する
- このとき、援助する看護師が患者さんを見下ろすような高さになるようにする

② 看護師は自身の利き手側のベッドサイドに立つ

③ ベッドサイドに患者さんを水平移動する

④ 枕をいったん外し、ベッドをギャッチアップし、背抜きを行う

⑤ 枕などで患者さんの上半身が傾かないようにベッドを固定し、ずり落ちないようにベッドを調整する

⑥ 枕などで患者さんの頸部が前屈するように調整する

⑦ 患者さんの肩から前胸部を覆うようにフェイスタオルをかける

(全介助での口腔ケア②へつづく)

詳細は本書P.255-257

©照林社 わかるできる看護技術シリーズvol.1 資料

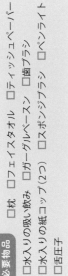

全介助での口腔ケア② ：前うがい、ブラッシング

必要物品 全介助での口腔ケア①と同様

手順

① 吸い飲みで水を含んでもらい、ガーグルベースンに吐き出してもらう

② 水を吐き出したあとは口腔の周りをティッシュペーパーで拭き取る

③ 患者さんに開口してもらい、口腔内をまんべんなくブラッシングする

④ スポンジブラシでまんべんなく口腔粘膜を拭う
- スポンジブラシは水滴が落ちない程度に絞る
- スポンジブラシに汚れが付着した場合は洗浄用コップの水で振り洗いする

⑤ 患者さんに舌を出してもらい、舌の表面をスポンジブラシなどでこする
- スポンジブラシなどは口腔内奥から手前に動かす

⑥ ①と同様の手順で後うがいを実施し、ペンライトと舌圧子を用いて口腔内を観察する

詳細は本書P.257-259

©照林社 わかるできる看護技術シリーズvol.1 資料

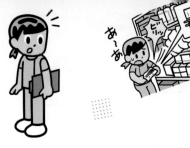
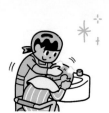

25 寝衣交換

寝衣交換の実施①

必要物品 □綿毛布 □着替えの寝衣 □ランドリーバッグ

手順

〈右半身から寝衣の着脱を行う〉

① 着ていた寝衣の帯をとき、左の身頃を上方に移動させる。次に首の後ろあたりの襟を持ち、手前に引き寄せる

② ゆるめた襟元をさらに広げ、右の身頃を背中側に移動させてから、患者さんの右肩、上腕を露出していき、肘を曲げながら袖を脱がせる

③ 着替え用の寝衣の右側の袖をたぐり、逆え袖で患者さんの右側に袖に通す

④ 枕を左側にずらして患者さんを左側臥位とする。着ていた寝衣が内側に来るように丸め、患者さんとベッドの間に押し込む

⑤ 着替え用の寝衣の背中心を合わせながら着せ、左半身に着せる部分を、患者さんとベッドの間に押し込まれている着ている寝衣と患者さんの背中の間に押し込む

（寝衣交換②へつづく）

詳細は本書P.263-266

寝衣交換の実施②

必要物品 寝衣交換の実施①と同様

手順

〈左半身の寝衣の着脱を行う〉

⑥ 枕を右側にずらし、患者さんを右側臥位とする

- 患者さんには自力で体をねじって側臥位をとろうとせず、棒のように体はまっすぐにしたまま看護師の介助に任せるように伝える

⑦ 着ていた寝衣を患者さんの下から引き出し、内側に丸めるようにして取り除く。着替え用の寝衣を患者さんの下から引き出す

⑧ 着替え用の寝衣の左側の袖をたぐり、逆え袖で患者さんの左側に袖を通す

〈寝衣を整える〉

⑨ シーツ、寝衣のしわを伸ばし、背中心を合わせる

⑩ 帯を背中心に合わせてから患者さんの腹部にまわし、右側にくる帯はまとめて患者さんとベッドの間に入れ込む

⑪ 枕を元の位置に戻して患者さんを仰臥位とし、患者さんの右側から帯を引き出す

⑫ 患者さんの膝を立てて寝衣を足元から引き、再度しわを伸ばし、襟元、前を合わせ、帯を結ぶ

詳細は本書P.263-266

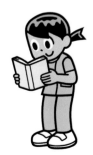

わかるできる看護技術 vol.1

根拠からわかる！ 実習で実践できる！
基礎看護技術

2022年12月5日　第1版第1刷発行	著　者	中村充浩、北島泰子
	発行者	有賀　洋文
	発行所	株式会社 照林社
		〒112-0002
		東京都文京区小石川2丁目3-23
		電　話　03-3815-4921（編集）
		03-5689-7377（営業）
		https://www.shorinsha.co.jp/
	印刷所	大日本印刷株式会社

検印省略（定価はカバーに表示してあります）
ISBN978-4-7965-2572-5
©Mitsuhiro Nakamura, Yasuko Kitajima/2022/Printed in Japan